Hypnotism

邰启扬催眠疗愈系列

邰启扬 著

催眠术

一种奇妙的心理疗法

第3版

社会科学文献出版社
SOCIAL SCIENCES ACADEMIC PRESS (CHINA)

撩开催眠术的神秘面纱，窥探其奥秘及功效所在。

——作者题记

总　序

你听说过“巴乌特症候群”吗？那是一生都在拼命工作，突然有一天，就像马达被烧坏了一样，失去了动力，陷于动弹不得的状态。具体表现是：焦虑、抑郁、孤独、健忘、与他人的情感投入低，甚至对性生活也失去兴趣……

你听说过现代人身心症吗？表现在外的生理症状是高血压、消化性溃疡、过敏性大肠炎、支气管哮喘以及自主神经失调症等，但致病的根源却是心理因素。服药、打针或其他生化治疗方法每每难见成效。

我们有幸生活在一个伟大的时代，经济高速增长，科技日新月异，物质生活水平有了极大的提升。但硬币总有两面，世间的事总是有一利必有一弊，高速度、快节奏、竞争激烈、变化太快的社会生活使得形形色色的心理问题、心理疾病不期而至且挥之不去。据世界卫生组织统计，全球有逾3亿人罹患抑郁症，约占全球人口的4.3%，近10年来每年增速约18%，中国约有5400万患者。该组织还预测：到2020年，抑郁症会成为影响寿命、增加经济负担的第二大疾病。

除了抑郁症，还有一堆的其他心理问题与心理疾病呢。

怎么办？问题无可避免，应对才是积极的作为！

“邰启扬催眠疗愈系列”丛书向您推介一种心理治疗技术——催眠术。

催眠术具有强大而独特的作用，是解决心理问题，治疗心理疾病的有效工具。

催眠状态下，可以直接进入人的潜意识，绝大多数心理疾病的深层次根源就潜伏在潜意识中。

催眠状态下，可以让心理得到彻底的放松——情绪宣泄，任何一个人在这种宣泄后得到的感觉就是轻松，就是愉悦，就是感到重新有了活力。

催眠状态下，心理暗示的作用将得以最充分地发挥与表现，心理问题、心理疾病会有根本性的改观。

催眠状态下，开发人类潜能、调节心理状态可实现最大的功效。

强烈推荐自我催眠术。自我催眠术除具有上述功效，还有几个更诱人的特点。

自我控制——许多人对看心理医生本身有心理障碍，即害怕被别人控制；担心说出自己的隐私，自我催眠就没这种顾忌了。

简便易学——操作过程简单，经过一两个星期的学习，任何人都可以掌握自我催眠的技术。

方便快捷——随时能进行。初学阶段可能对时间与场所还有一些要求，熟练以后，任何时间、任何场合都可以进行。

不需费用——使用心理咨询师或催眠师的服务需要一笔很大的开支，至少对于工薪阶层来说是如此。自我催眠则不需要任何费用。

如今，催眠术已成为影视作品的话题与素材，它更应当成为人们调节身心状态，提高生活质量的工具，那才是这门学科、这门技术的初心。

1990 年我出版了一本小册子《催眠探奇》，至今已过去 27 个年头。27 年间，虽时有种种杂务缠身，但我始终没有离开催眠方面的实践与研究，前后共写了 12 本催眠方面的书，蒙读者厚爱，还算畅销；也帮助过不少有各种心理问题、心理疾病的人们，虽然不敢说救人于水火之中，但助人走出心理困境后的成就感与幸福感真的是享受过多次，那是一种非常愉快的体验。另外，通过书这一载体，与一批从事心理咨询工作的同人结缘，大家相互切磋、共同提高，不亦乐乎？

本次出版“邰启扬催眠疗愈系列”丛书计七种，它们是：

《催眠术治疗手记》（第 2 版）

《催眠术：一种奇妙的心理疗法》（第 3 版）

《爱情催眠术》（第 2 版）

《自我催眠术：健康与自我改善完全指南》（第2版）

《自我催眠术：心理亚健康解决方案》（第2版）

《催眠术教程》（第2版）

《自我催眠：抑郁者自助操作手册》

其中大部分是以前出版过，印刷多次而目前市场脱销的，也有的是新近的研究成果。

估计读者阅读本系列丛书不是仅仅出于理论兴趣，而是面临着这样那样需要解决的问题。别担心，更不用害怕，问题是生活的一部分，企求它不发生是空想；想逃避它则无可能。唯一的选择是让我们一起直面心理问题、心理疾病；让我们一起应对心理问题、心理疾病。好在互联网为我们提供了沟通的便捷，除了阅读本丛书外，我们还可以在我的微信订阅号“抑郁旅行团”里作进一步交流。

感谢社会科学文献出版社社会政法分社的同人为本丛书出版所做出的种种努力。

路正长，心路更长，我愿与大家结伴同行！

是为序。

邰启扬

2017年9月28日

目　录

第一章　奇妙的催眠现象

一　超乎寻常的功能表现

你见过催眠现象吗？估计读者中很少有人身临其境。如果亲眼所见，肯定会觉得催眠是那样的神秘莫测，简直类似于神话一般。即使你未能亲眼看到，读完下面的事例，大概也会生出同样的感觉。

这是一个秋高气爽的日子，一位著名催眠师为数十名催眠爱好者进行催眠表演。催眠师请出一位身材娇小的青年女子，在这位弱女子坐下后，便在她面前开始实施催眠术。他用手掌按在青年女子的头顶上，口中念念有词，良久，该女子似乎已安然入眠。催眠师开始下达指令，先令她睁开眼睛，站立起来。果然，这位女子犹如中了魔似的，一丝不差地按照催眠师的指令动作起来。

更令人惊奇的是，当催眠师告诉她，她的身体肌肉已经变得僵硬时，她的身体竟挺直得像一块坚硬的木板。随后，催眠师叫人搬来两把椅子，将这位看上去身体娇弱的女子置放在两把椅子之间。肩部置放在一把椅子上，脚置放在另一把椅子上，她的身体像木板似的悬架在两把椅子之间。如此景象，使观众们惊呆了。大家面面相觑，惊叹不已。

最让人不可思议的是，催眠师接着请来两位女观众，让她们脱下鞋子踏踩在这位身体僵硬的受术者身上。这位弱小女子竟能挺直身体承受住这样的压力。的确让人难以置信，若不是亲眼所见，谁对此事都会将信将疑。笔者在未亲眼看到之前，就是持这种态度，当活生生的事实出现在眼前时，不由得我们不信。

事后，我们了解到这位接受催眠的女子从未练过气功，过去也从未表现出有如此超乎寻常的功能。在解除催眠状态后，她恢复了原来的状态，这种身体强直状态的功能也消失得无影无踪。显然，这种超常的功能来自催眠。“身体强直状态”是一种极端的催眠现象。若不是为了展示催眠术的神奇效果，通常催眠师是不会做这样的施术表演的。

常见的催眠现象，也是催眠师用来测试受术者催眠状态的方法，是让受术者失去痛觉。

众所周知，人体对痛觉是很难适应的。当外界的伤害性刺激作用于人体时，人们必然会产生某种防御性的躲避反应（一种无条件反射）。然而，如果人们在接受催眠，进入催眠状态以后，情形就大不一样。受术者只要得到催眠师的某种暗示，身体的某个部分便会渐渐失去痛觉，无论是用针扎他，还是用火炙他，受术者均无疼痛感觉，也不会出现躲避反应。催眠的这种“疼痛丧失”效果，在“无痛拔牙”的催眠表演中表现得淋漓尽致。

所谓“无痛拔牙”的催眠表演，是指不需用任何麻醉剂，只需用催眠即可使患蛀牙的病人在毫无痛苦的情况下拔掉蛀牙。在表演现场，除观众外，主要人物是催眠师、患蛀牙的病人、牙科医生以及表演的主持人。

表演开始时，先由催眠师对牙病患者施行催眠术。在催眠师的循循诱导下，牙病患者渐渐进入催眠状态。不一会儿，催眠师已将患者引入足以消除痛觉的催眠感觉支配阶段。这时，催眠师给患者一个非常坚定的暗示：“在拔牙的时候，你肯定不会有任何疼痛的感觉。”然后，请患者在牙科手术椅上坐好。此时的患者很愉快地坐在牙科手术椅上，神情怡然自得，并没有表现出丝毫的恐惧与不安。

催眠师退至一旁，牙科医生拿起拔牙手术用的器械，走到患者的面前。这位处于催眠状态下的患者依然表情自如，毫无畏惧。同时，把口张开，很平静地等待着医生给他拔牙！

只见牙科医生把手术器械伸入患者口中，来回往复地拨弄着，并用力往外拔拽好几次。观众们屏住呼吸看得目瞪口呆。大家直为患者担心。然而，坐在手术椅上的这位患者却仍旧一副怡然自得的神情，看不到半点痛苦表情的流露。似乎医生所摆弄拔拽的并不是他的牙齿。

大约10分钟后，医生终于挺直了腰，把手术器械从患者口中取出，上面钳着一颗牙齿。医生舒了一口气，道：

“拔出来了，就是这颗蛀牙！”

这颗蛀牙被放在玻璃器皿里，展示在观众们的眼前。果然是一颗损坏得相当严重的牙齿，中间有空洞，周缘已微微发黑，已到了无法使用的程度。

随后，催眠师上前继续施术，把患者从催眠状态中唤醒。患者解除催眠状态后，观众们一拥而上，纷纷询问：

“你真的不觉得疼吗？”

“是的，我没有什么感觉。”

“现在你觉得怎样？”

“我觉得挺好。”

“可是，在当时你到底是一种什么样的感觉呢？”

“当时觉得自己似乎浮飘在空中，后来又觉得是在海滩上散步。总之，是一种妙不可言的感觉。”

你相信吗？拔掉一颗牙齿，不但没有丝毫痛苦，反而有一种奇妙的感觉，而且这种情形还是在不使用任何麻醉剂的情况下发生的。在我国，催眠的研究与应用尚处于初始阶段，大多数人对催眠不甚了解。像上述“强直状态”与“无痛拔牙”等催眠现象，人们若没有亲眼看到，总难以相信。在欧美各国，利用催眠进行“无痛拔牙”已经相当普遍，这些国家对催眠的研究较为广泛而深入，已促使催眠术进入到更为实用的阶段。

二 “无中生有”的生理效应

使人产生某种超常的功能，只是催眠诸多神奇效果中的一种。在催眠学界，人们谈论较多的是另一种奇特的催眠现象，即“无中生有”的生理效应。催眠师只需对受术者作一暗示，并没有真实的刺激物作用，却能使受术者不仅在主观上产生一定的心理体验，而且生理上也产生出相应的反应。

如前所述，在催眠状态中，只要催眠师发出指令，受术者即能按指令行动，能吃能喝，能走能说，分毫不差。在一个实验中，催眠师递给受术者一杯白开水，请他喝下，同时，还暗示他：“这是一杯糖开水，里面放了很多糖，所以肯定很甜。”受术者喝下白开水后，很高兴地告诉观众：“这杯糖水确实是很甜。”倘若催眠的效果仅此而已，并不显得有多么奇特。叫人惊异的并不是受术者在主观上觉得这是糖开水，而是受术者在生理上的变化。人们在此时对被催眠者进行抽血化验，竟发现其血液中的含糖量大为增高。很明显，催眠师的这个暗示，不仅引起了受术者在心理方面发生变化，同时，也造成了其在生理方面的变化。

科学家所进行的“人工记印实验”，则是人所共知的由催眠直接造成生理变化的著名例证。实验是这样进行的：

> 用一块邮票大小的湿纸片，贴在被催眠者的额头或手臂的皮肤上。催眠师在使受术者进入催眠状态后，就下指令暗示他在贴纸的地方要有发热的感觉。受术者集中注意去体验这种发热的感觉，过了一段时间以后，催眠师揭去湿纸片，人们会发现被贴上纸片的这块皮肤果然已经发红。更有甚者，如果催眠师用一枚硬币或金属片贴在受术者的手臂上，并告诉他，硬币或金属片是发烫的，他的皮肤很快会被烫得起水疱。片刻以后，硬币或金属片下的皮肤果真起了水疱，与真实情况中的烫伤别无二致。

由此可见，与使人产生超常功能的效果一样，催眠这种“无中生有”的生理变化效果，同样令人咋舌不已。实际上，催眠暗示甚至可以使受术者陷入“人工假死”状态，即出现一切自然死亡的特征，如呼吸中断、心跳脉搏停止等等。

至于使人产生幻觉的催眠现象更是屡见不鲜。通常，在催眠状态中，催眠师可以通过暗示，使被催眠者把不存在的东西看成是存在的，即产生各种各样的幻觉。

法国的催眠大师贝恩海姆曾做过这样的催眠实验：他在使一名受术者进入催眠状态后，便暗示受术者说，在床上坐着一位女士，她手中拿着一些杨梅要送给你吃，当你醒过来后，可走到床前向她握手道谢，并接过杨梅吃下去。当这位受术者醒过来后，果然走到空无一人的床前，煞有介事地向实际不存在的女士说道："谢谢你，太太。"并作握手状，然后凭空接过幻想中的杨梅，津津有味地吃了起来。

在笔者所进行的一系列催眠实验中，经常诱导出受术者的种种幻觉。例如，在一次催眠实验中，笔者告诉受术者，屋顶上出现了一架夜航飞机，飞机尾部的红灯在不停地闪烁。不一会儿，催眠师所描绘的一切，受术者已觉得清晰可见，有历历在目之感。在另一次实验中，笔者暗示受术者，墙壁是一个大型的电视屏幕，正在放映一部精彩的电视剧。随着笔者的描述，受术者真的觉得看到或听到这部电视剧，而且表现得喜形于色。还有一次实验，笔者暗示受术者，天花板上有五六匹奔跑着的骏马，受术者竟肯定地说："有 5 匹！ 5 匹野马在飞奔。"

在深催眠状态中，催眠师随手搬来一张椅子，告诉受术者："你的妈妈看你来了！"受术者照样笃信不疑，并与"妈妈"（即椅子）拥抱。亲子之情，溢于言表。而所有这一切，纯属子虚乌有。

三 “后催眠暗示”的作用

催眠对人的身体功能、生理反应、主观体验以及行为动机的影响，不仅在催眠状态下表现出来，甚至在从催眠状态醒来以后，也会表现出来。所谓“后催眠暗示”的作用，就是这种影响的表现。“后催眠暗示”是指在催眠状态时，催眠师对受术者施以暗示，要求受术者按照催眠师的指令，在醒后的某个时刻执行某种行动。当受术者清醒以后则会忠实地执行这个指令，无论这个指令有多么的荒诞，受术者也会照做不误。这样的事例有很多，在此首先列举笔者亲眼所见或亲自所做的实验为例证：

在行将结束催眠，将受术者唤醒之际，催眠师对之进行了“后催眠暗示”，指令他在清醒以后要做两件事。第一件事是在当天晚上一定要打桥牌，而且在打前三局时，无论手中的牌型与点数如何，都必须叫到“满贯”。第二件事是在第二天晚上的联欢会上，一定要上台唱歌，并且要唱催眠师所指定的那一首歌。催眠师在施行“后催眠暗示”时，还对受术者说：“这两件事情你必须做到，如果不做，你会感到无比的痛苦与焦灼。”

稍有桥牌常识的人都非常清楚，打桥牌不仅需要娴熟的技巧，还要遵守严格的规则，任何即兴式的胡来就是犯规，同时还会输得一塌糊涂。显然，在上述“后催眠暗示”中要求受术者所做的第一件事的指令是荒谬而违反常识的。那么，已经转为清醒状态的受术者是怎样执行这种指令的呢？我们耐心地等到晚上，看到了这样一个有趣的景象：精神饱满、神气活现的受术者尽管已经脱离催眠状态，恢复了清醒状态，但到了晚间坐下来打桥牌时，他的面部表情悄悄地发生了变化，似乎又返回到催眠状态，目光呆滞，表情木然。第一局由他首先开叫，他手中的牌数共有12点。他以“强二”开叫，对手实施阻击叫。他的合作者牌的点数只有3点。只能“pass”。他一旦开叫后，便一意孤行，坚决要到“满贯”方肯罢休。在第二、三局中则更为荒唐，手中牌数不到6个点，依然叫满贯，结果只能以大败而终局。令人叫绝的是，在前三局过后，他即从迷惘状态中解脱出来，不仅面部表情正常如初，而且叫牌、打牌严格遵守规则，思路缜密，攻防有序。

当第一个后催眠暗示准确无误地验证之后，笔者想进一步探究后催眠暗示的力量，于是故意询问受术者，“催眠师要求你明晚上台唱歌，你能不唱吗？”受术者哑然一笑，答曰：“我的行动受我自身思想、理智的控制，我要不唱当然可以。”谁知，次日的联欢会刚刚开始，这位受术者便急不可待地站起来，唱了催眠师指定要他唱的那首歌。笔者还欲上前阻止，但他哪里肯听呢？他放开歌喉，唱了一首动听的歌。

台湾的一位著名催眠师当众公开表演“后催眠暗示”的作用，引起了很大的轰动。在表演的那一天，催眠师从台下随机邀请了4位自愿接受催眠的观众到台上去，一一将他们导入催眠状态。然后，催眠师对其中的A先生暗示说：“你醒了以后，当我用手触摸你的脸时，你要大声骂出‘混蛋’二字，你这样做可以发泄心中的郁闷。”对B先生的暗示是：“当主持人把手放在你的头上，并对你说‘你真是个好人’时，你会觉得很想上洗手间。”同时，催眠师把去洗手间的方向也告诉了B先生。催眠师给C先生下的指令是：“当台下那位客串的来宾点燃香烟时，你就会变成主持人。这时你要拿过话筒，走到台前讲话，并告诉大家你是主持人。”接受催眠的第四位观众是D小姐，催眠师告诉D小姐：“当我用手帕擦脸时，你就会走到台下去，在观众中找一位你最喜欢的类型的男子，并坐到他的怀里去。希望在场的男子中有你喜欢的类型。”

暗示完毕后，把他们从催眠状态中解脱出来。催眠师首先在A先生身上验证“后催眠暗示”的作用，他用手轻轻地触摸了一下A先生的脸。果然不出所料，这位A先生突然大声地骂道：“混蛋！混蛋！”他不停地骂了一会儿，脸上显出郁闷解除后那种轻松愉快的表情，然后，很平静地回到自己原来的座位上去。观众们见到此种情景，有些惊愕，但仍将信将疑。

接下来该轮到B先生了，催眠师请主持人把手放在B先生的头上，并对他说:“你真是个好人！”主持人稍迟疑了一会儿，但还是走了过去，站在B先生面前，按催眠师所要求的做了一遍。主持人的话音刚落，B先生突然站了起来，径直地朝着洗手间走去！

正当观众们很吃惊地注视着走向洗手间的B先生时，在台下客串的那位来宾顺手点燃了手中的香烟。就在这时，C先生突然站了起来，一把夺过主持人手中的话筒，走到台前宣布:“我是主持人！”他的表情与做法俨然一副主持人的模样。真正的主持人被C先生这突如其来的动作怔了一下，赶忙走过去问道:“对不起，先生，主持人是我，请问您贵姓？”C先生毫不犹豫地回答:“我就是主持人！”无论主持人怎样对C先生解说，C先生都一口咬定自己是主持人。

在C先生与主持人还在纠缠不休的时候，B先生已从洗手间走回来了。主持人看到B先生回来了，想试一下“后催眠暗示”是否还能起作用，于是又走到B先生面前，把手放在他的头上，笑着对他说:“你真是个好人！”这位B先生二话不说，果然又转身向洗手间走去。观众们大为哗然。他们开始领略到催眠术这种神奇的魔力。

D小姐的情形又如何呢？这是最后一个节目。催眠师在观众几乎对“后催眠暗示”的魔力深信不疑的时候，从口袋里掏出手帕，随意擦了擦脸，观众的眼睛全都盯住了 D 小姐。随着催眠师用手帕擦脸，D 小姐缓缓地站了起来，梦游似的走到台下的观众中去。在众目睽睽之下，她来到一位长得非常英俊的男观众面前，眼睛里闪烁出喜悦的光芒，很高兴地坐到了这位男子的怀里。整个现场鸦雀无声，观众完全被这惊人的事实所折服。催眠师对这四个人的“后催眠暗示”全都准确无误地应验了。许多抱着怀疑态度来观看表演的观众，在亲眼看到之后，完全改变了态度，对催眠术的神奇作用深信不疑。

“后催眠暗示”不仅能够几乎毫无偏差地实现，而且在时间上还具有高度的准确性。笔者有一次告知一位受术者，在她醒来以后会十分口渴。她醒后主动要求笔者（与她并不熟悉）给她倒杯水喝。这一举动不仅实现了，而且在时间上，几乎不差分秒。在有关材料中曾报道过这样一个催眠实验：催眠师向受术者下达指令：“你醒来后 5947 分钟时，把自己的姓名、年龄、职业等写到纸条上，送到我这里来。”这位受术者醒来后，对该指令并不知晓，也不用看表，但到了规定的时间，果然一一照办。前后相差也只不过几分钟而已。而长达几千分钟的时间只误差了几分钟，大致可以忽略不计了。催眠术中的“后催眠暗示”究竟能有多长的效应期呢？目前尚未有明确的定论，但根据我们所看到的资料，“后催眠暗示”的最长效应期可达一年之久。也就是说，今天给被催眠者下达的暗示，可以令他第二年的今日准确无误地执行。

“后催眠暗示”为什么能在时间上达到如此之高的准确性呢？我们认为，可能是由于在催眠状态下，拨动了受潜意识控制的人体生物钟。这种生物钟就像机械闹钟一样，到了预定的时间，潜意识便会发出信号，提醒受术者去执行在催眠状态中已经接受了的行为指令。

凡接受“后催眠暗示”，并执行这个暗示的受术者，通常在他清醒时都意识不到这个暗示，但一到指定时刻却又会准确地执行。在一次催眠实验中，催眠师暗示受术者，在他醒来以后，看到催眠师第9次把手放入口袋里时，便去打开窗户。被催眠者被唤醒以后，催眠师与他随意闲聊，并不时地把手放进口袋里，恰好到第9次时，受术者便起身去打开窗户。当询问他为什么要开窗时，他回答说屋内太闷热了。其实，当时屋内并不闷热，相反，还挺阴凉的。在这个过程中，可以明显地观察到受术者在时刻注意着催眠师的动作，但当询问受术者是否接受过这种暗示的指令时，他矢口否认。

读者也许以为上面描述的现象类似于天方夜谭。实际上，不仅上述现象的确客观存在，还有一些更为奇特的“后催眠现象”。

据苏联《社会主义工业报》中一篇介绍催眠术的文章提及，催眠师对一位受过高等教育的科技工作者实施了催眠术，并暗示他，要以比平时加倍的速度完成一系列的实验并记录其

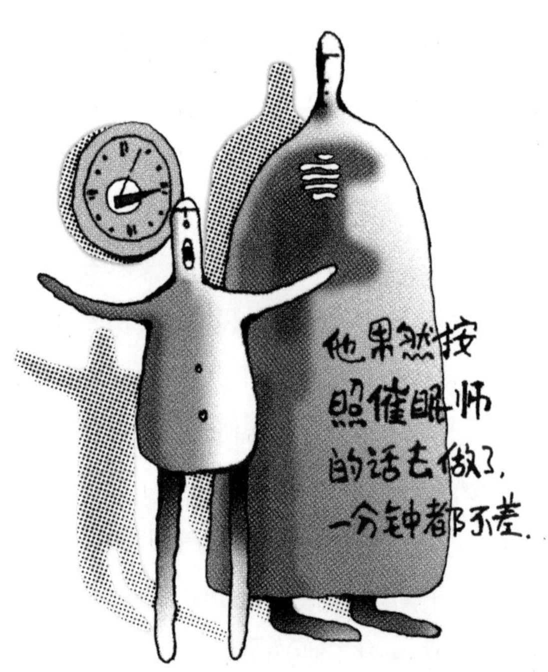
他果然按
照催眠师
的话去做了，
一分钟都不差。

实验结果。于是，在这之后，他便变得急如星火地工作，好像确定生活在加快了的时间里。在隔音室内，他一天干的工作通常比在实验室干的多一倍。并且，一昼夜的时间里他两次躺下就寝。

不仅如此，这位受术者的呼吸也变快，脉搏加速，新陈代谢大大加剧。这不是自测或直觉观察的结果，都是经过仪器精确记录下来的，他的生物节律确实在加快。

其他许多人也参加了类似的实验，在他们身上也取得了大致相同的结果。由此可见，这并非是个别的、偶然的现象，而是具有普遍性的意义。鉴于此，研究人员改变了实验的方向——暗示被催眠者时间过得慢一半。其结果是人们开始不慌不忙地行走，说话拖长着，马马虎虎地工作。他们身体的新陈代谢也变得缓慢起来，生物节律明显放慢。在他们身上，正常的时空概念失去了应有的效应。

四 犯罪与破案的手段

催眠可用来犯罪，但也可用来破案。利用催眠进行犯罪的例子很多，利用催眠进行破案的例子也很多，其中最有意思的一个事例，是著名的“海德堡事件”。在这个事件中，罪犯从事犯罪行为的主要手段是催眠术，而警方进行侦查破案的主要手段也是催眠术。这是运用催眠术犯罪与破案的最典型例证。

怀达与麦尔，一个是丧尽天良的罪犯，另一个是手握正义之剑的法医；一个利用催眠术进行犯罪活动，另一个运用催眠术侦查惊天奇案。他们虽然都不是催眠术的执业医生，但对催眠技术的使用都达到了炉火纯青的境界。

这就是著名的海德堡事件。

后来，这个事件主角之一，法医麦尔先生出版了《催眠状态中的犯罪》一书，将案情完整地公之于世。

那是在1934年，德国海德堡的E先生向警方提出控诉："有人使我的妻子产生各种疾病，并以此诈骗钱财。"警方接到这个怪案后感到一筹莫展，后来只好请法医麦尔先生进行调查。麦尔医生首先找到E夫人，对E夫人的身体与心理进行了检查。诊断的结果表明：E夫人全然没有精神病的症状和身体方面的疾患。然而，E夫人却丝毫想不起犯人的住所和其他详细的情形。

但是，E夫人对于与罪犯无关的记忆完全没有障碍。麦尔医生由此判断E夫人必定接受了催眠暗示。事实上，E夫人也说："那个人把手放在我的额头上，之后，我就迷迷糊糊的什么都不知道了！"

麦尔医生也是一位精通催眠术的大师，他用同样的方法，把手按在E夫人的额头上进行催眠诱导。E夫人立即陷入催眠的状态。重复操作数回后，使E夫人陷入更深的催眠状态，然后，麦尔医生让E夫人想起首次与此人认识的情形。

“那是在我还没有结婚时的事，由于胃部的不适，我准备到海德堡去看医生。途中，在车上，那个人坐在我的对面。我们聊天，谈到我的病时，他说他也认为我有胃病。然后，他自称贝根医生，是治胃病的权威。

“到了海德堡车站后，他请我去喝咖啡，我觉得有点不安，不想去。但是，他拿起我的行李，很亲切地捉着我的手，对我说：‘好了，走吧。’说完，我就迷迷糊糊地跟着他走了，好像没有了自己的意识。从那以后，我都在海德堡车站和他碰面，但是，我想不起来治疗的地方。”

麦尔医生又和E夫人作了几次催眠面谈。在施术过程中，麦尔医生“制造”了E夫人和那个人见面时的情境，使当时的情景在E夫人的脑海里重新浮现。E夫人说：“我不知道这是哪里，应该是海德堡的某个建筑中的房间里，这个小房间里面只有长椅子和桌子。我们见面时，他说：‘四周一片黑暗！’四周就真的变得黑暗，然后才带我到那个地方去。他把房门一打开，四周又亮了。在那个房间里，我不记得他是如何为我治疗的。”

过了几个月之后，有个名叫法兰兹·怀达的男人因诈骗罪被捕。这个男人的长相、发型、衣着等，和E夫人所描述的贝根医生完全相符，连欺诈的手法也完全相仿。带E夫人前往指认后，E夫人说：“他就是贝根医生，没错！”但是，怀达却矢口否认，坚称自己不认识她。没想到，E

夫人后来又说："我不知道，不太清楚！"只差一步，确定罪犯的结果竟遭失败。

由此看来，有必要唤起E夫人更为深层的、更详细的记忆，而这是相当困难的工作。麦尔医生意识到，罪犯对E夫人催眠后，可能不只是暗示她忘掉其间的过程，还要她连催眠的经历都完全忘记。这时，要再唤起她的记忆，难度很大。

然而，麦尔医生坚信一条心理学法则：那就是人只要经历过一次的事情，就不可能完全遗忘。这个记忆一定还被保存在大脑中，只是未被意识化。他决定让E夫人进入更深的催眠状态，一定要把这段经历给追回来，他相信他是能够成功的。

麦尔医生所设定的技术路线是：让E夫人想起与事件有某种关系的观念，靠这些观念寻找联想的线索，借此成功地让E夫人恢复完全记忆，从而得以顺利地破案。

麦尔医生通过催眠术进入E夫人的无意识，让她就这一事件作自由联想。

E夫人随口说出了"游泳池"，接着又回忆起自己和怀达在游泳池里。

在后来的催眠分析中，E夫人脑海中又浮现了下面的景象。

"眼前浮现白色的浴巾。两端有蓝色条纹的浴巾。啊！对了，后来又在怀达医生那里看到过有浅紫色条纹的浴巾。”

由于这句证言，警方立即搜索了怀达的住宅，找出了E夫人叙述的这两条浴巾，成为证据之一。而后，E夫人还想起下列数语。

鞋子——鞋店——5马克

莱伊皮特比诺

汽车——6071

科玛巴斯

17——信——怀达——不能去——黑暗——19-3

洛基萨泰忽

E夫人醒过来之后，麦尔医生让她看着这些字句联想，她竟然一件事都想不起来。再度让她进入催眠状态，立刻有许多情节在她脑海中浮现。

对于“鞋子——鞋店——5马克”，这使她想起怀达曾在某个鞋店买了一双黄鞋，是用他的旧鞋去比量尺寸，而后付了5马克。警方找到了这家鞋店，证明确有此事。

对于“莱伊皮特比诺”，E夫人说：“怀达告诉我：‘当警察调查这件事时，你自然会想起莱伊皮特比诺这个词，这样，你就不会说出任何不利于我的事。’”

对于“汽车——6071”，E夫人说：“我和怀达去游泳时，看到过6071这个数，好像是汽车的牌照号码。”警方后来查到了这个号码的汽车，证实怀达曾化名租用此车。

对于“科玛巴斯”，这个词引出了下面这段记忆。

“我和怀达在饭店吃饭，一个叫B的男人走近怀达，和他说话。怀达告诉他：‘我经手这件事，包你满意。’然后，便收了20马克。后来，怀达带我到M大街的一栋房子里，有个金发女佣出现，说：‘B先生正在等候。’怀达把手放在我的额头上说：‘不论你怎么想，都要照B先生的要求去做。过后，你会毫无记忆。你想起科玛巴斯这个词之后，会突然陷入很深的睡眠中，忘记自己置身何处和其间的一切经过。’”

“怀达经常对我做这种实验，因此，我每次听见‘科玛巴斯’这个词，就会失去意志力。至今，我都想不起来那段时间究竟发生了什么事。我绝不是私生活不检点的女人……真是羞死人了。”

对于“17——信——怀达——不能去——黑暗——19–3”，E夫人说：“我不能去的时候，就写信到卡斯欧B街17号，收信人是怀达。我一写完信，四周就变得一片黑暗，不知道自己写了一些什么。”

最后那个19–3是一个关键记号，对E夫人的记忆可彻底压抑。先前，警方试着让E夫人指认怀达，E夫人后来又变卦了，说自己一无所知，就是因为19–3这个关键数字，令E夫人又陷入了丧失记忆的状态。

此外，怀达又对E夫人说：“你若超越我所设立的记忆界线，必定会死亡。”以此句暗示作为威胁，使E夫人心生强烈的恐惧感，让记忆的压抑更完善。

为使E夫人完全忘掉在催眠期间所发生的事情，以及准备阶段所有的行动，怀达又设置了一些关键数字或字句，作为两个人之间的密码，并以这些密码操纵催眠的开始与结束。如一听到“科玛巴斯”这个词，E夫人立即就会进入很深的催眠状态，只要知道他们之间的密码，任何人都可以控制E夫人。前面谈到的怀达先生把E夫人带往一个叫B的男人的住所，B就是利用这个密码迫使E夫人与他发生肉体关系。由于E夫人的记忆受到了很强的压抑，麦尔医生花了很长的一段时间，才让她逐渐地恢复。到这个阶段，只要能使E夫人记起有关情景的关键，即可轻易回想全部的经过。在前面的例子中，游泳池就是一个关键，继续利用这些关键，E夫人终将能够把那时的情景和所有的交谈都一一回忆清楚。

E夫人被导入很深的催眠状态中，接受麦尔医生的暗示，如做梦一样地回忆起当时的情景。

“1930年的秋天，一个星期二的黄昏，约7点钟，贝根医生拉着我的手，说：‘我们走吧，天快黑了，不久，一切都会看不见了，我带着你走，你只管跟着我来吧。’然后，虽然我睁着眼睛，却什么都看不见，我一直跟着他走，四周一片黑暗，仿佛是深夜。”

麦尔医生继续进行诱导：“你很清楚是在哪条街上，电车行驶的方向和两旁的店铺，你都看到了。想想看，你现在置身何处？”

“不知道。我们急着赶路。那个人说：‘你不知道你在哪里，跟我一起走就没事了。什么都别怕！’他握紧了我的手，四周一片漆黑。那个人常小声地对我说，你什么都看不见，四周一片黑暗，跟着他走。他打开房门，我又能看见了。”

E夫人突然停止说话，好一阵子，只是猛摇头，以手作势，好像要挡住什么。

“那个人把手放在我的额头上，说：‘躺到长沙发上休息，你要接受治疗，安静地睡下！’我现在正在接受治疗，而且，完全地睡着了。只听到那个人说：‘这里发生的事，你一点都记不住。’”

这时，E夫人再度摇头，用双手抗拒着什么似的，发出呻吟，而后啜泣出声。麦尔医生让她继续说下去。

“……之后，那个人问我：‘你知道他对你做了什么吗？’但是，我那时无法回答。现在，我都知道了。我躺在长沙发上，那个人要吻我，我推开他，想大叫，却发不出声音，也不能动。他把我的手拉到他的背后，压到我的身上，说：‘你已经不能抵抗了，醒来时，也不能动。’经过了这么久的时间，我根本就忘了这件事，一点都想不起来了，可是，这幕景象现在又浮现了，我突然又想起来了——那个人令我好丢脸啊！”

E夫人哭得十分激动，很难让她恢复平静。

麦尔医生拿给E夫人一张白纸，暗示她：“这是怀达的信，念出来吧。”夫人立即产生了幻觉，把白纸当成信，开始念出声。

“本月 13 日，四点，到海德堡的车站出口处来。这封信必须撕毁。——贝根医生。”

清醒时完全没有印象的信，却在催眠状态中，经由幻视得见全貌。

麦尔医生还用其他各种方法做催眠分析，进行调查取证。

结果发现，怀达还曾以催眠术暗示 E 夫人产生许多病症，造成了很大的痛苦，并以此诈取钱财。

最初的暗示是：“你的横膈膜正在化脓，一定要动手术。”当 E 夫人从催眠状态中醒转过来后，被告知已在催眠中接受了手术，请她支付医药费。E 夫人说：“在回家的途中，我感觉开刀处隐隐作痛，所以，我认为自己真的刚动过手术。”

接着，E 夫人又因接受暗示，左手的手指僵硬而无法动弹。E 夫人说：“1931 年，我左手的手指突然变得很僵硬，无法弯曲。之后，手指又曲缩而无法张开。怀达说，这是手指的肌肉有毛病。这种情形持续了几个月。只有经过怀达的按摩，手指才能张开。”

E 夫人的丈夫 E 先生说：“有 8 至 10 周的时间，妻子的手始终发麻，连手指都无法弯曲。接着的两周，手指又握得好紧，指甲都陷入手掌的肉里了，流血不止。我用力想扳开，手指都几乎要折断了也拉不开。妻子说，那是因为注射的关系。”

怀达就是利用这种令人生病的暗示诈骗他人，手段实在恶毒。

E夫人继续说：“现在，我明白为何会有这些痛苦了。每当我行事与怀达的要求不符时，他就对我暗示：‘这里会痛，那里也会痛。血液会浑浊，肺会烂掉。’到了后来，我的父母和丈夫都不给我钱了，我只好告诉他我没有钱。他说：‘那好，我倒要让他们知道我的厉害。只要你的病情加剧，症状恶化，他们就非得拿钱出来。’于是，我的胃痛变得十分的剧烈，除非让怀达抚摸，否则不会好转。那些痛苦，都是他为满足自己的欲望而加之于我的，我到现在才明白。”

怀达以这种手段，从E夫人手中骗走了约3000马克。此外，如前面所述，怀达不但凌辱了催眠中的E夫人，还利用E夫人的身体卖春赚钱。

到1933年，E夫人的丈夫和家人开始起了疑心，商量着要报警。E夫人把这件事告诉怀达（因为E夫人身不由己，对怀达掩不住任何隐私），怀达便指使E夫人去杀她的丈夫。方法之一是，暗示E夫人，她的丈夫因为有了别的女人而要杀她，使E夫人滋生憎恶的感情（含着杀意的感情）。此外，再暗示E夫人对此事不动声色，甚至要没有感觉地去行动，要无意间置她丈夫于死地。

关于此，E夫人回忆道：“1933年至1934年，我为了治疗的事和高昂的医疗费，不停地和丈夫起争执。怀达说，如果我丈夫死了，我就不会再有痛苦了。他要我去药店买有剧毒的清洁剂，掺入丈夫的食物中。还说，我丈夫死亡之后，便不再有人怪我了。

“起初，我很犹豫，但却突然失去意志而无法思考。回家后，丈夫见我兴奋过度而禁止我出门，所以我无法去买药。但是，必须要实行的观念强烈地控制着我，令我痛苦万分。第二天才逐渐平静，而去除了这个念头。

“怀达接着又要我从丈夫的抽屉中取出勃朗宁手枪藏好，趁丈夫熟睡之际把他解决掉，再把枪放到丈夫手中，装出他是自杀的样子。我说自己不能这么做，他就抚摸我的双眼，说：你好好休息吧！你一定会照我所交代的去做的。后来又说了些什么，我不记得了。

“按照他的指令，我取出勃朗宁手枪，藏在挂在床头的画后面。半夜我多次惊醒，找机会下手，终于对准丈夫的额头扣下扳机。只听到‘咔嚓’一声，没有子弹射出，所以依然没事。丈夫事后才发现手枪失踪。从画后面找出来之后，我就不知道枪被收到哪里去了。

“我告诉怀达，丈夫很担心我的事，准备报警。怀达抚摸我的眼睛，说：‘你知道这是什么吗？这是毒茸。你把这些毒茸和普通的茸分开炒，让你的丈夫吃那些有毒的茸。’我依言行事，但是，丈夫认为那些毒茸味道不好，没有吃完。两个小时后，丈夫嚷着胃痛，上吐下泻，我却根本不知道自己做了什么坏事。但是，我现在一听到‘茸’这个字，就毫无理由地觉得害怕。

“又有一次，怀达给我一包白色的粉末，叫我掺在丈夫的咖啡里。但是，当我回到家，那些粉末已散到我的口袋中，所剩不多。丈夫喝过掺了白粉的咖啡之后，又嚷着胃痛，还请了医生来诊断。”

还有一次，E夫人受到暗示去破坏她丈夫的摩托车刹车系统。怀达还让E夫人告诉E先生手刹很危险，叫他不要使用，给E夫人借口，使她感觉不到有杀人意图。然后，很强烈地暗示E夫人去松开脚刹的螺丝，E夫人也照样做了。

E先生后来回忆道：“有一次我骑摩托车出去，前面平交道的栅栏正好放下来，我立刻踩脚刹，没想到竟失灵，急忙用手刹，结果还是撞了上去，受了点伤。类似这样的意外，后来又发生了一次，伤到我的手臂和膝盖。”

E夫人六次试图谋杀她丈夫，但苍天有眼，E先生每回都幸运地脱险。

怀达不仅企图杀害E先生，最后还要让E夫人自杀，以毁灭证据。有关这件事，E夫人叙述如下：

“1933年，我由于病痛和金钱的压力，既担忧又激动。怀达叫我去找附近的医生，拿到班脱邦药的处方。然后，必须在晚上8点时服5片，利用闹钟半夜再服5片，剩下的5片到次日下午2点再吞服。但是，医生不给我开这种药，所以没有发生什么事情。”

E夫人对班脱邦药的作用一无所知，她如果真的拿到班脱邦药，而且依怀达的吩咐吞服，她必定会丧失性命。

这次计划失败后，怀达感觉到自身的危险了。因为E先生此时已经对这位身份不明的贝根医生产生怀疑，说不定何时会去报警。怀达也不知道自己暗示E夫人压抑记忆能达到何种程度的效果，更坚定了要让E夫人自杀的决心。于是，他再度暗示E夫人，使她的心极度不安，濒临绝望的深渊，强化她自杀的意念。

E夫人谈到有关这段时期的事情时说：

“我把医生不肯开班脱邦药的事告诉他。他就说，我以后会因痛苦而死亡，全身的血会发臭腐烂，化为脓水，最好还是现在趁早自我了断。他提议我可以从飞驰的汽车上跳下去，毫无痛苦地死亡。我对前途已绝望至极，为了自杀决定去搭乘火车。但是，我在火车上认识了一位老妇人，她不断地安慰我，使我去除了自杀的念头。

“之后，怀达又对我说，我丈夫因为不知我常和什么样的人见面而非常嫉妒，他的嫉妒是有原因的，然后，劝我再去自杀。他说：‘你的丈夫对你不忠，他一定会找借口跟你离婚，甚至会杀了你！’

“我绝望得想投莱茵河自尽。但是，因为女仆跟着我出门，妨碍了我的跳河行动（这一点经女仆证实，确有此事）。我痛苦到了极点。丈夫无法理解我的烦恼，我的所言所行他毫不明白，经常指责我，怀达又以我若背叛他必招致毁灭来要挟我。当时的我，真是痛苦万分。”

就在这个关键时刻，E 先生向警方报了案，麦尔医生的出现，使怀达遇上了一位同样的催眠高手。一切真相大白，怀达被判处 10 年的刑期，正义终于得到了伸张。轰动一时的海德堡事件落下了帷幕。

五　有效的身心治疗工具

从上述对催眠的描绘中，读者们一定会对催眠产生初步的认识，而且对催眠的各种神奇作用也一定会产生强烈的兴趣。其实，催眠的主要作用并不是进行如前所述的魔术般的表演，对催眠师而言，催眠是一种客观现象，催眠术是一种科学技术。各种催眠表演并不是一般的文娱或娱乐性质的演出，而是旨在向许多不了解催眠现象的人展示催眠的作用及重要性的一种示范。催眠的重要用途之一就是治疗各种疾病，既可以治疗身体疾病，也可以治疗心理疾病。

催眠在医学上的应用，最早用于精神医学。那是在 18 世纪下半叶，一位名为麦斯默（1734~1815）的德国人使用“麦斯默术”（当时尚未出现“催眠术”一词）治愈了一名患有癔症性盲目症状的患者。以后，这位麦斯默先生便成了使用“动物磁气”治病的著名医生，曾在巴黎名噪一时，但不久便被法国医学界打入冷宫。在 100 年之后，法国医学界才重新复兴这种后来被冠以“催眠术”名称的技术，主要用来治疗癔病患者及精神病患者。目前，我国医学界也已经开始逐渐地应用催眠术治疗各种精神疾病。江苏省苏州市广济医院的马维祥大夫就是国内著名的催眠师之一，他运用催眠术治疗各种精神疾病，治愈率达到 90% 以上。据 1990 年 12 月 27 日《解放日报》报道，上海市卢湾区精神病院开设了催眠门诊，两年内诊治神经衰弱性心理障碍引起的疾病，治愈率达 80% 以上。该院的周院长在给一名女病人施行催眠治疗时接待了报社的记者。记者们看到，约 5 分钟之内，周院长便使女患者很快地进入深度催眠状态，这时，无论谁上前去呼唤或摇晃患者，患者皆反应全无。周院长取出一根针，频率很快地刺患者的手心，她也毫无反应。

周院长向记者们介绍说，这位病人性格内向，胆小怕事，曾有 2 年失眠史。自母亲患了一场大病后，为母亲健康担忧，失眠加重。此后，每每当海员的丈夫出海，她便坐立不安，胡思乱想，忧虑丈夫发生意外，以致后来害怕看到菜刀和茶杯，害怕自己会砍人、砸人。她吃饭时，左手必须放在裤袋里，以防空着的手举碗砸人……

20 分钟后，周院长走到病床前，催眠治疗进入了正题。周院长对病人发出了指令性的暗示：“你下班了，踏入家门，心情轻松，体会一下……你和家人在一起吃晚饭，有说有笑，你感受到了家庭的快乐。你过去那种怕菜刀、茶杯的强迫思维已经消失，远远离你而去，因为你是个健康的人……”

45 分钟后，周院长唤醒了病人。治疗的效果如何呢？病人对记者谈了自己的体会:“我在这里已经接受了8次治疗，我相信这是最后一次了。因为我现在看见菜刀已经不怕了，即使偶有杂念，头脑里马上会出现周医生的暗示……”周院长指出，在病人处于催眠状态下时，医生对病人所做的开导性暗示，能改变和纠正病人的思维意识，潜移默化地成为病人以后的行为准则，从而可达到治疗的目的。

实际上，一个人只要进入了催眠状态，精神就会稳定下来，心理的紧张与不安感也会减轻许多。这样不但能消除身心的疲劳，同时也能保持自主神经系统的调和，解除长期压抑在心中的忧郁，实现身心的平衡。催眠不仅是治疗癔症的有效方法，也是治疗包括神经衰弱、恐惧症、忧郁症、强迫行为与思维、焦虑症等神经症的有效方法。对于夜尿症、偏食、头晕、口吃以及性功能障碍等疾患，只要接受催眠指导，都能完全治好。

催眠成为医学界的热门主题，是在第二次世界大战结束以后，这时的催眠除了被应用于治疗精神疾病以外，还被广泛地应用于内科、妇产科、皮肤科、麻醉科、牙科等各个方面，应用范围扩大了许多。

在内科范围内所接触到的各种疾病中，有许多疾病的致病因素是出自心理障碍，出自个人情绪的影响。诸如胃炎、食欲缺乏、便秘甚至胃液分泌过多、胃溃疡或十二指肠溃疡等消化系统方面的疾病，大都是由于自主神经系统受到外界压力所引起的情绪波动的影响，从而造成生理上的损害。通常，这类疾病的患者大都在人际关系或在工作上受到挫折，心理上的挫折感变成一种压力，导致肠胃功能的紊乱，从而患上疾病。这种心因性疾病，有时使用精密的检测仪器都无法确诊。又如，有些人感到心跳过速，或心律不齐，从而认为自己的心脏功能有问题。但是在给他们做心电图检查或测量血压时，都不会发现任何不正常的现象。对于这种由心理因素造成的身体疾病，最好的治疗措施是使用催眠疗法排除心理障碍，同时辅之以药物治疗，这样的治疗效果一定非常显著。

催眠在妇产科与牙科方面的最大功用，主要是帮助产妇做到“无痛分娩”以及帮助牙病患者做到“无痛拔牙”。这是一种替代药物麻醉的作用。在孕妇快要生产前，使她进入催眠状态，并在催眠状态下完成分娩，那么，孕妇一点也不会感到痛苦。同样，在牙科方面，先使牙病患者进入催眠状态，然后才开始实施拔牙手术，病人不会有疼痛的感觉，而且还不会流太多的血，伤口也很快会复原。“无痛拔牙”的特征在本章中已有描述。

除了“无痛分娩”外，催眠对治疗女性的性功能障碍，特别是治疗性冷淡有极好的效果。因为女性性冷淡形成的原因大都是属于心理因素，或是儿童期受到的心灵创伤，或是早期形成的错误观念的影响等各种不同的心理挫折。无论是由哪一种原因造成的性冷淡，只要在催眠指导的治疗下，都可以得到彻底的改变。有不少家庭主妇虽然子女都长大成人，但在经过催眠指导后，才第一次真正地体验到了性爱的乐趣。当然，这些妇女除了接受催眠指导的治疗外，倘若再加上丈夫的协助，效果会更为理想。

催眠对于过敏性皮炎、湿疹、青春痘、雀斑等皮肤病症也有很显著的疗效，特别是对于治疗一种常见的“圆形脱毛症”，效果更为显著。这种症状较多见于青春期，其发病原因也大都为心理因素。据台湾一位著名催眠师报告，他曾治愈了数百名此类患者，年龄为 18~30 岁。其中一个典型病例，充分说明催眠治疗对这类皮肤病的良好疗效。

患者是一名大学生，当他发现自己头顶上有一个圆形的部分开始脱毛时，便去找催眠师求治。但是，在治疗的同时，他对催眠疗法的作用一直将信将疑。因此，才治疗了一段时间，尚未等到见效，这位患者便放弃催眠治疗，径自到某家大医院就医。医院给他施以注射肾上腺皮质激素的治疗。连续注射了一个月以后，他的脱毛现象便完全停止。这时，他心里很高兴，认为自己的病症已经治好了，于是停止了治疗。

然而，在他停止注射激素后不久，头顶上脱毛的现象又重新开始出现，而且情况比以前更为严重。不仅是他的头发脱落得很厉害，连眉毛也快掉光了。面对这种情况，患者十分着急。他辗转找了好几家大医院诊治，效果均未见好。无奈之下，他只好再次回到催眠师的诊所，接受催眠治疗。催眠师对他进行了反复的催眠指导，结果从患者对早期经验的回忆中找到了根源所在。原来这位大学生从小生活在一个问题家庭中，父母亲的问题导致他在小时候心灵就受到创伤。这个创伤一直伴随着他，影响着他的生活，使他总是处于某种焦虑不安的状态。催眠师发现这个原因之后，便先利用催眠消除这个心理障碍，然后再给予他一些积极有益的暗示。经过近半年的治疗，这位患者完全康复，并且不再出现反复的症状。

由此可见，凡由于心理因素而造成的疾病，无论这些心理因素是当前的心理挫折，还是早期的心理压抑，均适合用催眠疗法诊治，而且效果显著。

六　催眠究竟是怎么回事

在前面的描述中，催眠作用的奇妙与不可思议的确引人入胜。读者不禁要问：催眠是怎么进行的呢？催眠是否就是催促人们尽快入眠呢？催眠状态与睡眠状态是一回事吗？

“请以你感到最舒服的姿势坐在椅子上，轻轻地闭上眼睛，然后用腹部做深呼吸，慢慢地做，对！就这样做下去。现在开始放松，你身体的紧张感会逐渐地消失，力气也会渐渐消失……”

“好！请慢慢地睁开眼睛，然后集中精力注视光源。请牢牢地盯着光源，渐渐地你会觉得眼皮非常沉重，力气在一点一点地消失。你感觉到了没有？你现在很想把眼皮合起来，你已经全身无力了，眼皮也快要合起来了！……”

催眠师缓慢亲切而语调肯定地说着上面的话语，同时打开手中的袖珍手电筒，使光源照射在被催眠者的双眼之间。受术者的视线随着光源移动。催眠师神情安详，态度从容，继续和蔼可亲地说道：

“你的眼皮马上就要合在一起，你的全身力气也要完全消失。不过，你的身体感觉会非常的舒服，你的心情也会变得特别的轻松愉快。从现在开始，我从1数到20，当我数完之后，你会感到身体的力气会突然消失，这时，你会体验到一种过去从未有过的舒服感觉。”

“1、2、3……19、20。”催眠师话音刚落，受术者蓦地感到全身力气尽失，整个意识一片空白，除了催眠师的声音外，别的声音一概充耳不闻。就这样，受术者进入催眠状态。

催眠的方法有好几百种，上面的描述仅展示了其中一种最为简单的催眠过程。

前面已经提到，有意识地使用催眠治病的鼻祖可以追溯到18世纪德国的麦斯默，但是“催眠”一词的最初出现却是出自19世纪一位名为布雷德的英国外科大夫。这位英国医生经过不断探究，对催眠现象由怀疑到相信，并把所有奇异的催眠现象都看成是一种人为的睡眠状态。于是他根据希腊语 hypnos（意为“睡眠”）一词，创造出英文单词 hypnotism（意为“催眠”）来表示催眠现象。显然，在布雷德看来，世界上这些神奇的催眠现象不过是以人为的方法使人进入睡眠状态而已。有关催眠现象的各种知识大约是在 20 世纪初期才开始引入中国，据说是由一名叫鲍芳洲的中国学者所引入。hypnotism 一词在中国被译为“催眠”，该词一直沿用至今。中文的“催眠”一词，其含义乃是“催促使之入眠也”，可见，译者的确把布雷德医生的“人为睡眠”之意领会得十分透彻。

然而，令人遗憾的是布雷德对催眠现象的这种解释，只涉及催眠的表面现象，离催眠的实质还相差甚远。目前，学者们均认为催眠状态是一种特殊的意识状态，这种状态虽然是人为导致的，但是绝不同于睡眠状态，当然也就不是什么“人为睡眠”了。出于习惯上长期沿用“催眠”一词的缘故，人们并没有对该术语作任何改动。

从外表上观察处于催眠状态的人，会觉得他好像在睡觉，特别是闭着眼睛躺着的时候更像。以这样的外观判断，布雷德医生把催眠解释为“人为睡眠”，实不足为奇。其实，无论在心理方面还是在生理方面，催眠与睡眠都是迥然不同的两种状态。

首先，从心理方面看，处于睡眠状态中的人，其大脑神经活动处于抑制状态，这种抑制的作用在于使大脑皮质细胞不再接受刺激，从而防止皮质细胞的破坏，因此，睡眠中的人基本上不存在意识活动。至于在睡眠的异相期（即快速眼动期）所产生的梦境，只不过是在睡眠状态下所发生的一种无意识想象活动。

处于催眠状态中的人则不然，其意识并没有消失。例如，让一个处于催眠状态下的人闭上眼睛，不给任何暗示，等他清醒以后问道："睡着了吗？"他一定会回答："没有。"这是因为从外表上看，他似乎已经睡着，但其意识并未失去，故而，当事者并不觉得自己睡着了。被催眠过的人在清醒后都是这样谈论自己在催眠中的体验："感到自己独处于一个阴暗而幽静的地方，头脑中一片空白，任何思想都没有，也听不到四周的声音。但还能听见催眠师的声音，对自己的存在非常清楚。"

"对自己的存在非常清楚。"这一点表明其意识并没有消失。不过催眠状态的意识与清醒状态的意识也同样有很大的差别。受术者虽然能意识到自己的存在，但头脑一片空白，对催眠师的任何暗示都有极高的敏感性，会不加判断地接受，不感到丝毫的荒谬与矛盾。例如，催眠师对进入催眠状态的人说："把手放在膝盖上，不要移开，你也无法移开。"可以观察到，受术者无论怎样挣扎都无法移动半点。在受术者清醒后，问他们："当时的感觉如何？"各种回答如下：

"很想举手起来，但却控制不了。"

"似乎可以举起手来，其实根本做不到。"

“我觉得可以举起来，但嫌麻烦就没举。”

“你说无法移开，所以我觉得肯定举不起来。”

“我无论怎么努力也举不起来。”

很明显，受术者的意识与行为完全受制于催眠师的暗示。尤其是对于进入深度催眠状态的人，催眠师不仅能控制其诸如“手不能抬起”的简单动作，还可以通过暗示指令其实施更为复杂的动作，甚至控制其触觉、味觉、嗅觉、听觉、视觉等全部的感觉。所以说，处于催眠状态的人虽然有意识，但却不能自主地思考与判断，而只能被动接受暗示，其意识只是随着催眠师的指令而活动。

其次，从生理方面看，催眠与睡眠也有很明显的区别。例如，在睡眠状态中的人，其膝盖的反射会显著减少，甚至消失；而在催眠状态中的人与清醒时没有什么不同，仍保持明显的膝腱反射机制。此外，专家们经研究，早已发现人在睡眠状态下有两个时相的睡眠，其一为正相睡眠，特征为高幅慢波，循环系统、呼吸系统和植物性神经系统的活动水平都有所下降，瞳孔缩小，不出现眼球的快速转动，醒来时不觉得有梦；其二为异相睡眠，此时的脑电波以低幅快波为主，眼球出现快速转动，呼吸变得浅快而不规则，脉搏、血压也有波动，全身肌肉松弛，可能出现梦境。在一个晚上的睡眠中，两种时相的睡眠交替出现，各自出现 4~5 次，其中正相睡眠每次出现持续 80~120 分钟；异相睡眠每次出现持续 20~30 分钟。显然，在整个晚上的睡眠期间，正相睡眠

（慢波睡眠）占了绝大部分时间。美国的催眠学家亨利和布雷曼对催眠状态下的脑电图进行了研究，他们发现，人在催眠状态下的脑电图为α波型，这与人在清醒状态下的脑电波型相似，与睡眠时的脑电图，特别是与正相睡眠的脑电图迥然不同。他们还发现，催眠状态下的脑电波型与异相睡眠的脑电波型也有些相似，这又说明，催眠状态可能接近于异相睡眠状态。由此看来，催眠状态很可能是介于清醒状态与睡眠状态之间的一种特殊的意识状态。这种状态可由人为的方式导入，在这种状态下，人的意识范围变得很窄小，而注意力高度集中，只对催眠师的暗示发生反应，对周围的其他刺激却毫无感受，而且在催眠师的暗示下可发生各种不同的现象，如感觉缺失、错觉、幻觉、肌肉强直、肌麻痹、自主神经功能改变、年龄退行（行为如幼年时表现）以及其他某些特异行为。催眠专家们正是充分利用了催眠状态的特征，使催眠成为发掘人类潜在能力、提高学习效果、治疗身心疾病的有效手段。

第二章　从迷信走向科学

在本章中，我们将简略地回顾一下催眠术的历史，介绍有关催眠术的学说与流派。这对于在以后的章节中学习催眠方法以及疾病治疗来说，不无裨益。

一　催眠术的历史回顾

催眠术有着坎坷、漫长、带有传奇色彩的历史。从迷信到科学、从表演到实用，几经起落、备受磨难，至今终于获得科学界的首肯，并得到了许多人的青睐。我们认为，了解与把握它的发展脉络，有利于摒弃种种偏见与谬误，更好地利用这一心理治疗技术。

很久以前，就有关于催眠现象和催眠术的记载，这在中外历史典籍中都可以看到。不过，那时的催眠术并不是一种心理治疗技术，而是作为民间节庆中的一种游戏流传于世，更多的则是宗教神职人员以此作为布道、传教、占卜的手段。当然也有江湖术士把它作为行骗的手段，还有道德败坏者以此作为犯罪的工具。长期以来，催眠术的形象并不“高大”，常常扮演为正统学院派学者所不齿的“灰姑娘”的角色。

1. 催眠术的萌芽阶段

在很久以前，催眠术就已初露端倪了。当时运用催眠术的目的或者是为宗教活动服务，或者是为了修身养性，或者是为了治疗疾病，而这三者往往又渗透掺杂在一起。自然，那时不用“催眠术”这个词，实施方法也各不相同。

据中国台湾的心理治疗学家查考，催眠术的发源地是埃及、印度和中国，尽管使之走上科学化道路的是西欧。据中国古代文献记载，在周穆王时期，就有西极之国化人来中原，能投身于水火、贯穿金石、移动城邑、转反山川、变万物的形态、解他人的忧虑。这些传说中自然有不实之处，在仍可窥见现代催眠术的端倪所在。

在古代的东方，这种“类催眠”现象是举不胜举的。像中国古代的江湖术士所惯用的让人们神游阴间地府、扶乩等等，事实上都是借助于催眠术的力量，使人们产生种种幻觉或进入自动书写状态。印度婆罗门教中的一派所进行的“打坐”，就是一种自我催眠的方法。后来这种方法被引入佛教，成为尽人皆知的“坐禅”。与此相似的便是道教中的“胎息法”。这些自我催眠的方法都有助于修身养性与治疗疾病。

古罗马的僧侣每当从事祭祀活动的时候，就先在神的面前进行自我催眠，呈现出有别于常态的催眠状态下的种种表现，然后为教徒们祛病消灾。由于僧侣们的状态异乎寻常，教徒们疑为神灵附体，故而产生极大的暗示力量。在古罗马的一些寺庙里，还为虔诚的教徒们实施祈祷性的集体催眠，让他们凝视自己的肚脐，不久就会双眼闭合，呈恍惚状态，从而可以看到“神灵”，还可听到神的旨意等等。较早有意识地将催眠与暗示运用于疾病治疗方面的，当推古希腊和古埃及的医生们。他们早在公元前2世纪，就比较广泛地以此作为治疗疾病的手段了。譬如，古希腊的著名医生阿斯克列比亚德就曾亲自从事过这一方面的实践。

总之，无论是在西方还是在东方，其宗教活动中或多或少地存在着“类催眠”现象。在疾病治疗中，也可看到催眠与暗示的踪影。然而，需要指出的是，这种类催眠现象还不能和现代催眠术相提并论。首先，那时的催眠现象带有浓厚的神秘与迷信色彩，有时成为宗教活动不可缺少的一部分。其次，在那时，掌握催眠术的人被认为超人一等，具备某种特殊的、由神灵赋予的力量。最后，由于当时人们笃信宗教，将受术者导入催眠状态难度不大，故而技术也很简单。

2. 麦斯默术

谈到催眠术的历史时，一个不可忘却的人物就是德国人麦斯默。他毕业于维也纳大学，是一位富有的执业医生。他对占星术颇有研究，深得其中三昧。他曾写过一篇《关于行星给予人体影响》的论文。在文中，他将早先广为流传的“动物磁气说”发扬光大。“动物磁气说”认为：在天地宇宙之间充满着一种磁气，一切生物都依靠这种磁气的养育，人类经常从星星中接受这种磁气。麦斯默推论，既然人们要依靠这种磁气的哺育，那么这种磁气的力量也会使一切疑难杂症烟消云散，使人们康复如初。他的观点在维也纳未得到承认，1778 年他来到欧洲的文化中心巴黎。在那里，他把自己的理论变为实践，运用被后人称为“麦斯默术”的方法，为人们治疗疾病。

在一间光线昏暗的房间中央设置了一个金属桶，在桶内放一些化学药品和金属，使之发生化学反应。然后让众多的病人握住金属桶柄，或用发亮的铜丝触及患痛部位。同时暗示病人，会有一种强大的祛病去痛的磁气通过你的躯体，从而使疾病痊愈，身体康复。一切准备就绪以后，丝竹声起，裹着绢丝衣裳的麦斯默飘然而至。他一面在众多的患者之间来回穿梭，一面用长鞭或手指触摸患病部位。一段时间以后，患者就进入到麦斯默所说的“临界状态”——患者忘却了自我，大声喊叫，还有些人剧烈痉挛或昏睡过去。一阵兴奋过去以后，病就好了。麦斯默术出现以后，巴黎城为之轰动，在上流社会的妇女中更是争相传诵，一睹为快，甚至连当时的法国王后玛丽 · 安托万内特也热衷于此道了。

毫无疑问，磁气本身根本不可能治愈任何疾病，患者之所以能够康复如初，完全是由于自我暗示的缘故。麦斯默正是利用人类易受暗示的心理特点，用这一奇特的方法诱导患者，使得牢牢压抑着患者的潜意识心理释放出来，通过疏导作用来达到治愈疾病的目的。

名噪一时的“麦斯默术”引起了各界的注意。有人专门设计了相应的实验对其进行探讨。其结论是：麦斯默术是一场骗局，所产生的治愈疾病的效果并不是由于磁气的作用。囿于当时的认识水平，人们认识不到自我暗示的强大力量以及生理与心理之间相互联系、相互影响的密切关系。因此，法兰西科学院宣布麦斯默术是一种江湖骗术，毫无科学根据。再加上法国国王路易十六对此也很反感，并认为有伤风化，从而把麦斯默赶出法国。晚年的麦斯默在瑞士的布登湖默默地结束了他的一生。虽然麦斯默并非明确意识到自己正是利用催眠术来治疗疾病，但他在催眠术史上却占据了极为重要的地位。

3. 布雷德与催眠术

19 世纪上半叶，随着科学技术的迅速发展，心理生理学已获得了长足的进展。此时，麦斯默术虽然被视为异端邪说而遭否定，但毕竟由于其具有一定的实用性仍然受到一部分人的青睐。特别是一些外科医生把它作为手术时减轻病人疼痛的一种有效手段。1841 年 11 月，英国的一位外科医生布雷德带着挑剔的眼光在曼彻斯特细心观察了一位瑞士医生利用麦斯默术为病人治疗的全过程。布雷德原本想找出其中的欺诈手法，结果并未发现任何破绽，而病人的确是痊愈了。布雷德医生不愧是一位正视现实的科学家，勇于摒弃自己的任何偏见。这种奇异的现象激发起他强烈的探究心理，布雷德亲自从事麦斯默术的实践，并进行了理论研究，取得了丰硕的成果。

他既不把麦斯默术当成江湖骗术完全否定，也不是毫无批判地全盘接受。而是取其精华，去其糟粕，以扬弃的态度、科学的精神，正确对待麦斯默术。他抛弃了荒谬的、带有神秘色彩的"磁气""流体"理论。他在《神经催眠学》一书中强调指出：催眠现象是一种特殊的类睡眠状态，是视神经疲劳后引起的睡眠。之所以如此，有它深刻的生理学基础。催眠的施术并没有任何神秘的超自然的力量，也没有赋予受术者任何东西，催眠状态完全是由于被催眠者的眼睛凝视时间长了，使脸肌疲倦和"瘫痪"而引起来的。后来他又发现不仅视觉的凝注，而且思想、观念上的凝注同样也可以诱发催眠状态。同时他还指出，催眠的关键所在是暗示。他从名称上舍弃了"麦斯默术"，根据希腊文 hypnos（催眠）的字意创造了英语单词 hyponsfism，意即催眠术（尽管这一名称并不十分完备，常被人误解是催人入睡的技术或治疗失眠症的技术）。因此，布雷德被认为是现代催眠术的创始人，是尝试对催眠现象进行科学解释的第一人。

布雷德根据自己的理论设想，发明了一种发光的小器械，即目前催眠术界广为使用的催眠球。他在实施催眠术时，就是用这种催眠球进行的。他要求受术者注意力高度集中、凝视催眠球，目光不可转移。数分钟后，受术者的视神经就将疲劳，瞳孔高度放大，泪水夺眶而出。此后，再施以单调的催眠暗示，渐渐诱导其进入深催眠状态。如此做法屡试不爽，后人纷纷仿效之。

4. 布拉姆威尔与催眠术

在布雷德之后的另一位催眠大师是布拉姆威尔。他曾著有一本催眠术的经典著作《催眠术的历史、理论与应用》。在著述中，他不但深刻地阐明了催眠疗法的真正价值所在，并详尽地列举出许多成功应用催眠术的实例，还说明了在各种情况下应该如何使用各种不用的催眠方法。他的治疗效果为许多人所折服，事实上起到了推动催眠术沿着科学道路前进、发展的作用。

布拉姆威尔所采用的催眠方法是：让受术者坐在椅子上，并为了反射光线而使用一面小镜子。当受术者睁开眼睛时，他就让受术者看镜子里反射出来的光线。大约经过 30 分钟（最长时限），受术者无论如何也不得不闭上眼睛。这时，布拉姆威尔便将自己的手放在受术者的脸上或上半身，查看受术者是否已进入某种程度的催眠状态。

在多次实验的基础上，布拉姆威尔发现，大部分受术者都可以使用这种方法进入催眠状态。后来，他对这种技术加以改进，只需花费极短的时间便可让受术者进入催眠状态。据传说，他曾经在一个晚上对 30~60 个病人实施催眠术。

布拉姆威尔的催眠施术方法十分简单，他通常依次对受术者这么说："请你看着我的眼睛……你的眼皮会变得愈来愈沉重，以致渐渐地无法睁开眼睛，那么，你就闭上眼睛吧！"说完便转身离去。在正常的情况下，大部分受术者都会接受这种暗示，将眼睛闭上。如果受术者仍然没有进入催眠状态，他就摇动受术者的手，同时说道："你赶快睡吧！"

根据记载，布拉姆威尔在为陌生的病人实施催眠术时，施术的方式有所不同。他会首先与病人交谈，以确认他们对催眠疗法的认识究竟有多少。此外，还作一些必要的说明和解释，让病人对催眠术有一个大致的了解，并使得某些心理得以解除。继而要求受术者凝视自己的眼睛 2~3 分钟。然后重复暗示："你的眼皮愈来愈沉重，你很想闭上眼睛而不愿睁开……"与此同时，将房间的光线调暗，受术者便可渐入催眠状态。

在论及催眠施术的技巧时，布拉姆威尔还有一段精辟的论述，他说："所谓的技巧并没有一定的规则，最重要的是要详细了解每一位受术者，然后再根据自己的过去经验来进行治疗活动。"

5. 夏科与催眠术

到了 19 世纪 70 年代，也就是催眠术在法国被取缔 100 年以后，在巴黎享有盛誉的神经科医生、现代神经病学的创始人夏科又重新开始对催眠术进行研究并在实践中予以采用。由于他的崇高声望，催眠术再度引起人们的注意和兴趣。夏科主要是在 12 名癔症患者身上进行实验，使用突然的、短而强的刺激或弱而时间长的刺激作用于受术者的感觉器官，进行催眠。他认为言语性暗示只有次要的意义，并认为催眠状态和癔症性神经症之间有一致性，都是病理状态的表现。他还强调指出，催眠状态是一种人为的神经症状态，只能施于神经过敏和精神不平衡的人。他还宣称，他是第一个以神经病学家身份研究催眠术的人，是他最早指明了施用催眠术的途径，创立了一套描述其多重阶段的科学理论。他把催眠过程分为三个阶段，即嗜睡阶段、僵直性昏厥阶段、放松睡眠阶段。这大致类似于我们今天所划分的轻度催眠阶段、中度催眠阶段和深度催眠阶段。

不过，夏科拒绝用催眠暗示法为患者治疗疾病，他仅仅把催眠术视为神经病学的一个分支，只能充当“大癔症”的演示手段（他的确进行了不少类似的表演，并曾轰动一时），而不能当成治疗疾病的手段而加以使用。之所以得出如此错误的结论，究其原因，是由于夏科所研究的对象都是精神病患者，取样狭窄，加上只着重研究深度催眠，使得他在催眠术的问题上误入歧途。

夏科的论点当时就遭到南希大学贝恩海姆教授的强烈反对。此人继承并发扬了布雷德的观点，做过几千例成功的催眠手术（贝恩海姆喜欢将他实施催眠术的过程称为“手术”）。他曾著有《催眠与暗示》一书，特别强调暗示与反暗示在催眠过程中的奇特作用。他指出，催眠状态不过是一种暗示性睡眠，是一种提高了暗示感受力的状态。其基础是人类固有的一种特性——暗示性，即一个人的意志暗示对另一个人的意志发生影响的倾向。

贝恩海姆认为暗示是一种社会活动的表现，即把别人所暗示的观念接受过来，并实现于自动的动作之中。催眠必定是暗示的结果，催眠会依赖于暗示，暗示是一种普遍的心理现象，所以不能说催眠状态是病症。显然，贝恩海姆的理论比夏科的理论大大前进了一步。

6. 弗洛伊德与催眠术

西格蒙德·弗洛伊德以精神分析学说享誉天下，其实，他与催眠术也有一段不解之缘。

1885 年，年轻的弗洛伊德到巴黎的萨尔拜特利尔医院师从著名的夏科教授，从事神经病的学习与研究。有一次，夏科教授进行了一例当时已很少出现的“大癔症”示范表演，所使用的手段就是催眠术。不一会儿，受术者出现幻觉、意识丧失、肌肉强直……种种神奇的现象令全场观众如痴如醉，弗洛伊德也为之倾倒。然而，一位来自斯堪的纳维亚的医生却告诉他，这完全是在演戏，而南希派的催眠暗示法才是真正有效的治疗手段。当时，弗洛伊德对谁是谁非没有得出结论，但催眠术本身却给他留下了不可磨灭的印象。在以后的岁月里，他开展了对催眠术的研究和实践，尽管催眠术在当时还很难为医学界所认可。

弗洛伊德在维也纳开设了私人诊所以后，事业日进，对催眠术的兴趣也愈发浓厚。不久，他在生理学俱乐部上宣读了一篇关于催眠术的论文。后来对一位意大利妇女进行了催眠治疗，颇见成效。在医疗实践中，他愈来愈发现许多疑难病例的根本原因，并不都是生理因素。对于这些病例，手术和药物都无能为力。后来，当他读到贝恩海姆教授写的《催眠与暗示》一书，对其利用催眠与暗示手段治疗疾病的病例极感兴趣，从而进一步萌发了利用催眠术治疗心因性疾病的想法。其时，维也纳的反对者为数众多，其中著名教授特奥多尔·迈内特一提到催眠术便破口大骂，暴跳如雷。弗洛伊德没有为权威和习惯势力所左右，继续进行利用催眠术治疗患者的尝试。

有位太太，不能给她的孩子喂奶。经人介绍，来到弗洛伊德的诊所就诊。弗洛伊德果断地对她实施了催眠术。这次，没有花费多长时间就使患者进入催眠状态。在催眠状态中，弗洛伊德反复向患者暗示：你的奶很好，喂奶过程也令人愉悦，等等。两次治疗以后，患者康复如初，后催眠暗示也完全成功。令人啼笑皆非的是，患者的丈夫唠唠叨叨，说催眠术会把一个女人的神经系统给毁了，病愈完全是上苍有眼，与弗洛伊德无关。弗洛伊德对此并不介意。他只是感到喜不自胜，因为一种新的疗法被证实了！此后，他在医疗实践中频频使用催眠术。丰富的实践和天才的智慧使弗洛伊德愈来愈坚信：催眠术是开启无意识门户的金钥匙。

这一想法，在对埃米夫人的治疗中得到了充分的证实。这位患者在丈夫死后的 14 年里，断断续续地患上好几种莫名其妙的病。最为典型的是她经常表现出神经质的紧张与痛苦的神色。特别害怕别人碰到她，时时出现可怕的幻觉。在催眠过程中，弗洛伊德直接地暗示其症状已经消失，但并未奏效。弗洛伊德意识到，只有找到诱发埃米夫人恐惧发作的根本原因，才谈得上为她消灾祛病。然而，在清醒的意识状态中，表层的原因可能得以揭露，深层的、起主宰作用的原因却无从知晓、察觉。鉴于此，弗洛伊德便借助于催眠术开启患者无意识的门户。

这一方法果然灵验。如同层层剥笋，患者将她童年历次受惊吓的经历毫无保留、流畅地吐露出来。弗洛伊德还观察到，每谈到一件往事，她都要打一个寒战，面部和全身的肌肉也会抽搐几下。可见这些往事对她的影响之深、危害之大。通过对深层原因的发掘，以及随之而进行的抹去这些痛苦记忆的治疗，埃米夫人的症状大为好转。

作为一位大师、一位慧眼独具的科学家，弗洛伊德的欢欣并不止于成功地解除了一位病人多年来的疾苦，而是对整个人类有了进一步的认识。你瞧，埃米夫人有种种病态的表现，但又不难发现她的聪慧与敏捷。这表明，有两个自我存在于她的心灵世界中。一个是害得她得了精神病的反常的、次要的自我，另一个是正常的、主要的自我。用她自己的话来说，她是“一个镇定自若、目光敏锐的观察家”。坐在大脑的角落里，冷眼旁观着另一个自我的一切疯狂行为。显而易见，埃米夫人有两种截然不同的意识状态，一种是公开的（即意识状态），一种是隐藏的（即无意识状态）。弗洛伊德自豪地声称："我观察到了这两种意识状态的完整的活动过程，现在对这股'第二势力'（即无意识）的工作方式已有了清楚的认识。我已经瞥见了一个还没有人知道、没有人勘探过的新大陆，一个具有极其重要的科学研究价值的领域。"大多数心理学家都承认，弗洛伊德对心理学乃至整个人类最大的贡献莫过于发现了无意识的存在，而在这个发现过程中，催眠术无疑给了他极大的帮助和启迪。

人们可能只知道弗洛伊德提出"泛性论"后曾遭到许多人的攻击，其实，在他着力于催眠术的研究和实践时，尤其是在前往南希大学深入考察催眠术以后，在世人看来，他已陷于"罪恶"之渊了。维也纳的医学界一致认为他已走向科学的死胡同，没有人愿意和他讨论这一问题，甚至患者也很少光临他的诊所。弗洛伊德没有屈从于偏见的压力，而是进行了更为深沉、冷静的思索，从而使利用催眠术探索人的无意识奥秘的理论与技术日臻完善。耐人寻味的是，对弗洛伊德所推崇与从事的催眠术持最激烈反对态度的著名教授特奥多尔·迈内特，临终前对弗洛伊德恳切地说："你是对的，你赢得了真理。西格蒙德，最激烈地反对你的人就是最相信你是正确的人。"

众所周知，弗洛伊德后来放弃了催眠术。这是由于弗洛伊德感到催眠术存在着一定的局限性（这种认识有合理的一面，但其中也不无偏见）。其一，不是对于所有的患者都能够施予催眠术；其二，不是对于任何患者都能够自由地引导到所设想那样深度的催眠状态；其三，在他看来，催眠术的适应证仅限于歇斯底里病症。不过，促使弗洛伊德放弃催眠术的直接动因是由于一次医疗事件。一天，弗洛伊德治疗某位女性患者的疼痛发作，在施用催眠术使她从痛苦中解脱出来时，那位患者的眼睛似睁非睁，拥抱了弗洛伊德，表现出性冲动亢进。究其原因，在催眠状态中，由于是一时性的靠近，受术者把自己的心献给治疗者，随其所欲，这时会产生一种比较强大的依存性，也就是发生了异常的、过于依靠的倾向。鉴于以上种种原因，弗洛伊德停止使用催眠术。

在治疗中停止使用催眠术，并非意味着弗洛伊德对催眠现象及其催眠术的否定与抛弃。在他的“自由联想技术”中，依稀可以看到催眠术的影子。有人甚至认为，自由联想技术实际上就是一种催眠法。接受精神分析的人都处在轻度催眠状态之中。在弗洛伊德的后期著作中，仍然可以看到他用催眠现象来解释人类心理与行为的论述。譬如，他把爱情与催眠相提并论，认为前者与后者只有一步之遥。而群体行为则更类似于集体催眠现象。

7. 横井武陵与催眠术

作为敞开胸怀拥抱西方文明的日本，对于现代科学的催眠术也持扬弃的态度。近藤加山便是在日本提倡催眠术的始祖。此后，在日本，研究并应用催眠术的热潮一浪高过一浪，新人辈出。到20世纪初，日本的催眠治疗学家中享有盛誉的，是横井武陵。正是由于他的大力提倡，催眠术在日本才盛极一时，还成立了有关学术组织并自任会长。

横井武陵的催眠施术方法看起来并不复杂，但效果之佳，实在让人吃惊。即使受术者对催眠术有很大的疑虑或存在反抗观念，一经横井武陵的施术，疑虑与反抗的意识顿时烟消云散，几乎是无条件地服从横井武陵发出的暗示指令。横井武陵之所以有如此魔力，归结起来是以下两方面的原因：

其一，他人格高尚，名播四方，而强烈的权威暗示使受术者望而折服。其二，他有高超的语言艺术。在施术之前，横井武陵总要详细地谈谈他的催眠施术是如何进行的，受术者在催眠过程中大致会有哪些表现，等等。由于他的话合情合理，娓娓动听，再加上他的大名如雷贯耳，于是，受术者的敬仰之心、信赖之情油然而生，欣然接受催眠治疗，并对进入催眠状态有一种强烈的预期。很显然，引导这样的受术者进入催眠状态确实是不会有什么困难的。

横井武陵的施术程序是这样的：

将受术者引入催眠室，告诉他要排除一切杂念，安坐于椅子上，然后横井武陵便暗示受术者：“你看到我的手指遮住你的眼睛时，你就会闭上眼睛睡着。”暗示完毕后，就用右手的大拇指和食指，向受术者作闭目的手势，然后移近至受术者两眉的中央，将两只手指分别遮住受术者两眼的瞳孔，并且颤动不停，愈快愈好，使得受术者的眼睛不能再自由张开而只得闭起。这时，横井武陵就再暗示被催眠者：“你的眼睛已不能再睁开了，无论如何也不能睁开了。”反复暗示数次以后，看到被催眠者果然闭目睡去，就收回手指，此时被催眠者已经渐渐进入催眠状态了。

横井武陵的催眠方法，并没有秘不传人的绝招，却很少有失败的记录。对此，横井武陵曾坦言相告：我所依靠的是经验和坚定的信心。每一次遇到新的受术者进来，与他们谈话时，就先详细地探问他（或她）的情况，对他们感受性的强弱、反抗心理及疑虑心理的有无，做到心中有数。如果有反抗心理及疑虑心理的话，就立刻设法帮他们去除，并努力提高他们的感受性，然后再予以暗示，自然就容易成功。至于治疗疾病，更是要小心询问，不但要详细了解患者患病的原因、症状及生活状况，甚至还要了解其家庭的病史及健康状况等等。所有这些，都是他人所不做或感到没有多大意义的事情，而横井武陵却不厌其烦，刻意去做。这大概就是他成功秘诀所在吧！

横井武陵在日本的名气相当之大，许多大学和大医院都争相延聘。他不仅亲自施术为许多病人消灾祛病，同时还造就了大批人才，后来日本催眠学界有影响的人物，都曾直接或间接师从于他。

8. 徐鼎铭的催眠方法

催眠术正式传入我国，是1917年由留日学者鲍芳洲博士完成的。同年，他还在上海创办了中国第一所精神病医院。一时莘莘学子云集而响应，徐鼎铭先生便是其中之一。徐先生曾任台湾中国精神学研究所所长，多年来一直致力于催眠术的研究与实践，取得了丰硕的成果。

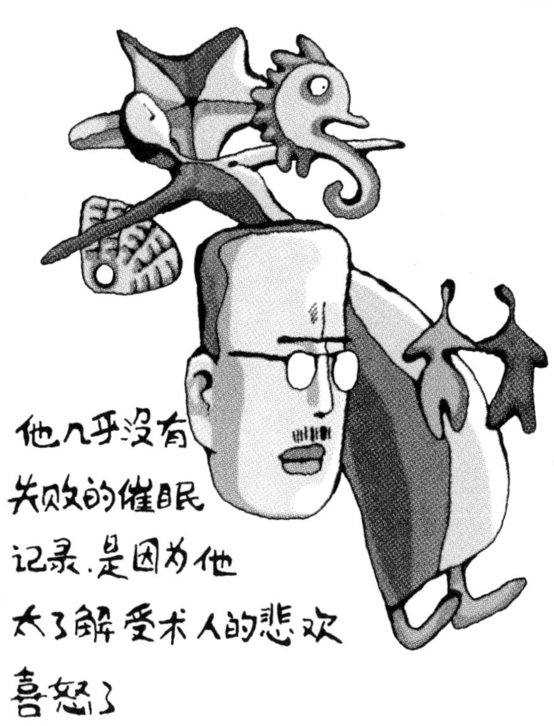
他几乎没有
失败的催眠
记录.是因为他
太了解受术人的悲欢
喜怒了

他的基本施术方法是这样的：

> 他站在受术者的面前，要求受术者两臂平举。然后，徐先生口中念念有词，以集中自身的注意力，并用手掌在离受术者身体半尺远的地方进行“离抚”，抚摸的部位是由额部向两颞向身后，向两肩直到手指尖，如此作数次“离抚”后，徐先生的声音或高或低，高时受术者的两臂像触电似的剧烈震动；低时受术者的两臂也自然松弛，二者之间，发生了强烈的相感效应。突然，徐先生大喝一声，受术者的一切动作即刻停止，状如入定，已进入了较深的催眠状态。这时，通过言语暗示，或表演，或治病，或开发潜能，都可随心所欲。

在论及催眠原理和催眠方法时，徐鼎铭先生指出，施术者可以选择的催眠方法，多种多样，由其能力与修养而定。但施术成功的主要秘诀在于要能够灵活运用“语言”这一重要的工具。他认为，语言对于人类来说，是一种现实的条件刺激物。因为语言被人们用来在日常生活中交流彼此的思想、观念，成为成年人过去生活全部经验的积累。人们通过语言，不断把外来的刺激与内部的反应镂刻在他们的意识之中，因此，施术者就可以利用语言的刺激来引发受术者生理及心理的反应。这一番话，实在是深得催眠术的个中三昧。

二　催眠术的新发展

自19世纪后期以来，催眠术已不再被视为江湖骗术了，而被认为是一种有效的心理治疗手段。科学家对催眠术进行了广泛深入的研究。催眠术在心理治疗和外科、妇科手术中以及其他领域也得到了经常性的运用。催眠术已经获得了长足的进展，主要表现在以下三个方面。

1. 理论上的探索

在欧洲、美国、日本和俄罗斯的许多大学中都设有催眠研究室，希图利用现代科学技术的手段，对催眠术与催眠现象的机理进行深入的探索。迄今为止，尽管对催眠现象的机理还没有一个能够量化的、具有充分依据的解释，但是，学者们对它的探索却一刻也没有停止。他们各自根据自己的实践与实验提出了许多见解。虽然其中也有偏颇之处，但也不乏真知灼见。有关理论我们将在以后的章节中专门予以介绍。

2. 学术组织的建立与书报杂志的出版

在欧洲、美国、日本和俄罗斯都普遍建立了催眠术的研究组织。19世纪后期，在法国建立了两个催眠研究中心。在美国，成立了两个全国性的催眠术协会，即“临床与实验催眠术协会”和“美国临床催眠术协会”，拥有4000名会员。有1.5万~2万名内科医生和心理医生接受过催眠术的训练。日本、澳大利亚和俄罗斯也有名称各异但实质相同的各种催眠术组织。这些组织既起到了推动催眠师进行培训和交流经验的作用，同时也起到了管理和约束的作用。

至于催眠术的专著，仅美国就出版了几十种。据美国催眠术的权威人物莱斯利·勒克龙介绍，比较好的著作有勒克龙和波尔多合著的《今日催眠术》，库克和范福格特合著、洛杉矶博登出版社出版的《催眠术手册》，纽约格伦与斯特拉顿出版社出版的《催眠术常用技巧》。在其他国家中也有不少值得一读的催眠术专著。中国在1949年以后几乎没有催眠术的专著发表，近年来才有一些翻译的和本国学者撰写的催眠术著作问世。另外，在美国和其他一些国家中还有专门的催眠术研究方面的杂志。在一些普及性的刊物上也经常可以看到介绍催眠术的文章。

3. 在不同领域内的广泛应用

一门学科是否具有强大的生命力，在很大程度上取决于是否具有实用性，是否能为社会服务。催眠术之所以逐渐获得人们的认可，是与它的实用性分不开的。

现在，催眠术不仅在传统的心理治疗和镇痛、麻醉方面继续发挥其独特的作用，而且在其他领域内也逐渐显示出其奇特的功能。例如，在学习和潜能开发方面已初见成效，对增进人的记忆力、挖掘人的创造力方面都具有令人惊异的效能。在体育方面的运用也非鲜见，从消除疲劳到增强自信，从克服紧张情绪到增进技能、体能，催眠术都可以起作用。目前，催眠术的应用范围还在进一步扩大。苏联曾将催眠术的研究用于军事目的。以色列的情报部门摩萨德已将催眠术用于间谍的审讯。国外的司法部门也陆续引进催眠术，帮助其破案、审案。可以断言，随着催眠术应用范围的进一步拓展，作为科学的催眠术将进入一个新的发展时期。

第三章　催眠术的理论探索

从第一章中，读者们已对催眠现象那种魔术般的奇妙作用有了一定的了解，自然也很希望知道为什么催眠现象会有如此神奇的效果。令人遗憾的是，到目前为止，尽管已有许多学者在努力探索和解释催眠现象的原理，但这些探索与解释仍然是很肤浅的。也许，正是因为人们难以对催眠现象作出令人满意的解释，这种现象就显得更为神秘……

一　各种传统的催眠理论

自从催眠现象被人们发现以后，就不断地有人对此现象加以解释。大概人类自学会思考以来，就已形成这种对不同现象加以解释的嗜好。我们对前人关于催眠现象的各种解释做了一番收集整理工作，发现竟有 10 种理论之多。这些理论大都是之前研究催眠现象的学者的研究心得。不论这些学说正确与否，先将其罗列出来，让大家对它们有一个大致的了解，也会有益于我们对该学科的深入探究。在此，我们将前人的 10 种催眠学说大致介绍如下。

1. 动物磁气说

所谓“动物磁气说”乃是认为人的身体内有一种细微的流动体，这种流动体被称为“动物磁气”，催眠现象的出现就是这种“动物磁气”在起作用。在催眠过程中，催眠师先凝聚自己的心力，把自己体内的“动物磁气”调动起来，然后把自己的“动物磁气”感通于受术者的身上，进而调动起受术者身上的“动物磁气”，诱起了感应性的动作，受术者进入催眠状态。催眠师的“动物磁气”除驱动受术者的“动物磁气”外，还对它起支配的作用，这时受术者会无条件地接受催眠师的暗示，并随着催眠师的各种指令而出现种种不可思议的动作。创立这一学说之人，就是读者们已熟知的西方催眠术鼻祖——德国人麦斯默。麦斯默正是利用了人们对“动物磁气”的迷信，创造了“麦斯默术”（实际上就是一种催眠术），并以此术治愈了不少病人的内外疑难病症，曾在巴黎轰动一时。

我们之所以称麦斯默为西方催眠术鼻祖，那是因为这种利用人们迷信心理制造催眠现象的事情，在古代中国已屡见不鲜，诸如道家传的各种古代仙家秘法均与当今的催眠术无多大差异，只是没有使用“催眠”的术语罢了。例如，张天师的“借鸡杀鬼”法，号称能驱鬼辟邪，降魔除病。其实这种所谓的“仙法”与当代的催眠术极为相似。施法术的道士令病人跪在坛中，然后道士依八卦走步 10 圈，边走边念各种咒语，在这个过程中，道士正是利用病人对仙法神威的迷信来感动病人。一声声的咒语类似于当今催眠时诱导入眠的反复语言刺激。道士手持宝剑，口中念念有词，俨然天神下凡。病人面对着如此庄严的祭坛场面，心中自然感到神灵不凡，降妖除魔，此病必可解除。及至道士手持宝剑把鸡斩死，病人以为病魔已除，心中如释重负，病自然渐渐见好。在古代中国，这类所谓驱邪斩鬼的“仙法”很多，其作用正是利用人们对神鬼的迷信，诱使人们进入催眠状态，从而获得某些治疗效果。令人遗憾的是，古人们并没有科学地研究催眠现象，而把其作用归于鬼神的功效，致使中国的神鬼迷信愈加根深蒂固，而现代催眠术还须由海外传入。

此外，“动物磁气说”还认为“磁气”并非人类独有，除人类以外的其他动物，体内也同样具有“磁气”，也就是说，催眠现象在其他动物身上同样存在，因此也可以对其他动物施以催眠术。以现代科学的观点来看，“动物磁气说”显然是一种荒谬的催眠学说。

2. 暗示感应说

“暗示感应说”在所有催眠学说中占据了最重要的地位，是迄今为止最有影响力的催眠理论之一。该学说的主要提倡者是法国的著名医生贝恩海姆教授及其追随者。由于贝恩海姆教授执教于法国的南希大学，故也有人称当时持有“暗示感应说”观点的人为“南希学派”。

“暗示感应说”认为催眠状态是一种暗示性睡眠，产生这种睡眠的基础是人类特有的一种属性——暗示性。所谓暗示性，即一个人的意志暗示对另一个人的意志发生影响的倾向。暗示是一种观念活动的表现，即把旁人所暗示的观念接受过来，并实现于自动的动作之中。所以，“暗示感应说”认为，催眠现象必定是暗示的结果，没有暗示就没有催眠现象。我们都知道，暗示是一种普通的心理现象，根据“暗示感应说”的观点，催眠现象也是一种心理现象。

“暗示感应说”把暗示视为催眠的关键所在，该学说对暗示有两种不同的解释。该学说认为，存在着两种不同的暗示感受：一种是狭义的暗示感应，即人们由于受到某种特定的外界事物刺激而产生出来的感应。例如，你的亲友或同事操办喜事，邀请你前去庆贺，你进入这个喜庆之家，处于欢乐的人群之中，也会感到心情变得愉快起来。倘若你是赴殡仪馆参加追悼会，会觉得心情沉重。又如，你在电影院里看电影，当看到剧中人的悲惨遭遇时，不禁潸然泪下；当看到善良的人们受恶徒欺凌时，会感到怒火中烧；当看到剧中人忠孝节义之举，则会肃然起敬；当看到有情人终成眷属时，也会有欣慰之感。

另一种是广义的暗示感应，即对各种可能接受到的外界刺激，在精神上产生一种感应。也就是说，凡是人世间的各种刺激，无论是眼睛看到的、耳朵听到的，还是口中尝到的、鼻子闻到的、手触摸到的，都是一种暗示，人们对这些暗示产生一种感应。

在催眠过程中，催眠师用暗示诱使受术者进入催眠状态；然后又利用暗示使受术者在不知不觉中按催眠师的意思表现出种种状态，例如，暗示他说，你的眼睛不能张开，你的嘴巴不能张开，受术者果然眼睛和嘴巴都紧闭着，若催眠师不叫他睁眼和开口，他的眼睛和嘴巴绝不会动。又如，受术者若患有某种心理疾病，催眠师暗示他说，你的病已经完全好了，痛苦也已经完全消失了，他醒来以后，果然病已日渐好转，疼痛的确已经停止。凡此种种，都是暗示感应的效果，受术者接受催眠师的暗示，并实施于自身的行动之中。

3. 精神神经症说

“精神神经症说”是由法国著名的精神病专家、现代神经病学的创始人夏科教授提出的。由于夏科医生的声望，该学说在当年有一定的影响，但后来它被认为是一种对催眠现象的不恰当解释，故在现代催眠学中，该学说已失去了它的价值。

精神神经症说认为，催眠状态与癔症性神经症之间有高度的一致性，二者都是病理状态的表现。相比较而言，催眠状态是一种人为的精神神经症状态。对于神经过敏和精神不平衡的人，可以诱使其进入催眠状态。

该学说是夏科医生在其实验的基础上提出来的。夏科的实验是对 12 名癔症患者进行诱导催眠，催眠的方法是用突然的、短而强的刺激或弱而长时间的刺激作用于被催眠者的感觉器官。

根据这个实验，夏科认为言语性暗示对催眠过程只具有次要的意义。他宣称，他是第一个以神经病学家身份研究催眠术的人，是他最早指明了施用催眠术的途径，并创立了一套描述催眠过程的理论。他把催眠过程划分为三个阶段：嗜睡阶段、僵直性昏厥阶段、放松睡眠阶段。

由于夏科医生所研究的对象都是精神病患者，同时只看重深度催眠状态的研究，故被试者的范围受到严重的局限。在这样的研究基础上，致使夏科医生得出“催眠状态是一种人为的精神神经症状态”的错误结论。在这个结论的指导下，夏科仅把催眠术看作“大癔症”的演示手段，而拒绝把它作为治疗手段。

4. 潜意识作用说

“潜意识”的概念由弗洛伊德提出，他曾两次赴法国，师从贝恩海姆和夏科学习催眠术。他认为人的心理状态有显在与潜在的区别，显在的心理状态乃人的意识；潜在的心理状态乃人的潜意识，二者之间的交界处可称为前意识。意识的内容是人们自身能知觉到的，具有自觉性与自主性，体现了自身的意志力；而潜意识的内容则是人们自身所无法知觉的，个人自身不能凭意志力来支配自己的潜意识。潜意识的内容基本上是人的本能冲动，只有在一些特殊情况下，如幻想、做梦或接受精神分析时，才会以某种形式出现在意识之中。人的潜意识领域，是弗洛伊德在运用催眠术的过程中发现的，尽管如此，在他创立了自由联想与释梦等方法后，便放弃了催眠术。根据潜意识的作用来解释催眠现象，则是后来的催眠家们所为。

“潜意识作用说”的倡导者们认为，潜意识具有强韧的持久力，能发挥出惊人的力量，它不仅能使肌肉发挥出最大的能量，而且也能使我们产生创造性的幻想。但是，由于清醒时意识的作用非常强烈，潜意识的作用被压抑和减弱，所以难以显示出来。只有意识的作用减弱时，才能充分发挥潜意识的作用。据说，有一位作曲家在上厕所时，作曲的灵感特别丰富，许多佳曲都是在这种时刻创造出来的；另有一位科幻作家则是在晚间做梦时创作出他的科幻名著。这种情形就是在意识作用减弱，潜意识作用增强时发生的。

“潜意识作用说”指出，催眠现象的原理在于催眠师设法减弱了受术者的意识作用，使受术者的潜意识部分显现出“开天窗”的状态，并使受术者的潜意识由此“天窗”接纳暗示。由于受术者的意识作用减弱，从而对各种其他的外部刺激不产生反应；潜意识的作用则得到加强，导致受术者遵循暗示做出不可思议的举动。也就是说，在催眠状态中，受术者被动地接受暗示，主要是其潜意识对催眠师的暗示进行感应，所以没有自觉性与自主性，完全听从于催眠师的命令。若在清醒状态，意识作用占主导地位，潜意识被压抑下去，则不再对暗示进行感应。

“潜意识作用说”还认为，减弱意识的作用，加强潜意识的作用，使其处于易接受暗示状态的一种最好办法是“节奏刺激”。所谓“节奏刺激”就是对被催眠者的眼睛、耳朵或皮肤反复做单调的刺激。做了这种单调的刺激后，会使大脑的思考力减弱，并产生精神弛缓、倦怠、昏昏入睡的状态。而且，这种单调的节奏刺激与暗示，只集中性地刺激大脑的一部分，使该部分产生兴奋状态，而其他部分则被抑制住了。形成所谓"天窗"状态，从而容易导入催眠状态。

5. 物心平行说

"物心平行说"由日本学者古尾铁石所倡导，该学说的理论渊源可追溯到哲学的平行一元论。

平行一元论认为，在人类生活中，物质的活动与精神的活动必定相互平行，二者所行进的路线在同一个轨道上，方向相同，而且相互一一对应。有什么样的物质活动就会有什么样的精神活动，同样，有什么样的精神活动也会有什么样的物质活动。

古尾铁石以上述的平行一元论为基础，对催眠现象进行解释，从而构成催眠的"物心平行说"。"物心平行说"认为，在催眠过程中，催眠师以受术者眼睛所能看到的、耳朵所能听到的一切物质活动为缘，诱起一种精神上的波动。这种波动宛如电流一般，使之达到远方，而同时，这种精神的活动又能使受术者产生相应的物质活动。例如，游子在外思乡心切，在催眠师的诱导下进入催眠状态，结果在催眠师的暗示下，使得受术者虽远离家乡千山万水，但也能够看到家人的近日举动，甚至能与家人见面共叙离别之情。

该学说在刚提出来时，颇受重视，为许多学者所推崇，但在现在看来，很难令人完全信服。以这种学说解释催眠现象，将使催眠现象显得更加扑朔迷离。

6. 双重人格说

“双重人格说”是由法国学者皮内提出的。皮内认为，每个人身上都存在着两种不同的人格：第一人格是个人的通常意识，就像个人的躯体一样；第二人格是个人的副意识，类似于个人的灵魂。两种人格相比较，第二人格比第一人格灵巧，而且，第二人格能认识那些第一人格无法认识的事物。

“双重人格说”认为催眠现象主要是个人的第二人格在起作用，在催眠状态中个人所表现出来的各种惊人行为，完全是由于个人的副意识——第二人格感应催眠师的暗示所致。

双重人格说的影响较小，而且很快就被人们所抛弃和遗忘。

7. 联想作用说

“联想作用说”的渊源更为古老，据说来自古希腊学者亚里士多德，经过后人的不断补充修正，这个学说也成为较有影响力的一种催眠学说。

该学说的一条重要原理是认为人们在思考某一件事情时，必会由此而联想起与此有关的其他事情。例如，在漆黑的夜晚，独自行走于荒郊野外，突然看到远处有黑影晃动，或听到附近有些声响，由此会联想到强盗歹徒劫道行凶的事情；又如，身处墓地，耳闻怪鸟哀啼声，则会联想到鬼怪幽灵之事。这就是联想作用的效果。据说，在法国曾有一位贵族因犯罪而被判死刑，当时的监狱官为了顾及贵族的尊严，没有将这名贵族犯人斩首或绞死，而是利用联想作用把该犯人吓死。在施刑前，监狱官向犯人宣称，由刽子手切断他的主动脉，但不会感到痛苦，让他血流尽而致死，以此代替断头。接着将犯人眼睛蒙上，捆住手脚，置于断头台上，刽子手用冰冷的假刀触及犯人的后颈动脉，同时，犯人也听到了“切断他的动脉”的指令。随后用一根橡皮管，注入微温的黏状液体，使犯人有血液淋漓的感觉。过了一会儿，令法医去验尸，假装说:“脉搏跳动微弱，将近死亡！”再而验心脏，宣布:“该犯心脏已停止跳动，想必已经死亡！”该犯人一一听信，而骤然气绝。

“联想作用说”认为，催眠的机制在于联想作用。当催眠师向受术者暗示说，你的脚下有一条巨蛇，受术者由于联想作用而感应这个暗示，并表现出惊恐的表情。对于身患心理疾病的受术者，催眠师可先设法让他忘记痛苦，产生愉快的感觉，然后暗示他说，你的病痛已经消失，你马上会觉得身体健康，精神愉快。果然，被催眠者会因此不再感到疼痛，所患疾病也会因此而痊愈。“联想作用说”认为，催眠效果的大小取决于联想作用的性质与强烈程度。

8. 心理作用说

“心理作用说”与“联想作用说”有些相像，该学说是由法国人里波首创的。“心理作用说”曾在催眠学界风靡一时，也是影响较大的催眠理论之一。

“心理作用说”认为，催眠师之所以能够在催眠状态中使被催眠者感应到种种暗示，主要是充分利用了个人心理上的感受性作用。该学说指出，任何人的身体内都有一种称为“自然倾向”的机能，但这种机能缺乏自主的力量，很容易被他人的观念、意思、教训、暗示等外部刺激所激活和支配，而且只有在这种外部力量的驱动下，“自然倾向”机能才发生作用。这种机能就是人的心理感受性。在催眠过程中，催眠师的暗示就是导引这种感受性，使其发生作用的原动力。

“心理作用说”还认为，人的心理感受性有外显感受性与内潜感受性两种。外显感受性是一种显而易见的、表面性的心理感受性，这种感受性虽然发生作用的速度较快，但较微弱，易受个人的意志所抑制。例如，如果突然对一位年轻少女说，你的脸怎么红了，这位本来是面白如雪的少女，一听到这句话，两颊会突然变得飞红。这就是外显感受性在暗示的驱动下发生作用。在清醒状态下，由于受到个人意志的控制，外显感受性对暗示的感应比较少，因为清醒着的人在听到暗示后，一定会加以一番思索，经过自己头脑里一系列推理判断之后，才决定是否接受暗示。这一番思索正是个人意志的作用。

内潜感受性是一种深层的、不受个人意志所干扰的心理感受性，这种感受性发生作用的速度相对较慢，但却非常强烈，其感应的范围与作用的效能也较大而且奇妙。在催眠过程中，催眠师利用催眠术减弱个人意志力的作用，驱动起受术者的内潜感受性，这时的受术者没有自主活动的机能，完全由内潜感受性发生作用，这时候给予暗示指令，肯定会得到受术者的感应，受术者会不假思索地去执行这个暗示，结果便出现了许多神奇的催眠现象。

9. 生理作用说

“生理作用说”是由生理学家麦切撒创立的。这一学说认为，任何个人的日常行为，都由其大脑所支配，而人的大脑的支配能力则依赖于心脏对大脑的血液供给量。若大脑中血液的供给量十分充足，那么，大脑的支配能力也很强，意识清楚，此时个人的行为完全被个人的意志力所控制。若大脑中血液的供给量减少，大脑的支配能力减弱，个人的行为活动失去个人意志的控制，只有依靠他人的暗示才能活动。这个道理就像汽车如果缺少汽油就不能自行开动，而在外力的牵引推拉下又可以移动一样。

因此，“生理作用说”指出，催眠师正是利用对受术者的脑血供给量的控制，使其大脑活动的自主支配能力减弱，而进入依赖他人暗示才得以活动的状态——催眠状态。在催眠过程中，催眠师令受术者肌肉放松，呼吸减缓，从而降低人体内的血液循环的速度，以达到减少脑血供给量的目的。在“生理作用说”中，产生催眠现象的关键环节在于降低大脑的血液供给量，只要脑血供给量降低到一定程度，那么，催眠现象便会发生。

10. 预期作用说

“预期作用说”的倡导者是德国学者麦尔，他认为催眠现象产生的原因在于某种预期作用。

“预期作用说”认为，无论人们从事什么事业，在做事之前必须树立起预期成功的信心，然后再尽全力去奋斗，只有这样，才有希望获得成功。这就是俗话说的“有志者事竟成”。如果事情还没有开始进行，心中却预感成功无望，那么，结果必定失败无疑。例如，在参军时，心中预先期望自己要在战斗中建立赫赫功勋，以后在对敌作战时定会奋勇杀敌，勇往直前，从而成为战斗英雄。又如，一个胆小怕鬼之人在夜间行走或独自睡眠时，心中必已先有害怕遇到鬼怪的恐惧心理，一旦他听到风声或看到树影时，就会引起错觉或幻觉，以为鬼怪降临，因而浑身打战。所有这些都是个人心理上的预期作用在产生影响。

因此，“预期作用说”认为，催眠的成功与否完全取决于催眠师与受术者的预期作用。如果催眠师心中预先有一个必定能使对方进入催眠状态的信念，其结果必然会成功；同时，如果受术者也预先有必定被催眠的思想，当然，也很容易进入催眠状态。特别是在以催眠术治疗疾病时，如果双方预先有成功的期望，那么治疗效果将会更好。

“预期作用说”浅显易懂，因此，许多催眠学者都十分赞许，尤其是该学说如果被催眠师与受术者所共同接受时，将大大有利于催眠的圆满完成，可见该学说对催眠的实际应用还能产生一定的影响。当然，该学说对催眠机制的解释并不是令人满意的，甚至还有些牵强附会。

上述 10 种催眠理论都是比较古老的理论。受当时科学发展的条件所限，这些理论大多具有主观臆造的色彩，缺乏理论所应具有的客观性与严谨性，甚至有些理论观点，不仅是错误的，而且极为荒谬。尽管这些理论具有很大的局限性，但毕竟是催眠界的前辈们在对催眠现象进行摸索探讨中的心得体会，这些理论中的许多观点已经对催眠的实质有所触及，对于我们进一步深入探讨催眠的机理很有启发。即使是那些错误而荒谬的观点，对我们研究催眠理论的工作也有积极意义，我们也因之可少走许多不必要的弯路。

二 对催眠现象的生理学研究

总的来说，目前对催眠现象的生理学研究还处于较低层次的水平上。虽有不少人对催眠的生理机制提出了自己的看法，但大多还停留在猜想和假说阶段，缺乏足够的实验依据，故而缺乏可信度。下面，我们将简要地介绍一些比较可靠的、有实验依据的生理学研究。

1. 巴甫洛夫的研究

巴甫洛夫曾对催眠现象进行了广泛而深入的研究，他以高级神经活动学说为基础对催眠现象做了一些合乎科学的解释。他从动物实验中发现，当单调而持久地重复使用弱的和中等的刺激时，催眠状态发生得比较缓慢；而在重复使用强的刺激时，催眠状态发生得很快。这些强的和弱的刺激物，可以用一些与它有条件关系的其他刺激作为信号，形成与睡眠相联系的条件刺激物。对人类来说，除了应用类似于动物的那种单调的重复刺激之外，还可以反复使用一些诱导生理睡眠现象的词句。这些词句也是条件刺激，可以引起睡眠状态。因此，凡是过去与睡眠状态曾经发生过联系的刺激物，无论是强的还是弱的，是物理的还是词语的，都可能具有催眠的作用。而且，应用的次数越多，效果也就越迅速，越好。可见，巴甫洛夫认为条件反射是催眠现象的生理基础。

巴甫洛夫还认为，催眠是觉醒与睡眠之间的过渡状态。抑制过程是普通睡眠的基础，同样也是催眠现象的基础。从这一点来看，催眠与睡眠并无本质区别，只不过催眠是部分的、不完全的睡眠。当然，催眠状态与睡眠毕竟不是一回事，沉睡状态下的人，通常不会感受到外界的任何声音，若能感受到则表明不处于沉睡状态。而处于催眠状态下的人们，尽管可以对外界刺激不发生反应，不了解自己身处何地，不能回答除催眠师外其他任何人的问题，但对催眠师的一切指令，特别是言语暗示却极为敏感。正如我们在前面曾介绍的那样，受术者只能听到催眠师的声音，回答催眠师的问题。受术者与催眠师的这种特殊关系可称之为“感应关系”，这种作用则称为“感应作用”。这样一来，催眠师就成为受术者与外部环境之间唯一的中介者。这种孤立的、独一无二的感应作用是催眠状态与睡眠状态的主要区别。

巴甫洛夫解释道，由于催眠只是不完全的、带有部分觉醒的睡眠，所以在催眠时，大脑皮层并不是处于完全的抑制状态，某一部分仍然在活动着和觉醒着，即所谓的“警戒点”。除了这一高度集中的警戒点以外，受术者的意识与外部环境是隔绝的。只有通过警戒点才能与受术者保持联系。这就是受术者与催眠师保持感应关系以及发生感应作用的生理基础。

2. 涅甫斯基的研究

苏联生理学家涅甫斯基以正常人为实验对象，进行了催眠状态下大脑生物电活动的研究。结果发现，在催眠状态发生之前，被试者的脑电图为有规则的、低幅高频的 α 波与频率、波幅均正常的 β 波；当被试者进入浅度催眠状态并闭上眼睛以后，脑电图上出现了 α 波的均等状态，低振幅的 α 波增高，高振幅的 α 波则略为降低或不变，但大的波度则变平。这种在催眠时脑电波活动的初期变化，我们称之为节律均等相。

随着催眠程度的加深，出现了以 α 纺锤相为特点的脑电波活动的较大变化。α 波和 β 波的活动性被抑制了，α 波成簇地呈纺锤形，开始密而高，然后疏而低。α 波呈纺锤形出现，持续 0.5~1.5 秒，并以节律抑制期交替着。这时受术者不能睁开眼睛和进行随意活动。另外，纺锤形 α 波的压抑和消失同时伴有 β 波的减弱，这些都表明催眠状态已达到较深的阶段。

由于催眠状态的继续深入，脑电波活动愈益降低，α 波消失，β 波减弱，脑生物电曲线急剧降低，我们称之为最小电活动相。

随着脑电图上的 α 波与 β 波的消失，在催眠的最深阶段，出现了频率为 4~7 赫兹的 θ 波。受术者在最小电活动相或 θ 波相中所引起的梦行性暗示体验，通常伴有部分的或完全的遗忘症。必须注意，在催眠状态的这一时期，言语暗示和直接刺激

物引起了 α 波的恢复和加强。人们把这一情况估计为催眠的梦行阶段。大脑对落在大脑半球皮层上刺激物的生物电反应。在暗示和与之有关的梦行性体验消除以后几秒钟至几分钟，脑电图上重新出现脑电波活动的降低现象。

当受术者恢复觉醒状态后，脑电图上原有的电波消失了，出现了和催眠前一样的 α 波和 β 波。

总之，通过脑电活动记录可以研究大脑皮质的机能状态。脑电波的变化，成为人是否处于催眠状态及其深度的客观指标。此外，在进入催眠状态时，大脑皮层中抑制的强度和广度反映在电振动频率和波幅的一定变化上，从而确立了一个重要的事实，即催眠状态中言语暗示的作用和催眠状态本身，在大脑皮层上引起了复杂的电生理和生物化学的变化。

3. 罗日诺夫的研究

罗日诺夫等人对在催眠过程中，受术者对言语刺激和对直接刺激的反应进行了比较研究。他发现存在两条规律：第一，随着催眠程度的加深，言语作用的生理影响增加了，直接刺激的效能降低了。第二，随着从较浅的催眠状态过渡到较深的催眠阶段，感应的选择性范围逐步缩小，受术者大脑中抑制过程的广度和强度逐步增加。具体实验结果如下。

第一条规律：在催眠的第一阶段，当大脑半球皮层的主要细胞群还保持着正常水平的兴奋性时，言语刺激在大多数情况下引起的反应要比直接刺激小。进入嗜睡状态后，对言语作用的反应，大致等同于或略大于对直接刺激的反应。在催眠的第二阶段，对言语作用反应量的增大是反常相次数增多的结果，这就为相当弱的言语刺激建立了良好的基础。在此阶段，言语刺激效能的增加是因为兴奋灶正诱导的结果。这个灶会引起来自半球皮层和邻近皮质下足够广泛而且较深的抑制点的感应现象。在催眠的第三阶段，当言语暗示对人的机体有强烈的影响时，言语刺激效应的增加达到了最高的程度。同时，这一阶段的特征是，进一步降低（在许多情况下达到零）了对直接条件刺激和无条件刺激的反应性。这些特点的生理基础，是弥散性的，几乎侵占整个半球皮层并影响到大脑低级部位的抑制。这种抑制的强度，一直到使皮质和皮质下的某些部位产生完全的抑制。感应灶的兴奋会使感应灶周围被抑制过程包围的皮质细胞群产生强烈的负诱导。而抑制本身又由于来自深度抑制了的皮质的强烈正诱导的结果而增强了。罗日诺夫认为，由于感应灶的半球皮层其他细胞群之间的强烈相互诱导的结果，引起了言语暗示效应的增强，这正说明了下面事实：直接刺激的符号——词，在催眠的第三阶段，引起了比这些刺激本身在觉醒状态下和催眠的第一阶段时更加强烈的反应。

第二条规律：随着催眠程度的加深，抑制的强度和广度逐渐增加。由此带来的结果是，随着催眠的第一阶段向第二阶段过渡，第二阶段向第三阶段过渡，感应选择性的范围按顺序缩小。

在催眠的第一阶段，受术者对催眠师的反应量与对不参与催眠的人的词的反应量没有多大差别。感应灶在这里还是十分广泛的。不仅如此，我们还经常可以看到这种现象，即受术者对来自催眠师以外的其他人言语暗示的反应量，超过对催眠师言语暗示的反应量。这是由于，当人们还处于基本觉醒状态时，对除催眠师外的其他人的声音产生定向反射的缘故。

在催眠的第二阶段，抑制广度的增加导致感应灶范围的缩小。这在实验研究中具体表现为，在协调减退的阶段中，对催眠师言语的反应量，在大多数情况下，超过了对不参与催眠的人的言语的反应量。感应选择性的增加在这里也被受术者的口头报告资料所证实。

在催眠的第三阶段，感应选择性的范围大大缩小，这是由于在此阶段，强烈的抑制过程笼罩着半球皮层大多数细胞群。在深度抑制的皮质神经细胞的基础上，感应灶好像依旧是孤立的。对来自催眠师的言语暗示的反应，在这里表现得异常强烈，而对其他人的言语暗示的反应，在大多数情况下几乎不复存在。不过，在研究中也曾发现，即使是在催眠的第三阶段，感应的选择性也不是绝对严格的。在这一阶段，有时也可以看到受术者对催眠师以外的其他人的言语暗示产生反应。虽然这种反应不太常见，而且按其方向和形式来说也不太明显，但它毕竟还是存在的。

三　对催眠现象的心理学研究

尽管催眠现象有一定的生理基础，我们也应该深入研究这种现象的物质基础，以利于揭开催眠现象的奥秘，但催眠现象毕竟是一种心理现象，所以在探讨这种现象的基本原理时，必须从心理学的角度去研究。如前所述，到目前为止，对催眠现象的解释并不是令人满意的。尽管如此，我们仍试图努力地去作些尝试，希望能在前人的基础上，对催眠现象作出更进一步的解释。很可能我们对催眠现象的基本原理的解释仍然是肤浅的，但我们的努力一定会有益于对催眠现象的进一步认识。

1. 暗示是催眠现象的心理机制

自从法国的“南希学派”提出了“暗示感应说”以来，尽管医学界或心理学界的学者们从不同的角度对催眠现象进行了大量研究，但绝大部分学者都承认，暗示是催眠现象的关键所在。我们认为，前人的这种解释是有道理的。我们的实践经验也证实了这种解释的正确性。事实上，正是借助了暗示的力量，催眠师才能将被催眠者引入催眠状态，进而开展治疗疾病和开发潜能的工作，因此，我们认为，暗示是催眠现象的心理机制。为了使读者对这一问题有更深入的了解，我们将对暗示以及暗示与催眠的关系做一些介绍。

（1）受暗示性是人类自身普遍具有的一种心理属性。据研究，人类的这种属性是与生俱来的，人类的心理世界之所以如此丰富多彩，光怪陆离，部分原因可归之于人类的这种接受暗示的能力。这种能力与人类的智力及想象力密切相关，并主要以第二信号系统为其客观基础。一方面，人类普遍具有接受暗示的能力；另一方面，世界上也存在着无数对人类构成暗示的不同刺激物。我国心理学工作者霜㲏指出，颜色、语言、声音、气味，都可以对我们构成某种暗示，形成某种观念，转化为一定的行动或产生某种效果，我们的心理就是受到这种暗示的刺激转化为能动的物质。这就是我们的可暗示性。对于这种“可暗示性”，“南希学派”的倡导者贝恩海姆教授将之定义为：“是大脑接受并唤起观念的能力，它使这种观念倾向于实现，使之化为行动。”他称之为观念的动力学规律。洛扎诺夫则说：“这是人类个体之中一种普通的品质，由于它，才使人和环境的无意识关系发生作用。”

生活中的许多实例都有力地证明了这一点。国外曾有过这样的报道：有一个人，被误关进冷藏车里，冷气并没有开放，但他却被活活地“冻死”了。这显然是由于暗示的强大力量击溃了他的生物保护机制，造成了他的猝死。

藤本上雄先生所著的《催眠术》一书中还记载了这么一件趣事：他的一个同学，有一年开车去瑞士旅行，车行至山中时感到口渴难耐，就停在清澈见底的湖边，用手捧水喝。喝完水后，偶然看到告示牌上用法语写着什么。同学不懂法语，但看到上面写的句子中有一个词为 poisson，与英语单词 poison（毒）很相似，就以为这个告示牌上一定是写着“此湖水有毒，不能饮用”的字样。于是心情骤然变坏，整个人都觉得不对劲，头晕眼花，脸色苍白，直冒冷汗，呕吐不已。好不容易来到了附近的一家旅馆。同学立即恳求旅馆老板去请医生，并向老板叙述了喝过附近湖水的事。老板听了这番话，哈哈大笑起来，说那是不准捕鱼的告示，法文中的 poisson 一词是“鱼”的意思，比英语中的 poison 一词多一个 s。听完老板的说明，同学的病马上就好了。

社会心理学中的从众实验研究也表明，人在暗示的作用下，竟会不相信自己的眼睛，而与他人保持一致。接受别人的劝说，赞同他人的演说观念，往往也不是纯粹的认知因素，即理性在起作用，而是由暗示打动情感，由情感影响认知的缘故。观赏艺术作品所产生的爱与恨，更是通过非理性知觉通道而实现的。可见，暗示是普遍存在和行之有效的。正是由于暗示的普遍性和有效性，催眠术才有了产生的可能。

这里还需说明的是，人类的这种受暗示性并不是消极被动的。换言之，并不是那些构成暗示的刺激对人产生暗示效应，只有在个体主动接受的条件下，暗示才能产生作用。有人认为，暗示的本质是自我暗示，甚至有些学者宣称：暗示是没有的，有的只是自我暗示。细加分析，此言不无道理。从事催眠实践的人都有这样的体会：那些身患疾病、求医心切的人，较之那些想体验一下催眠状态的人，更易接受暗示，更容易进入催眠状态。

一方面，人类天然具有可暗示性；另一方面，人们也经常有主动接受暗示的心向，在此基础上，催眠术的效应作用便应运而生，催眠现象便由此而出现。

（2）整个催眠过程与暗示的规律之间具有高度的吻合性。只要催眠师严格遵循暗示的规律，催眠就能取得成功，否则就会招致失败。暗示有哪些规律呢？下面我们给大家介绍一些有关暗示的基本知识。

其一，暗示的定义。所谓暗示，即指用含蓄的、间接的方法，对人的心理状态产生直接而迅速影响的过程，这种影响是深刻而有效的。

其二，暗示的种类。暗示的种类均系人为划分，一般可分为直接暗示与间接暗示、无意暗示与有意暗示、他人暗示与自我暗示、言语暗示与非言语暗示，等等。

其三，暗示的特点。暗示的特点很多，主要有以下五点。

特点之一：暗示的双重加工性。最佳暗示效果的获得，往往是在双重加工的基础上实现的。一方面，暗示刺激经由理性知觉通道，将符合实际情况以及个人的价值、个性、伦理的信息纳入知觉范围，从而引进受术者心悦诚服的实际体验。如，催眠师将手置于受术者头顶，同时暗示他：现在你的头顶感到微微有点发热。这是一个真实的情况，受术者势必会产生相应的体验。另一方面，暗示刺激也可通过非理性知觉通道的情感渗透去建立心理共鸣的感应关系。特别是广泛采用非言语的操纵功能来扩展这种效果。譬如，用肯定句以增加自信；用附加疑问句如“你感到很舒服，一定是的，是不是？”给被催眠者温情、敏感的体验；采用鼓励性的评价以促成良好的合作，如催眠过程中夸奖受术者的领悟力强、体验正确；等等。这种情感的渗透性达到最佳状态时，可产生强烈的移情作用，即视催眠师如亲人，对其格外信赖而钝化了自身的意识。总之，这种双重加工的配合默契，可产生最佳暗示效果。

特点之二：暗示的直接渗透性。一旦催眠师的意志战胜了受术者的意志，受术者的反暗示防线被突破，暗示刺激便能直接渗透到受术者的潜意识中。这种渗透似乎是自动产生的，其实现过程极为迅速、灵活、明确，充分体现了活动的“经济性”。

特点之三：暗示效果的累加性。暗示是一种能力，经由训练而敏感化。因此，多次接受催眠术，会使受暗示刺激发生作用的时间缩短，影响加深，效果累进。个人的受暗示性由于不断地接受暗示的实践活动而得到提高，使个人对某种暗示的反应越来越敏感。于是，使得暗示的效果具有累加的特性。

特点之四：暗示的从众性。人类具有受社会影响而采取与他人保持一致的基本心向。这种从众性在暗示中同样存在并且更加明显。具有惊人效果的集体快速催眠，原因就在于他人进入催眠状态足以刺激自己的可暗示性。对于个性中缺乏独立性，且智能平常的人更是如此。

特点之五：受暗示的差异性。虽然人类普遍具有受暗示性的本能，但这种本能却呈现出巨大的个体差异性。据统计，经暗示而能进入深度催眠的人不足30%。另有15%的人几乎无法进入催眠状态。在性别上，女性比男性更易接受催眠暗示，这无疑是女性的依赖心理和缺乏自信所致。在年龄上，7~14岁的人最易接受催眠暗示，而成人则较难进入，老年人几乎无法进入。

其四，暗示的生理表现。当个人接受暗示的程度达到最大时，逻辑意识和批判意识的最高机构——大脑皮层基本处于抑制状态，仅剩下某个“警戒点”的部位尚保持兴奋性。处于这种状态下，个人的大脑生物电活动呈4~7赫兹的θ波，当“警戒点”活动时，又出现高频的α波。

其五，暗示的条件。暗示之所以产生效果，应具备以下起码的条件：被暗示者注意力高度集中于某一明确的对象；催眠师（或施行暗示者）应具有一定的权威性，该权威性的程度与暗示的效果成正比；催眠师（或施行暗示者）要以温和、含蓄、间接而又坚定的言语与手势等来实施暗示；在被暗示者与施行暗示者之间应具有一个融洽、轻松的心理氛围。

其六，暗示的障碍。人类具有本能的受暗示性，同时也具有普遍的反暗示性。这种反暗示性可能来源于自我保护的本能、自由的意识、个人的习惯、个性特征以及各种理性的思考，等等。其主要表现为个体对暗示刺激具有认知防线、情感防线与伦理防线。暗示能否奏效，取决于能否克服这些防线的阻碍。克服的办法不是强行突破，而是与之取得协调。

（3）催眠过程是受暗示性与反暗示性能量对比的过程。要使被催眠者进入具有高度受暗示性的催眠状态，需要催眠师有极大的耐心和坚强的意志，以此促成被催眠者受暗示性的开放与增加，并借助于这股力量克服反暗示性。这种较量的形式是温和的，但实质上却是异常激烈的。在催眠过程中，催眠师始终要以坚定有力的肯定句和语调进行反复暗示，同时不间断地要求受术者放松，即使一时不能进入催眠状态，也决不气馁后退。一旦催眠师与受术者进入心理极度相容状态，一旦催眠师的意志战胜了受术者的意志，那么就意味着受暗示性与反暗示性的能量对比发生了倾斜，受暗示性占了上风。此刻，受术者的意识场显著缩减，对外界毫无知觉，表情呆滞，只是与催眠师保持着牢固的、建筑在心理共鸣基础上的感应关系。受术者将无条件地接受催眠师的任何指令，这样，就很容易进入较深的催眠状态。

（4）不仅由觉醒状态导入催眠状态要依靠暗示的力量，而且从深度的催眠状态迅速恢复到清醒状态同样是暗示的效应作用。通常，催眠的觉醒方法是这样实施的：催眠师对被催眠者说："你已经历了一次成功的催眠，一次有效的治疗，醒来以后，你一定感到很愉快……""现在我要把你叫醒，马上我就数数，从 1 数到 3，当数到 3 时，你就会突然醒来。"在给予明确的指令并反复暗示以后，受术者会突然醒来。这个过程，显然也是借助于暗示的力量。

综上所述，可以认为催眠现象本来就是由暗示造成的，当个人一旦进入催眠状态时，又非常容易接受暗示。从某种意义上说，催眠术就是施行暗示的技术，没有暗示，就没有所谓的催眠！由此看来，催眠现象并不是一种完全神秘莫测的现象，催眠术也不是一种不可捉摸的巫术。从暗示这一催眠的心理机制入手，我们可以对催眠现象有一定程度的了解。当然，迄今为止，对催眠现象的科学研究还是很不充分的，其中的奥秘还远未被完全揭示出来；在许多方面还停留在经验阶段。所以，要想使催眠成功，催眠师还必须善于观察受术者每一时刻的心理表现，并迅速作出反应。在对受术者实施暗示的过程中，既不超前也不滞后。在施行催眠的任一时刻，指导语的选择以及节奏轻重也很重要。所有这些，只有在大量临床实践的基础上才能应付自如。

2. 第三意识——催眠状态的意识

美国心理学家詹姆斯有句名言："意识是个斩不断的流。"意识活动具有连续性的特征。在这连续体的一端是意识状态，另一端是无意识状态。那么，意识仅有这两种状态吗？要回答这一问题，需要对意识与无意识的概念作一番考察，看其内涵、外延是否能够相符，能否解释所有的心理现象。

所谓意识，一般是指自觉的心理活动。人对客观现实的自觉的反映就是有意识的反映。人的意识是以具有第二信号系统为特征的，它是中枢神经高度发展的表现。可见，自觉性、能动性、有目的性是意识的典型特征。学者们还认为，意识具有两大功能：主体对客体的一种自觉、整合的认识功能；主体对客体的一种随意的体验和意识活动的功能。

所谓无意识，通常指不知不觉、没有意识到的心理活动，它同第二信号系统没有联系，不能用语言表述。无意识也具有两大功能：主体对客体的一种不知不觉的认识功能；主体对客体的一种不知不觉的内心体验功能（需要注意的是，这里所说的无意识概念有别于精神分析学派中特定的"无意识"或"潜意识"的概念）。

如前所述，催眠状态中人们所具有的心理状态，既不是清醒时的意识状态，也不是睡眠时的无意识状态，而是一种特殊的、变更了的意识状态，我们暂且称之为“第三意识”状态。

为什么说催眠状态中的意识不同于清醒状态中的意识呢？前面已经说过，清醒时的意识状态，其典型特征是自觉性、能动性和有目的性。而在催眠状态中，尤其是在深度催眠状态中，这些特征几乎荡然无存。一位受术者在被催眠后深有体会地说：“我好像是一个机器人，被催眠师用遥控器（催眠术）控制着。我无条件地服从他的一切指令，进行他要我做的一切行为动作。”尽管动作是由行为者自己做出来的，但犹如牵线木偶，缺乏自觉能动性，并且被催眠后对自己的所作所为一无所知。一言以蔽之，所有的活动都缺乏“有意识性”。关于催眠条件下人的意识不同于清醒时的意识，这是绝大多数心理学家所公认的，这里就不多说了。

催眠与睡眠也不同，这在本书第一章中已有论述。事实上，催眠状态中的意识也不是处于无意识状态。这是因为：

首先，在催眠状态中，虽然受术者主动地发起和终止的自觉能动性的活动消失，但经催眠师的暗示，仍可产生一些具有自觉能动性质的活动。例如，根据催眠师的指令，受术者可以流畅地遣词造句，有条有理地说出心中的喜悦与烦忧；与催眠师的对话也完全符合逻辑规则和语法规则。而在典型的无意识状态中，根本没有第二信号系统的参与，更不会有完整的、合乎逻辑的言语活动。

其次，催眠的临床实践表明，倘若催眠师的指令严重有悖于受术者的人格特征、道德行为规范，或者触动了受术者最为敏感的压抑、禁忌时，便会使受术者感到焦灼不安，甚至发怒、反抗。例如，苏联的一位催眠师曾下指令要求受术者去偷别人的钱包，却遇到一直顺从的受术者的拒绝。催眠师反复命令，反倒使受术者“惊醒”。又如，日本的一位催眠师应几位大学生的要求表演催眠术。他使一位大学生进入催眠状态，暗示这位大学生做的几件事都很顺利。后来有人建议让这位大学生脱下裤子，于是催眠师发出了脱裤子的指令，但受术者没有完全按照这个指令去做，只是解下腰带便停止行动。催眠师再次指令“快脱”。结果这位大学生却脱下了上衣，终究没有脱裤子。

所有这些都表明，在催眠状态中，受术者仍有一个警觉系统存在着。这一警觉系统一般不起作用，只是一旦来自外部的指令严重违背了受术者的伦理道德观，该系统便立即启动，产生抗拒暗示的效应作用。这表明，在催眠状态中，受术者并不是完全无意识的。与此相比较，典型的无意识状态——梦境中可能会出现种种荒唐的行为，如杀人、打架、婚外性行为等等，尽管这些行为违反了伦理道德，但不一定会惊醒，更不会有心理上的反抗。这是因为，梦中不存在与清醒意识有联系的警觉系统，只是处于一种具有适应性意义的麻木状态，即“相当于所经验到的意象冲动可以到达肌肉，但抑制信号阻止肌肉作出反应（要不然，对于做梦的本人和周围的人来说，夜间世界将是一个相当危险的地方）”。

综上所述，我们可以确认，在催眠状态中人所处的是一种

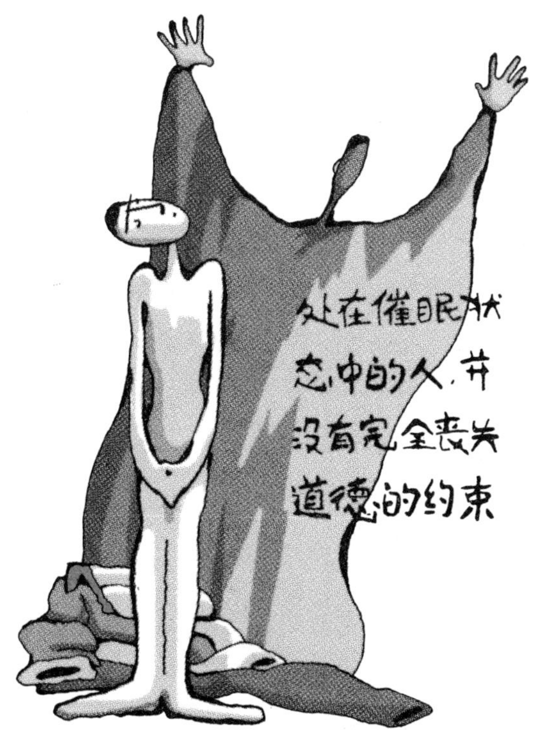
处在催眠状
态中的人，并
没有完全丧失
道德的约束

特殊的意识状态。这种状态既有清醒意识的特征，也有无意识的特征，但却不是二者中的任何一个。具体地说，在催眠状态中，受术者在宏观上是无意识的（缺乏自觉能动性，意识批判性极度下降）；在微观上却是有意识的（语言能力及警觉系统的存在等等）。因此，在意识的连续体上，它处于中间的位置。它兼有二者的成分，但又不是二者的简单相加，更不是只有依托二者才能生存。它有自身的特殊性质，也有其独特的机制，完全可以把它独立出来，而成为科学研究的对象。

这种被称为“第三意识”的状态，有一系列独特的表现，这些表现有以下几个特点。

（1）新型的身心关系。在“第三意识”状态中，通过心理暗示的作用，可使生理上发生一系列变化。这些变化使人体能焕发出平时不可能产生的巨大能量以及各种生理反应。例如，在第一章中所述的“超乎寻常的功能”与“无中生有的生理效应”中“躯体强直”“白水变甜”以及“无痛拔牙”等都是生动的例证。这样的身心关系是平常的理论或常识所无法解释的。对它的研究，不仅有助于了解人的潜能，开发人的潜能，而且在深化、拓展心理学的基本原理，直至丰富哲学认识论的内容等方面，也将提供有益的启示，作出特殊的贡献。

（2）意识与无意识的相互转换。按照心理活动的清醒程度进行分类，可将无意识、潜意识与意识看成一个连续体。在这个连续体上存在着某一个阈限，将意识、无意识、潜意识分开。而在“第三意识”状态则打破了这一界限，受术者的心理活动可按催眠师的指令在此连续体上自由运行。在催眠状态中，外部刺激可直接进入潜意识而不存在任何障碍。同时，外部刺激还可以在催眠师规定的时间或情境中毫无困难地进入意识状态。此外，催眠状态中暗示治疗的逐渐积累，使该暗示的清醒度提高，最后突破界限，进入意识状态，从而达到长久的治疗效果。

（3）感受性的极度提高与特异化。在“第三意识”状态中，对刺激的感受能力发生了变化。其表现为，受术者仅能接受催眠师的指令，而对其他人模仿催眠师的声音或对催眠师本人的录音都置之不理。更富有实际意义的是：笔者曾对深圳大学一位近视达 400 度的女生实施催眠术。在她进入中度催眠状态后，笔者令其摘下眼镜，并暗示其一定能看到一米之外的书本上的英文字母，她居然毫不费劲地正确朗读出英文单词。

总之，“第三意识”状态的存在及其特征是值得科学家们重视并认真探讨的。对其中奥秘的探索，具有重要的理论意义与应用价值。

第四章　催眠术的误解与滥用

在众多的学科中，大约很少有像催眠术这样的学科，自问世以来就招致种种误解与滥用。迄今为止，尽管催眠术本身已有了长足的发展，科学家们已从多角度对之进行了深入的研究，但种种误解与滥用却仍然屡见不鲜，时时发生。我们以为，这些误解与滥用若不加以澄清与制止，对催眠术的正常发展不利，对催眠术有效地造福于人类也不利，尤其是在催眠术研究与应用刚刚兴起的中国，更是如此。下面，我们将逐一列举种种误解与滥用，并对之作出评价与论述。

一　催眠术是江湖骗术

自催眠术问世之日起，这一误解就随之产生。当年名噪一时的“麦斯默术”不就被法兰西科学院认定为毫无科学根据的江湖骗术吗？就是在今天，视催眠术为歪门邪道者仍然为数不少。笔者在进行研究和讲学时，就常常遇到类似的诘难。我们认为，出现这种误解的原因大致包括以下几个方面。

其一，对催眠术和催眠现象一无所知。他们从来没有这方面的知识和经验，面对种种神奇的催眠现象（尤其是在未亲眼所见的情况下），根据自己的常识进行推断，认为这些都是不可能存在的事情，所以觉得催眠术与江湖骗术无异。

其二，发现催眠术的施术过程与有些封建迷信活动的形式有相似之处，由此而断言催眠术是一种江湖骗术。毋庸讳言，有些催眠的施术过程以及催眠现象的确与封建迷信活动有相似之处。譬如，自动书写现象与“扶乩”简直就是一回事，这在先前的章节中已经有所介绍，在此不再赘述。让我们再来看看美国医学会学报编辑、心理及精神科医生伯特尔德·艾里克·施瓦茨博士亲自观察到的宗教活动的记录：

> 把一根布质吸油绳插在一个盛满煤油的奶瓶或番茄汁瓶里，点着以后，橘黄色的火焰喷出，高 20~61 厘米。教徒缓缓将张开的手放进火焰的正中。他们一般是将瓶子端平，让中心的火焰接触掌心，时间达 5 秒钟或更长。有两位教徒三次将脚趾、脚底直接放进火里 5~15 秒钟。有一次，有个最虔诚的信徒在手脚上涂满燃油，然后伸到火焰

的正中。皮肤上的燃油腾起白色的浓烟，但没有燃起来。那位教徒将掌心作杯状，试图引燃掌心的一小滩油，火苗也只是闪烁了几下。与此相反，涂有油的烙铁头和木钉一接近火焰就燃烧起来。有5位女教徒将肘部、前臂、上臂在火焰中来回移动，每次好几秒钟。其中一位妇女患红斑病，年年春天发病，接受火的考验前后，情况没有什么变化。在所有这些火焰试罪的事例中都找不到疼痛反应的证据，没有红肿起泡、烧焦燎毛等情况，或出现烧焦的气味……

这些人是不是有什么特异功能呢？不是！如果不是在宗教仪式上，他们和常人一样，遇到火就会出现烫伤与烧伤。我们知道，在催眠状态中，要想让被催眠者出现上述情况也是易如反掌。二者相比较，真是何其相似乃耳！这也使得某些人感到催眠术不是正常科学。另外，从催眠施术过程来看，与宗教活动相似之处也颇多。

其三，有些机械地坚持辩证唯物主义立场的正统学院派心理学家，也认为催眠术是异端邪说。这些人认为催眠术是江湖骗术，主要是因为催眠术的体系以及它所揭示的种种催眠现象，与他们的知识结构存在严重的冲突。他们发觉，如果视催眠术为科学，那么许多正统的心理学理论和心理学研究成果，如心理实质理论、感知觉规律、注意规律等都会被无情地“推翻”，业已建立起来的心理学大厦将会坍塌。

视催眠术为江湖骗术的误解分为以上三种情况。对于第一种情况，即由于对催眠术一无所知而认为是骗术的人，只要他真切地看到实际情况，并了解一些催眠术方面的知识，这种误解就可以消除。对于第二种情况，即由于催眠术与封建迷信、宗教活动在形式上有相似之处，而认为催眠术是江湖骗术的人，我们只要告诉他们并使他们明白，催眠术是有意识地运用心理暗示，宗教活动是不知不觉地运用心理暗示，它们在原理上确有共同之处。二者在形式与表现上有相似之处，也就不足为奇了。但是，我们要看到，宗教活动利用上述现象使信徒们更加信奉上帝，而催眠术则通过上述现象开发人类的潜能，治疗人类的疾病。二者目的不同，意义更不同。尽管它们有某些相似之处，但决不能把它们混为一谈。对于第三种情况，我们要说的是，真正的唯物主义者绝不避开任何自己暂时不能解释的现象，并以极大的勇气正视现实。况且，在我们对催眠术进行精心考察之后即可发现，它所揭示的若干“奇异”现象与目前的心理学研究成果并不是相互冲突，水火不相容的。只是由于采用了不同的理论和研究方法，从而出现了许多种不同的心理现象。换言之，这些心理现象是处于不同的系统之中而出现的不同表现，它们可以相互补充，相互印证，而绝不是相互排斥的。

二 催眠术是包治百病的灵丹妙药

一些人在看过催眠施术及其种种神奇的现象后，还有一些人在亲身体验过催眠术后，对催眠术笃信不疑，认为催眠术是包治百病的灵丹妙药。据分析，出现这种情况有以下三个方面的原因。

其一，这些人对催眠术缺乏足够的了解。他们仅从自己所见、所闻、所经历便随意地作出推论。简言之，因催眠术能治好某种疾病，他们便认为可治好一切疾病。

其二，催眠师或催眠术研究者出于自身的偏好在无意识中夸大了催眠术的功效。例如，在我们所看到的一些催眠书籍或报刊、网络上的文章中，就有一些不严肃的阐述，片面夸大了催眠术的作用。

其三，由于人们对催眠术了解不够，迄今为止，催眠术似乎还披着一层神秘的面纱。正是由于它的神秘性，以及乍看上去扑朔迷离，使得人们进一步加重了催眠术能包治百病的误解。

世界上决没有什么包治百病的灵丹妙药。催眠术确实具有巨大的效应作用，确实能在许多方面给人类提供有效的帮助。但是，它绝对不能包治百病，绝对不能解决人类的一切心理问题。并且，催眠术还有一些禁忌证，例如，对于精神分裂症患者，使用催眠术可能是有害的。此外，在治疗各种生理、心理疾病的催眠实践中，人们也发现，对于一些身心疾病，催眠术的效果比较显著，对于另一些身心疾病，催眠术虽然也有作用但效果并不那么尽如人意。我们对催眠术应持有一个恰当的期望水平。期望水平过高，反而容易导致失望，反而会使催眠术的声誉受损。事实上，稍有科学头脑的人都十分清楚，世界上绝没有什么包治百病的灵丹妙药，只有骗子才会夸这样的海口。

三 催眠师非同凡人

凡看到成功的催眠表演的人，对催眠师都有一种不可名状的崇敬之情。至于接受过催眠施术的人，更有可能产生移情现象，那种敬仰之心格外难以言表。要之，他们的“共识”是，催眠师非同凡人，他们具有特殊的能力、特殊的魅力，这种能力与魅力可遇不可求，普通人只能望洋兴叹。笔者在进行催眠施术后，常有旁观者提出这样的问题：“你有气功吗？”“你有特异功能吗？”当回答“没有”时，往往会发觉对方的眼睛里有怀疑的神色。

事实上，催眠师与普通人相比根本就没有什么区别，只不过是掌握了催眠术这一专门技术而已。之所以能产生种种神奇的现象，治疗好这样和那样的疾病，只是他们有效地、娴熟地运用了心理暗示的手段。这里需要指出的是，受术者认为催眠师非同凡人，这点对于催眠施术来说，具有正反两方面的影响。从正面来说，由于认为催眠师非同凡人，这就于无意识中加强了催眠师的权威性，使得催眠施术能够更快、更有效地进行。有这样一则实例：有位女士正和她的丈夫在车站餐厅的餐桌旁吃饭。这时，丈夫对妻子说：“那位正向我们这边走来的人是位催眠大师，他可能要给你做催眠。”当催眠师走到他们餐桌前时，这位女士已经进入了催眠状态。由此可见，认为催眠师非

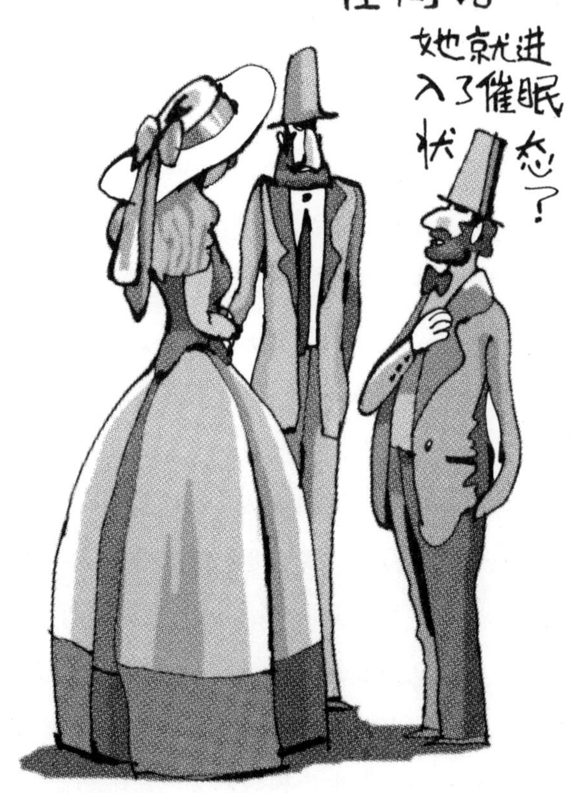
我并没有说
任何话
她就进
入了催眠
状态？

同凡人，确实起到了帮助催眠施术顺利进行的作用。然而，正如一张纸具有不可分割的正反两面一样，这种认为催眠师非同凡人的想法也会给催眠治疗带来副作用。这种副作用的典型表现是，受术者会过分依赖催眠师，在催眠过程中，他们会有良好的反应。但是，回到现实生活中，每每有无所适从之感，觉得没有催眠师的直接指导，无法适当应付当前的情境。此外，对催眠师的“移情”作用会进一步加深，会不自觉地视催眠师为父亲、母亲或情人，会感到不可一日无催眠师，这给催眠师和受术者都带来极大的烦恼。

四 催眠术一学就会、一会就能用

在有些介绍催眠术的小册子中，经常会说这样的话，只要熟读本书，就能娴熟地掌握催眠术，一旦掌握，就能在许多领域内广泛使用。应当说，这种说法极不负责任。这将贻害读者，更将贻害这些读者的受术者。

一般说来，悟性较高的人，在细心观察了几次催眠师的催眠施术，阅读了一两本催眠书籍以后，有可能将感受性较高的受术者导入催眠状态。但是，我们认为，这样的“导入”没有什么意义，它不可能给受术者带来有益的帮助。相反，还有可能产生种种副作用。所以，这是一种不负责任的行为。在有些国家，已经明令禁止非专业人员从事催眠施术。自 20 世纪 60

年代起，美国临床、实验催眠学会设置了精神医学、一般医学、牙科医学和心理学的专业委员会，以鉴定应用催眠术者的职业身份。美国医学学会、牙科学会还设立了实验催眠学和临床催眠学的资格考试。

美国心理学会对催眠师资格申请有以下几个条件：

必须是美国或加拿大心理学会的正式会员；

曾获得过有关心理学方面的博士学位；

必须具备 5 年以上的专业工作经验，同时具有相当的业绩，在这 5 年的工作期间内，必须接受过一年的研究所课程训练，其工作要在专业人员的监督之下；

必须发表过有关催眠方面的研究论文，拥有临床心理学、咨询心理学的资格；

最后经美国心理学催眠实验委员会考试认可。

如此高的要求，如此繁杂的程序绝不是心血来潮或者是故意刁难人。我们越是对催眠术有深入的了解，越是感到这些要求的重要性与必要性。有鉴于此，那种催眠术一学就会、一会就能使用的说法，实质上是对催眠术的一种极大的误解。

五　催眠术是催人入睡的技术

有些人认为，催眠术与催眠曲乃是异曲同工，都是使人尤其是失眠的人进入睡眠状态。有些人看催眠师施术，看到受术者的眼睛仍然睁着，尚能走路、说话，便以为催眠已经失败，殊不知此刻受术者已进入催眠状态，甚至是很深的催眠状态。由此可知，催眠术与普通的睡眠根本不是一回事，二者之间存在着很大的区别。具体说来，这些区别有如下若干点。

（1）催眠更多的属于心理现象，较少的属于生理现象，睡眠则全部属于生理现象。

（2）被导入催眠状态的受术者，即使看上去睡得很深、很熟，但是他们还能接受暗示指令，并且敏感性相当高，觉醒以后，催眠暗示仍然能够起作用。而在普通的睡眠状态中，基本上不能接受暗示。

（3）处于催眠状态中的受术者，能接受催眠师的暗示指令，从而可以开发潜能、改善自我、治疗许许多多种身心疾病。而在睡眠状态中，则全无此功效。

（4）处于催眠状态中的受术者，虽然大脑皮层的大部分区域已被抑制，但皮层上仍有一点高度兴奋，反应特别灵敏。而处于普通睡眠状态中的人，意识活动则完全停止，睡眠越深，意识活动的停止就越彻底。

（5）处于催眠状态中的受术者，在未收到催眠师的觉醒暗示之前，即使是睁开眼睛也仍然是在催眠状态之中。处于普通睡眠状态中的人，眼睑总是紧闭着的，眼睑一打开，便立即转移到清醒状态。

（6）处于催眠状态中的受术者，经暗示其肌肉可强直，成为“人桥”。普通睡眠状态中的人，其肌肉必定是松弛的，绝不可能发生强直现象。

（7）处于催眠状态中的受术者，眼睑会间或扇动，处于普通睡眠状态的人，眼睑则始终停顿着。

（8）处于催眠状态中的受术者，其视觉、听觉、味觉、嗅觉、痛觉等，均可以使之产生幻觉与错觉。在普通睡眠状态中，则无此可能。

（9）处于催眠状态中的受术者，根据催眠师的暗示指令，可以与他人进行沟通与交流。事实上，正是通过对话，催眠师才能挖出隐藏在受术者潜意识中的心理痼疾。在睡眠状态中，除了做梦时，不可能与外界有任何交流与沟通。

（10）处于催眠状态中的受术者，如果催眠师没有下达要求受术者忘掉催眠过程中全部经历的指令，受术者可以清晰地记住所经历的全部事项。在普通睡眠状态中，则不可能有如此表现。

（11）处于催眠状态中的受术者，只要一接收到令其恢复到清醒状态的指令，可以在 1 秒钟之内完全恢复到清醒状态。而从睡眠状态恢复到清醒状态，时间则要长得多、慢得多。

（12）经由催眠施术后醒复的受术者，一旦转入清醒状态，立即感到精神振奋、神清气爽。而在普通睡眠状态下醒过来的人，则需经过一段时间才能达到精神振奋的状态。

从以上所阐述的催眠与睡眠的 12 点区别中可以清楚地看到：催眠与睡眠根本不是一回事，催眠术也不是什么催人入睡的技术，尽管它对失眠症有一定的疗效。

六 接受催眠术是有害的

有人认为催眠术对人是有害的。持这种观点的人指出：催眠是一种病态的心理现象，在处于催眠状态中时，大脑皮层会受到严重的损伤，产生智商降低、意志丧失、消极被动等许多不良现象。有人甚至认为，接受催眠术就像酒精中毒一样，会产生催眠中毒现象；最严重的，会导致受术者精神失常。

产生上述误解的原因是多种多样的，若加以分析，主要是由以下两方面的原因造成的。

其一，持这种观点的人可能看到了处于中度或深度催眠状态中的受术者。确实，处于这种状态中的受术者，绝大部分都是目光呆滞、面无表情，无条件地接受催眠师的一切指令，犹如催眠师手中的牵线木偶。哪怕是见到自己的亲生父母，以及配偶、子、女，他都不认识，更不会理睬。乍看上去，的确会给人一种大脑出了毛病的错觉。其实，这只是在催眠状态中大脑皮层大部分区域被暂时强烈地抑制了而已，绝不是什么病态。

其二，确实有这样的催眠施术案例，在催眠施术后，受术者有过于被动或是躁狂甚至是精神失常的种种表现。这些表现引起了催眠师和心理治疗学家们的高度重视，并进入了深入的研究。在研究中，他们最关心的问题是，导致这些表现产生的根本原因是催眠术本身固有的缺陷，还是由于催眠师施术不当，即技术方面的故障？其结论是，根本原因是后者而不是前者。他们还进行了调查，结果证明，在富有经验的催眠师的施术实践中，这样的事情是很少发生的。

许多研究表明，在绝大多数情况下，催眠术可以促进、帮助人类机体的健康发展，使人的身、心机能得到有效的休息、恢复。并通过调动、发挥人的自我调节机能来实现全部身心的良好发展。另一方面，我们还需对受术者的一些不良或不正常的反应作深层分析。由于在清醒的意识中，许多压抑、欲求、本能被深深地隐匿于潜意识中。它们客观存在着，但又不为他人和自己知晓。在催眠状态中，它们如决堤江水，一泻千里，毫无保留地表现出来了。任何一个学派的心理学家都认为，这绝不是一件坏事，充分表现出来，只会有益于他们的心理健康。但是，某些缺乏心理学专业知识的人，则可能误以为那些表现不是受术者本人所固有的，是由于催眠术所造成的。事实上，那些表现不仅在催眠施术中可能出现，在其他心理疗法中也可能出现。

还有一些人看到，在催眠施术结束以后，某些受术者出现恶心、头痛、不安、抑郁或者是难以觉醒的现象。他们认为，这也是催眠施术本身所造成的副作用。经研究，造成这些不良现象的原因并不是催眠术本身，而是催眠师技术上的失误所致。这种技术上的失误主要表现在以下几个方面。

其一，解除催眠的程序不完全。换言之，催眠师未能按照催眠施术的科学程序进行。具体说来，就是催眠师未下达或未反复加以强调受术者在醒复以后忘记催眠过程中的全部经历，以及醒复以后感到精神特别振奋，情绪状态极佳的暗示指令。

其二，催眠过程中的处理方法不当。譬如，有些具有内向、羞怯、退缩等人格特征的受术者，催眠师仍以“父式催眠”的方式，即以强硬、严厉的态度、暗示语及相应的语气进行施术。受术者虽能接受暗示指令，进入催眠状态，但惴惴不安之情、紧张害怕的心理一直笼罩于潜意识中，故而在施术结束、醒复以后，出现恶心、不安、不愉快之感。

其三，由于受术者的个体差异，有些受术者的身心不是一个十分协调的系统。落实到催眠施术中来说，就是在催眠师下达醒复的暗示指令之后，心理上的恢复在短时间内业已完成，但生理上的恢复却没有同步进行。正因为如此，出现了不舒服、倦怠、不安、不愉快等种种感受。这种情况在受术者接受了深度催眠之后最容易发生。其实，要解决这一问题也并非难事，只要催眠师意识到这一现象的存在，多进行几次生理状态完全恢复的暗示即可圆满解决。

其四，受术者不是自愿接受催眠治疗，而是在被强迫的情况下，出于无奈而接受催眠施术的。他们的不安与抵抗不仅表现在对催眠师暗示指令的拒绝，还有一种表现方式就是在接受催眠治疗之后，出现种种不适之感。这给我们的启示是：最好要在受术者欣然同意接受催眠治疗时再予以施术。当然，这并不是说对怀疑者与反抗者就不能施术。事实上，出现上述不适表现的人，在接受催眠治疗的人的比例中，只占极少的一部分。

七　催眠术有百利而无一弊

认为催眠术有损于人的身心健康的观点是极其错误的；认为催眠术有百利而无一弊的观点也同样是不正确的。稍有科学常识的人都知道，任何方法总是有利有弊，恰如一张纸总是有正反两面一样。科学地、恰当地使用催眠术，确实可以开发人的潜能，提高学习、记忆的效果，尤其是在短时间内能作为治愈若干心因性疾病以及治疗其他疾病的辅助手段。譬如，在外科手术以及分娩等手术中，有些病人不适宜使用化学麻醉剂。这时，就需借助于催眠术。此外，催眠暗示也可解除人们的精神紧张，加速创伤的愈合。至于像癔症、神经衰弱这样一些心理疾病，使用催眠术往往可收立竿见影之效。

当然，如果使用不当，甚至滥用，自然也会招致种种恶果。美国心理学家布恩和埃克斯特兰德指出，如果滥用催眠术可能是很危险的。危险来自下面两个主要因素：

（1）许多精神病患者期望催眠能奇迹般地治愈他们的病症。但由于催眠具有重组经验的能力，患者有可能在无意中被引入会使他们情况恶化的经验。

（2）有些没有受过严格、正规的心理学或医学教育的人，也可能很容易地学会这门技术，而且是出于想控制别人的愿望开始实施催眠。

上述两种情况都是非常危险的，尤其是二者的结合，更增加了这种危险性。所以，实施催眠术的人，不仅要具有高尚的道德，还要有足够的精神病学、内科学和心理学知识，经过完善的训练，才具备应用催眠术的资格。另外，催眠术的神奇性与戏剧性常使得某些患者主动要求进行这种治疗。但是，心理医生不能受患者所左右，决不能一味迁就患者，应该是在必须使用催眠术时，才适当、谨慎地使用这种治疗技术。

美国心理学家埃里克·伯恩认为，催眠还存在一种危险，即催眠医生消除病人的症状之后没有给予病人任何东西作为补偿。如果催眠医生未能为神经官能症患者（催眠术的主要适应证患者）找到愿望的替代物，可能在消除症状后患者更加衰弱，而不是增强，尽管在某些缺乏经验的医生看来也许是明显的好转。例如，特里斯医生在恢复了患者霍勒斯·沃尔克的发音能力之后，病人反而更加焦虑。影响霍勒斯说话的苦恼为另一个影响他整个人格的苦恼所取代，以致他的活动能力还不如治疗前。特里斯医生是一位经验丰富的精神病学家，在帮助霍勒斯恢复了说话能力之后并不满足于这种“治愈”。他认识到最重要的治疗阶段还在后面，他必须想方设法解除引起症状的紧张。总之，如果我们只从病人那里取而不予，他便容易产生一个新的症状，情况会比以前更糟。当然，这种后患也不是不可能防止的，可以利用从催眠状态中或者从催眠治疗以后的会见中获得的信息，从中选择一个损害较少的方法来缓解病人的紧张。

心理治疗学家们还发现，在大多数以治疗各种身心疾病而进行的催眠施术中，患者的心理和生理会发生很大的变化，所以受术者每每会有一些不适之感。或许是因为催眠师对受术者产生的变化缺乏生理上、心理上的周密考虑。简言之，有时只注重了心理上的问题，而忽视了可能随之而来的生理上的问题；有时只偏重于生理疾病症状的解除，而忽略了受术者心理上的波动以及情感上的变化。所有这些，都有可能导致催眠施术产生这样或那样的副作用。

譬如，为了使受术者在生理上产生变化，而采用直接暗示的方法来诱导受术者在生理上发生变化。这种暗示指导语可能使受术者在生理上产生某种积极的变化，但有可能会忽视暗示过程中所引起的心理状态或情感上的变化。同时，对人类其他复杂的心理问题也未能加以注意，而且于不知不觉之中将对方当成机器人，从而致使受术者的种种欲求和人格无法获得平衡。

再如，在催眠过程中，受术者有可能产生种种反应，其中有一些是消极的反应。人们看到，有时，受术者会有一种局促不安感，对催眠师产生敌意、不信赖、抗拒其暗示等行动，想使催眠师了解并承认他自己对待疾病所作出的努力，或是急切地渴望得到别人的帮助，或是强烈地拒绝他人所给予的帮助……如果催眠师在施术之前和施术过程中未能考虑这些因素的存在以及对催眠施术的影响，那就有可能引起受术者的不安、忧郁、神经质，以及其他一些生理上或心理上的不协调现象。

尤其是在受术者情绪不稳定的时候，一个无法接受对方情感，又缺乏协助对方行动的意念的催眠师，很容易忽视对方，而仅仅强调自身的权威性。这样的催眠师是一种独断专行、以自我为中心的人，而这正是催眠施术的大忌。具体说来，催眠师的专横、缺乏基本的移情能力以及所表现出的优越、支配和权威的态度，会加剧受术者的不安感，受术者会对催眠师产生怀疑和敌意，这种怀疑和敌意还可能转化为攻击性。这种攻击性主要表现为自我攻击，从而使受术者本来就紊乱了的心理世界更加紊乱，各种后遗症也就随之而生。

综上所述，为了解决生理上、心理上的若干问题而进行催眠施术时，必须是由既精通催眠术，又具有该问题专门知识和技能的人来进行。这两方面的知识和技能缺一不可。如果只会进行催眠施术而不具备专门知识，可能会酿成意外的危险；如果仅仅是各方面的专家，而催眠施术的技术不精，又缺乏心理学和心理治疗的知识，也会产生各种各样的心理问题，或者是无法将受术者导入催眠状态。所以，对于想使用催眠术为他人开发潜能、治疗疾病的各种专家、学者来说，首先必须精通催眠术，然后审慎地在自己所最为熟悉的领域内予以运用。那种毫无把握的盲目滥用，对受术者，对自己以及对催眠科学，都是极不负责任的行为，都应该坚决予以制止。

第五章　催眠施术的条件

并不是任何施术者在任何条件下都能对任何受术者实施催眠术。换言之，实施催眠术是有条件的。总括起来，这些条件包括以下四个方面：

——环境；

——心理气氛；

——催眠师；

——受术者。

我们无法分辨这四者当中哪一个更重要。因为，长期以来的催眠实践活动表明，这四者当中的任何一个因素有所缺憾或疏漏，催眠施术都难以取得成功。下面，我们将就催眠的四项条件分别加以论述。

一 环境

这里所说的环境包括自然环境和人的环境。这二者对于催眠施术来讲同样重要。

1. 自然环境

相对说来，实施催眠术时对环境的要求相对“苛刻”。也许你会看到在人声鼎沸、刺激众多的会堂里、舞台上，催眠师照样可以进行催眠表演，而且很成功。其实，那些受术者已经是久经催眠、极易进入催眠状态的人了。而在一般的实际运用中，尤其是首次做催眠的人，在那种环境下根本无法进入催眠状态。具体说来，对环境的要求有这么几条需要特别重视。

首先，催眠室的布置要简洁，尽可能减少无关刺激物。我们说，实施催眠的最基本也是最重要的条件是受术者注意力的高度集中。换言之，受术者要将注意力高度集中并贯注于催眠师所指定的对象，方能进入催眠状态。人类注意力的规律在心理学中已得到充分揭示：那些新颖的、变化的、相对强度较大的刺激物能够吸引人们的无意注意，这是自然生成的现象，对任何人来说都是如此。由此可知，多余的无关刺激物若是比较新异、有变化、相对强度又比较大的，就容易分散受术者的注意力，使受术者难以进入催眠状态。一般说来，要求催眠室中只放置一张床、一两把椅子、一张桌子、一只花瓶，如此就足够了。此外，墙上最好不要有任何装饰物。

其次，催眠室里的光线也不宜太亮。事实证明，昏暗的光线对于诱导受术者进入催眠状态是最有利的。如果是白天施术的话，要拉上窗帘，从而使得室内的光线暗淡柔和；如果是在晚上施术，最好用绿色或蓝色的灯，因为绿色或蓝色会给人带来宁静、舒适、安详的感觉，有利于暗示诱导的顺利进行。而红色、黄色和橘黄色则显得刺激量过大，会使人情绪激动不安、焦躁不已，不利于进行暗示诱导。

再次，室内的温度要适宜。催眠室内的温度如果过冷或过热，都会使人的注意力转移，发生分心现象。笔者曾对一名受术者实施催眠术，久久没能使之进入催眠状态。后来受术者报告说，感到太冷，无法将注意力集中到暗示语的诱导上去。后来改变了环境条件，才见到效果。此外，也不要突然开动空调或电扇，这个突然的温差刺激（包括响声）可能会使已经进入催眠状态或将要进入催眠状态的受术者清醒过来。

最后，声音对催眠的效果也是有影响的。一般说来，催眠室以安静为宜，在门上应挂上“请勿敲门，多谢合作”的牌子。当然，这也不是绝对的，有的声音还可能起到加强催眠效果的作用。例如，电动机的转动声、节拍器的声音等等，都可以起到辅助催眠的作用。究其原因，是因为单调、重复的刺激有利于大脑皮层进入抑制状态。但是，如果这些声音是突然的、断续的、无规律的，那只能起到相反的作用了。

2. 人的环境

以上描述了自然环境或人工自然环境对催眠施术的影响问题。其实，相对于自然环境或人工自然环境，人的环境有时显得更为重要。所以，催眠室里，应谢绝一切闲杂人员。对于初次接受催眠术的人来说，最好不要有什么参观人员，即使是受术者的家属也不要在里面。在西方和日本，催眠室里都是催眠师与受术者一对一。考虑到中国的实际情况，以有一名助手在催眠室里为好。其原因是，有第三人在场可消除受术者（尤其是异性受术者）的紧张心理。另外，由于催眠术在中国还远远没有普及，有第三人在场，可以避免一些不必要的麻烦。

为什么在催眠室里的人要少，而且家属一般谢绝入内？一位经验丰富的催眠大师对此有精辟的见解。他认为，催眠术主要用于治疗一些心理疾病，而心理疾病的一些致病或诱发因素很大一部分是来自于人际关系问题。并且有很大的可能是来自与其有密切关系的家庭成员。如果这样的话，家人的在场会使受术者感到疑虑重重，戒备心理油然而生，有意无意地保持高度的警戒水平，生怕在催眠状态中说出一些隐藏得很深的话（很可能就是致病原因）。在这种状态下，要想把受术者导入催眠状态几乎是不可能的。

二 气氛

这里所说到的气氛是指催眠师与受术者之间的心理气氛。

在心理学家看来，只有在融洽的心理气氛中，交往的双方才能达到心理高度相容的境界。在心理高度相容的境界中，即使在逻辑分析上是无法接受的观念也能欣然接受。请注意，催眠暗示正是通过非理性知觉通道打动人的全身心的。由此可知，融洽的心理气氛在催眠施术过程中有着何等重要的地位，而建立融洽的心理气氛便自然成为催眠施术的必要条件了。在对心理气氛的重要性有所了解后，接下来就是如何创造良好的心理气氛的问题。我们以为，应从以下几个方面着手。

其一，在受术者尚对催眠术有较深的疑虑、紧张、害怕心理时，最好不要对他们施术，也不要过分热情地劝导他们接受催眠治疗。尽管催眠师在实践活动中创造出了“怀疑者催眠法”“反抗者催眠法”，但这些是在不得已的情况下采用的方法。一言以蔽之，催眠师必须得到受术者的协助，努力与受术者建立默契关系、感应关系。经验老到的催眠师都非常重视这一点。倒是那些不够成熟的催眠初学者往往自恃有什么“高招”“绝技”，认为无论在什么情况下，都能一举成功，这往往正是他们失败的根源。

其二，催眠师要与受术者建立起恰当的人际关系。有人说，在对他人进行催眠时，技巧的作用约占 40%，而具有融洽的气氛和建立恰当的人际关系的作用约占 60%。我们认为，这样的划分比例并不夸张。

那么，什么叫恰当的人际关系呢？在我们看来，催眠师应与受术者建立起“亲密有间”的人际关系。既要亲密，使得受术者放下包袱，打消顾虑，心理上不紧张，从而达到使受术者易于接受暗示的目的，又要“有间”，即有距离感。为什么要有那么一点距离感呢？这同样也是为了提高暗示的效果。实践证明，催眠师对于非常熟悉的人、关系特别好的人往往很难成功地施术。这是由于过于熟悉且关系亲密会使催眠师失去权威性和神秘感，而这两点对于施术成功相当重要。即使很熟悉的人在主观上也相当配合催眠师，但潜意识中的“抵抗”却很难抹去。因此，从催眠施术的效果出发，催眠师与受术者应建立起“亲密有间”式的恰当的人际关系。

其三，要激发受术者的动机。所谓动机是一种由需要推动的、达到一定目标的行为动力，是驱使人们行动的内部动因。动机具有以下三大功能：发动功能——唤起个体的行为；指向功能——引导行为朝向一定的目标；激励功能——维持、增强或减弱行为的强度。由此可见，如果受术者缺乏接受催眠术的动机，融洽的心理气氛就很难建立起来。如果受术者没有认识到自己接受催眠的必要性，或者他们只是抱着试试玩的态度，或者受术者在事前毫无心理准备，那么，无论催眠师的技巧有多么高明，也很难产生催眠施术所必需的心理气氛，也就很难成功地施术。中国有句古话，叫作“物极必反”。倘若受术者的动机强度过高，急于配合催眠师使自己进入催眠状态，同样也难于使催眠施术成功。过高的动机状态，使得受术者唤起过多的心理能量，从而干扰了正常的认知加工；同时，心理紧张度过高，也会妨碍催眠施术的正常进行。催眠师在激励受术者受术动机的同时，要让受术者持有自然、轻松的态度，只有这样，才能创造出良好的心理氛围。

另外，就是要尽量消除受术者的紧张感与不安感。平心而论，当受术者第一次接受催眠术时，或多或少会有这样那样的顾虑。这是由于对将要发生的事情一无所知、无法预期而产生的不安感。在这种紧张感与不安感的制约下，全身肌肉紧张，生理上、心理上都放松不下来。不言而喻，在这种情况下，出现良好的心理氛围是不可能的。当发生这种情况时，应让受术者反复进行腹式呼吸，同时予以正面暗示。一般说来，这么做了之后，受术者的紧张感与不安感者会有不同程度的缓解或趋于消失。

其四，促进双方心灵的沟通。催眠施术能否成功，说到底是看双方的感应关系是否能够建立。可以断言，一旦双方建立了感应关系，也就意味着催眠施术已经成功了一半。感应关系的建立有赖于双方心灵的沟通，通常的模式是：由沟通而产生信赖感，由信赖感而导致融洽的心理气氛，由融洽的心理气氛而引出双方的感应关系。所以，双方心灵的沟通显得特别重要。催眠师应竭力使受术者确立一个观念，即催眠师是为了我的身心健康而对我实施催眠术的，我应该安心地接受他的治疗，积极地和他配合。自然，这种沟通的出现，是经由双方长时间的面谈以及一系列其他术前暗示手段的实施而产生的。

其五，催眠师要听取、尊重对方的意见。人们在生活、工作、学习中积累了许多经验，这当然是一件好事，它能使人们在日后遇到类似的情况时能驾轻就熟、应付裕如。然而，任何事情都有正反两个方面。那种由经验所派生的定式有时会起到消极的作用。所谓定式，即指心理活动的一种准备状态。它趋向于使人们看到所想看到的东西，对表面上相似但实质却不同的情况作出同样的判断，从而将自己的思路引入歧途。作为催眠师，对此应有足够的警惕。

在催眠施术前受术者对自己症状的主述中，以及在一次施术后受术者在谈及自己的感受、体验时，催眠师既要有分析、有鉴别地接受，又要充分听取受术者的描述，并予以高度的尊重，切不可自恃经验丰富、技法高超而主观武断，强迫受术者接受自己的观点和看法。只有这样，双方融洽的心理气氛才有可能出现。

三 催眠师

作为催眠施术过程中的主体——催眠师，必须具备一定的条件。有些介绍催眠术的书上宣称，只要熟读他的一本小册子，任何人都能成为熟练施术的催眠师。我们以为，这种说法是不严肃的。正是由于许多不合格的人滥用催眠术，催眠术的声誉受到了不小的影响，社会对催眠术也产生了这样或那样的误解。为使催眠术得到健康的发展，造福于人类，有必要对催眠师的条件做一番详尽的论述。在我们看来，要想成为一名合格的催眠师，以下条件是必须具备的。

1. 催眠师应具备高尚的道德品质

在催眠状态中，尤其是在较深的催眠状态中，受术者犹如牵线木偶或机器人，完全听从催眠师的指令，甚至做出一些荒唐的事情也全然不知晓。在催眠状态中，受术者的潜意识全面开放，心理防卫机制不复存在，经由催眠师的暗示，潜藏在心理世界最深层的各种“隐私”会和盘托出、暴露无遗。应当说，对于某些心因性疾病的治疗来说，进入催眠状态和诱导出种种隐私是必要的。但是，催眠师决不应该利用这一情况来达到自己的某种企图或者将受术者的种种隐私作为茶余饭后的闲谈资料而四处传播。从国外的相关资料已经发现，不道德的催眠师利用受术者在催眠状态中对一切浑然不觉的情况进行性犯罪的事情时有发生，利用后催眠暗示唆使受术者犯罪的案例也不鲜见，这种做法的后果不言自明。即使是将受术者的隐私四处传播的情况也将产生恶劣的影响。当受术者知晓这一情况后，有可能终身背上沉重的十字架而无法解脱，原先的心理疾病不仅不会减轻，反而会加重。

所以，在催眠过程中，不应要求受术者做一些与治疗疾病无关的动作，说一些与治疗疾病无关的话。对受术者吐露出的隐私，不能向任何人透露。并且，在施术之前就应以庄重的态度向受术者作出保证。由此看来，催眠师高尚的道德品质是何等的重要。

2. 催眠师应具备必要的生理学和心理学知识

初步掌握催眠技术并不十分困难。熟读一两本催眠术方面的书籍，看过几次别人实施催眠术的全过程也就可以试试了。但是，如果想给别人治病，帮助别人开发潜能，而又不会出现这样或那样的副作用，还必须具备一定的生理学、医学方面的知识，这样才能对病因、病症有所了解。此外，还要有一定的心理学知识，尤其是人格心理学、变态心理学方面的知识，才能准确地洞悉受术者的心理世界，懂得并掌握各种心理疾病的疗法。

譬如，心理健康与心理不健康是一个连续体，它们之间没有截然的界限，在正常的、心理健康的人身上，也会有一些非正常的、不健康的因素。对此，你如何做出鉴定？这就需要渊博的心理学知识，并要通晓心理测量的方法。否则，很可能会混淆一些心理疾病，把健康者当成不健康者，把不健康者当成健康者。如果是这样的话，仅仅将受术者导入催眠状态，没有多大的实际意义。而把一个健康者，仅仅是由于存在一些心理不健康的因素，误以为是心理疾病患者，将会给当事人带来沉重的心理负担。使得本来是正常的心理状态，演化为这样或那样的心理疾病。所以，美国催眠协会要求催眠师必须接受过内科学和心理学的正规训练后才能获准实施催眠术。

3. 未熟练时勿施术于人

催眠术的实施是一项严肃、认真的工作，来不得半点虚假。因此，在没有充分的理论知识，以及没有熟练地掌握这门技术

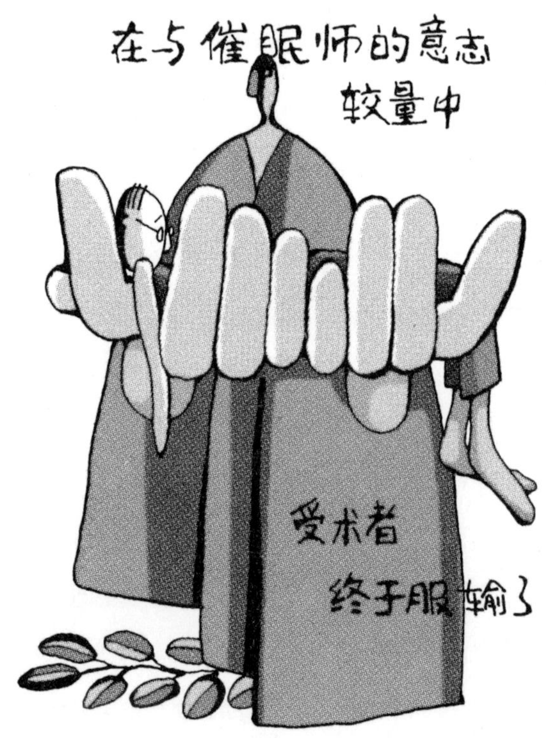
在与催眠师的意志
较量中
受术者
终于服输了

之前，就贸然对他人正式施术，既不可能获得圆满成功，同时也会败坏催眠术的名声。所谓熟练地掌握，是指透彻地理解催眠术的基本原理，对操作的全过程正确把握，对催眠状态的典型特征了然于心，对催眠过程中的突发事件妥善处理，娴熟、准确地运用暗示指导语，真切地洞察受术者的种种反应，并能恰当地控制自己的姿态、神情、语音、语调和节奏。

4. 催眠师的服饰与态度

催眠师的服饰与态度是一种重要的暗示源。它对受术者会产生潜移默化的、举足轻重的影响，对催眠施术的成败有着不可低估的作用。

具体说来，催眠师的服饰要整洁、庄重。过于邋遢，会使受术者产生轻视态度，降低催眠师在受术者心目中的威望。另一方面，催眠师也不必刻意装扮自己，过分的装扮或者服饰奇异，会分散受术者的注意力，还会使受术者形成催眠师华而不实，甚至是油滑的印象。一般说来，整洁挺括的西服，庄重整齐的发型，会使人体验到威严、镇静、有条不紊的感觉，从而形成强大的暗示力量。

与服饰相比，催眠师的态度显得更为重要，由态度所构成的暗示力量更为强大。那种粗暴、冷漠、玩世不恭、唯利是图、高人一等或曲意逢迎的态度会令人感到厌恶，强烈地干扰施术时催眠暗示的顺利进行。一般说来，在与受术者的接触中，催眠师在态度方面要做到以下几点。

（1）态度要和蔼可亲。以一种真诚地帮助受术者解决问题的态度出现，视受术者的疾苦为自身的疾苦，使受术者感到，催眠师是像解决自身的问题一样帮助自己消病祛灾。这样，就产生了“自己人效应”，引起心理上的强烈共鸣，施术时的暗示则将畅通无阻，容易产生较好的催眠效果。当然，如前所述，态度和蔼可亲也要有个尺度。过于“和蔼可亲”，则可能失之于卑躬屈膝，结果与初衷正好相反了。

（2）态度要从容不迫。大部分人对催眠术都不甚了解，或多或少地对催眠术有一种疑惑的感觉。倘若催眠师手忙脚乱，态度慌张，就会增添受术者的疑虑。从容不迫的态度可以给受术者带来镇定感，其疑虑将一点一点地消除。

（3）态度要真诚。无论是从容不迫还是和蔼可亲，都应当是真诚的，是从内心深处自然流淌出来的，而不是故意造作的。这点非常重要。如果受术者感到催眠师的亲切、镇静的态度是出于伪装、敷衍，便会对催眠师产生巨大的厌恶感，逆反心理便油然而生，任何催眠效果的获得都是不可能的。

5. 催眠师要有高度的自信心

中华民族是一个以谦虚为美德的民族。尤其是知识界人士，总是避免有任何骄傲自满、口出狂言的表现。这当然值得褒奖。不过，在面对受术者的时候，满口谦辞则是一大忌。例如，催眠师对受术者说：“我现在对你实施催眠术，能不能成功我也没多大把握，当然我会尽力去做的。”这类看似谦虚的话却构成了消极的暗示，往往导致催眠施术的失败。所以，催眠师要有高度的自信心，并且这种自信心要自然地流露出来。

催眠大师马维祥先生曾说过这样的话：催眠术的成功，从实质上看，就是催眠师的意志战胜了受术者的意志，进而发生心理上的感应，最终导致催眠师对受术者意志的全面控制。此言一语中的，切中要害。欲战胜他人的意志，自己就必须有高度的自信心。倘若自身犹豫恍惚，信心不足，战胜别人的意志只是一句空话。有经验的催眠师在施术前总是对受术者这么说："我曾经给许多人做过催眠术，他们都很容易地进入了催眠状态，经过测查，你和他们的情况都差不多，所以你也不会例外的。现在我就对你施行催眠术，相信你很快就能进入催眠状态。"总之，催眠师所表露出的高度的自信心，本身就是对受术者的一个非常有效的暗示。

6. 催眠师的注意力要高度集中

在催眠过程中，因为要不断地暗示，不仅要求受术者的注意力高度集中，同时催眠师的注意力也要高度集中，摒弃一切杂念。催眠师要以全副精神凝视受术者，观察受术者每一个最为细微的变化，努力建立起双方的感应关系。从来没有听说过心猿意马、三心二意的催眠师能获得成功的。与之相反，越是声名卓著的催眠师越是重视在催眠过程中保持高度集中的注意力。

此外，在催眠过程中，催眠师应注意以下若干问题。

在催眠过程中，不只是受术者的受暗示能力和催眠师的技能技巧影响到催眠施术的效果，催眠师自身的一些问题也可能对催眠的效果产生这样或那样的作用。所以，我们也把催眠师在催眠过程中应有的心态与恰当的行为列为催眠师应当具备的条件之一。

在催眠的准备阶段，催眠师应该情绪稳定，如果自身的内心处于焦躁不安状态，最好暂时不要对受术者施术。因为，当催眠师焦躁不安时，有可能做出种种冲动的行为。这样对受术者、对施术都极为不利。催眠师在施术前应首先调整好自己的心态，把自己的心态调整到自然平和的状态。

在准备阶段的另一注意要点是催眠师不能表现出任何矫揉造作的痕迹。由于催眠术本身带有神奇的色彩，受术者又多少带有怀疑与恐惧的心理，任何矫揉造作的痕迹都将被受术者视为弄虚作假的表现。

在催眠的导入阶段，催眠师自身的心态、能力与品质的重要性更加凸显出来了，并且对能否将受术者导入催眠状态起到举足轻重的作用。此刻，有些催眠师由于能力及技术上的缘故，未能做到正确地把握催眠的进程，而仅仅是使用了呆板的、机械的催眠暗示方法。他们完全从自己的角度出发，试图强迫受术者及早进入催眠状态。然而，暗示必须顺其自然才能使受术者进入催眠状态，任何强迫的方法都是徒劳无益的。这样的话，受术者无法接受其催眠暗示，无法产生与催眠师的暗示语相契合的体验，从而无法建立起双方心理上的感应关系。当出现这种“久攻不下”的情形时，催眠师的急躁、怨恨情绪便悄然而生，如果再出现“归因”错误的话，则有可能将催眠施术不顺利的原因归之于受术者，从而出现责备受术者、攻击受术者或嘲弄受术者的情况。这更加使得暗示的进程受阻，催眠师更加焦躁，如此循环往复，结果是越来越糟。

如前所述，催眠师的态度应当和蔼可亲，但是，如果对某个受术者抱有特别的好感也是不可取的。好感有可能导致感情用事，感情用事则可能或者迁就受术者，放慢暗示的进程；或者企图一蹴而就，超越必经的阶段。

有些心理治疗学家还认为，倘若催眠师对异性受术者怀有性欲方面的联想，或者是一种优越感，这种联想和感觉，特别容易在对受术者的诱导阶段中显现出来。尤其是当催眠师想使受术者为自己的催眠暗示自由操纵时，这些欲念会更加强烈。为了满足自己的这种不健康的心理而对他人实施催眠术的人为数不少。一方面，怀有这样的心理而导致自身注意力不集中，催眠师很难使受术者进入催眠状态；另一方面，催眠师的这些欲念以及不知不觉中的自然流露，会招致受术者的鄙视或反抗，还有可能使受术者产生新的心理纠葛或心理因素。

此外，在导入阶段，当受术者正在暗示的轨道上顺利引进、逐步加深之时，有些施术者由于自身个性上的懦弱，会出现犹豫不决、欲行又止的情况。催眠的实践告诉我们，如果错过将受术者导入更深一步状态的“关键期”，受术者可能回复到清醒状态。

在催眠的深化阶段，催眠师本身也有可能产生与导入阶段相类似的困扰。由于无法理解和消除受术者身上还残存着的不安和紧张心理以及可能出现的反抗行为，催眠师很可能会对受术者产生敌意与反抗，进而出现攻击性的态度与行为。这些对受术者催眠程度的深化当然是不利的。此时，催眠师应克制自己的感情，冷静理智地对待受术者，通过仔细地观察与一系列有目的地试探，发现受术者不安与紧张的根本原因所在。也可以暂时停止深化的步骤，采用恰当的暗示语和放松法以彻底消除受术者的不良情绪。之后，再进行深化的步骤。

在治疗和觉醒阶段，还有若干问题应引起催眠师的重视。例如，在治疗阶段，催眠师在一定程度上要发挥受术者的能动作用，以消除各种心理上的疾患。如果受术者始终是在被动状态下接受治疗，那么清醒以后对催眠师的依赖性也将很大，甚至会产生移情现象。有些催眠师为了一时的治疗顺利，始终使受术者处于被动状态，而不设法调动其自我的健康的心理潜能，这么做往往只能收效于一时，而不能从根本上消除受术者的心理疾患或各种心因性疾病。

在觉醒阶段，催眠师经常出现的一个错误就是有些人由于自身心态不够健康，支配别人的欲念强烈，或由于留恋在催眠过程中自身体验到的优越感，迟迟不愿为受术者解除催眠状态。在此需要着重强调的是，当受术者被维持在一种“无所事事”的催眠状态中时，潜意识中会体验到强烈的欲求不能满足之感。在度过一段“无所事事”的催眠状态而觉醒后，受术者会发生智力倒退现象或产生企图沉溺于催眠心态的情况。

四 受术者

并不是所有的人都能接受催眠术，也不是所有接受催眠术的人都能取得良好的效果。那种包治百病和对人人有效的方法只是江湖术士骗人的鬼话。这里所要表达的意思是：受术者也得符合一定的条件。受术者在催眠过程中也应注意自身心态的调适（当他们的意识还未达到一片空白的时候）。

1. 受术者的智力及理解力

催眠是通过暗示而起作用的。暗示取得效果的先决条件是受术者能充分理解该暗示语的内涵。可以这么说，受术者对暗示语理解得越深、越透，暗示的效果就越好。反之亦然。受术者必须具备一定的智力水平、知识水平和理解水平，那些智力过于低下、迟钝的人，无法接受催眠术。因为他们既不能很好地理解暗示语，也不能长时间地、有意识地集中注意力于某一观念或客体。催眠术对这些人不起作用，不必对这些对象实施催眠术。

2. 受术者的身体状况

在受术者出现高烧、腹泻或患有瘙痒性皮肤病时，不宜施行催眠术。另外，在受术者感到过冷或过热的情况下也不宜实施催眠术。因为在上述情况下，受术者的注意力很难集中，这样或那样的内外刺激将使之发生分心现象。

3. 受术者的精神状态

那些对催眠术不甚了解的人们总以为在受术者将要睡觉之际实施催眠术效果最好。其实，情况恰恰相反，在受术者疲劳欲睡之际最不宜，也最不易实施催眠术。究其原因，此时的受术者或因过度疲劳而进入正常睡眠状态，或因过度疲劳而注意力涣散。在这两种情况下，催眠施术都很困难。而当受术者精神饱满之际，注意力最容易集中，也易于接受催眠暗示。

4. 受术者要有正确的信念

"心诚则灵"常被人理解为唯心主义的一种表现。其实，对于以心理暗示为机制的催眠术来说，成功的一半是来自于受术者的"心诚"——即怀有一个正确的信念，催眠术是有益无害的，催眠术能帮助自己解除生理、心理上的疾患。有人认为，催眠实质上是自我催眠，是自己把自己导入催眠状态。从某种意义上来说，这句话很正确。它道出了一条真谛——如果受术者没有坚定正确的信念，催眠师很难将受术者导入催眠状态。在催眠过程中最大的障碍——受术者的紧张与不安心理，是由于受术者缺乏对催眠术的正确信念而引起的。

5. 受术者的受暗示性能力

在正式进行催眠施术前，催眠师都要对受术者的受暗示性能力作一番测量。这一必经的程序本身就透露出一条消息，受术者的受暗示性能力直接影响到催眠施术的效果。国外的一项统计数据表明，大约有5%的人根本无法进入催眠状态，哪怕是浅度催眠状态。在这一群体当中，很大一部分人就是受暗示性能力极低的人。

6. 催眠过程中的受术者

作为催眠施术的对象——受术者，在催眠过程中会有种种心态与表现。这些心态与表现有些会促进催眠施术的顺利进行，有些则妨碍催眠施术获得良好的效果。因此，这些心态与表现值得催眠师和受术者的高度重视。

在准备阶段，受术者常因自己即将陷入全无知觉的催眠状态而感到不同程度的紧张与不安，由此而产生一些抗拒反应。这些反应常常以抱怨客观条件如周围环境不安静，椅子太高、太硬，自己身体上有所不适等表现出来。其目的是想逃避或延缓接受催眠术。此时，催眠师应看到问题的本质所在。一方面，尽量满足受术者的要求；另一方面，应着重在以各种方式消除受术者的紧张与不安感上下功夫。

另一种情况是受术者采取较催眠师优越或积极的态度，根据自己对催眠术一鳞半爪的知识，主张采用某种方法。或者是抱怨催眠师所采用的方法不当，应当如何如何。对于受术者所提的方法，催眠师不妨考虑其可行性。同时也要婉言指出，受术者所提的方法有哪些不符合催眠术规律或不切实际。总之，催眠师应努力建立起一种以催眠师为主导的合作关系，受术者本身也应充分意识到这一点。只有这样，催眠施术才能顺利进行。

受术者有时也会表现出一味依靠催眠师，主观上不作任何努力与配合的态度。这种态度同样也是不可取的。

在导入阶段，受术者常常会产生防御与警戒心理。一些人不是以全部注意力集中于催眠师所作的暗示诱导上，而是以监视的态度暗暗观察催眠师以何种表情、何种态度、什么样的方法、什么样的暗示语来诱导自己进入催眠状态。一些人（特别是在表演性的催眠中）故意不接受或违背催眠师的暗示诱导，想以此来试试催眠师到底有多大能耐。还有一些人，在催眠施术开始之时表现出各种强烈的抗拒行为，然而在某一暗示反应生成之后，则呈完全的被动、消极状态，无论催眠师做什么样的暗示，均无反应。应当说，上述受术者的心态与行为表现均不利于催眠施术的正常进行。

面对受术者的这些心态与行为，催眠师对其进行责怪或哀求都是徒劳无益的。正确的做法是：一方面，应以冷静的态度、简洁的语言向其说明这些心态与行为对他自身不利；另一方面，对这些心态与行为表面上不予理睬，视若无睹，同时反复赞扬他的某个已对暗示语起反应的行为，称赞他的理解力与悟性很高。然后一步一步地将其导入催眠状态。

在深化阶段，催眠师暗示受术者已出现幻觉、错觉以及要求他们做一些违反常态的动作时，受术者要么是绝对服从，依催眠师的暗示行事；要么就会出现抗拒行为的突然加剧。如果此时催眠师的暗示、发问触及一些最敏感的个人问题时，这种反抗会显得格外强烈。出现这种抗拒行为的根本原因在于催眠师未能把握好深化的时机，有超越暗示进程的状况出现。因此，催眠师在深化阶段应当特别谨慎小心，宜用“小步慢跑”的速度前进，以防止这种强烈抗拒行为的出现。如果因一时不慎出现了这种状况，应当及时回归到先前已经成熟了的暗示阶段。在反复暗示其舒适、轻松、愉快后，再采取进一步的措施。

在治疗阶段，受术者最容易产生的问题是由于受暗示性的高度亢进，而出现处处迎合催眠师的情况，尽管这种“迎合”是无意识的。一般说来，在施术前，催眠师已根据自身的知识结构和先前的经验产生了一种受术者大约是由于何种原因导致心理疾病的心向或定式。根据这一心向或定式，催眠师的暗示与发问都不同程度地带有某种倾向性。这种倾向性可能是正确的，也可能有所偏颇。此时如果受术者迎合这种倾向性，催眠师便认为已抓住了疾病的症结所在，从而在诊断与治疗上会出现各种失误。为防止这种偏向，催眠师应以暗示受术者自己说出疾病产生的缘由为宜，最好少做一些带有倾向性的发问。

在觉醒阶段，受术者可能产生的问题是感到在催眠状态中身心舒畅，因而在无意识中想一直沉溺于这种非现实的状态中，不愿回到现实生活中来。因而在逐渐清醒时停止自己的自发主动行为，一心想依赖催眠师，而自己不需要负任何责任。这样的受术者，回复到现实世界中来，可能耗时较长。当发生这种情况时，催眠师有必要采用一系列回归自然以及回复自主能动性的暗示，切忌强迫对方恢复清醒状态。在做了上述一系列的暗示后，再进行坚决、果断的觉醒暗示，帮助其顺利地觉醒。如果采用强行的觉醒方法的话，受术者在“清醒”以后可能会感到生理上的不适和心理上的焦虑。

第六章　催眠施术的过程与状态

不言而喻，如果对催眠施术的过程与受术者在催眠过程中的状态知之甚少，那么想真正娴熟地掌握催眠术只能是一句空话。在本章中，我们将尽可能详尽地对之进行描述，以使读者对催眠施术的过程与状态有一个全景式的、深入的了解。由于将受术者导入催眠状态的方法是整个过程的核心，而且具体方式又是多种多样，所以将另立专章讨论。

一　施术的过程

我们以为，在任何一次非表演性的、以治疗身心疾病或开发潜能为目的的催眠施术过程中，应包括以下八个步骤：

——谈话；

——暗示性测查；

——术前暗示；

——导入；

——深化；

——治疗或开发活动；

——恢复清醒状态；

——解释和指导。

下面将分别讨论这八个步骤。

1. 谈话

当有人来到催眠师处要求接受催眠治疗时，催眠师首先要做的就是与当事人以及当事人的亲友进行谈话，以了解当事人所面临的问题。谈话的目的有两个。

其一，了解当事人所面临的问题是否可以运用催眠术予以解决，这是因为催眠术并不是可以包治百病的灵丹妙药。它可以治愈一部分疾病，但不能治愈所有的疾病。有些疾病使用催眠术治疗，可能会产生相反的效果。不能使用催眠术的情形如下。

（1）精神分裂症和其他一些类型的精神病。因为这些疾病的患者在催眠的作用下容易发生催眠性幻觉、妄想，从而使疾病诱发或病情加重。

（2）脑器质性损伤并伴有意识障碍的患者不宜接受催疗治疗。对这类病人，若使用催眠术可能使其症状加剧。

（3）冠心病、动脉硬化患者也不宜接受催眠治疗。这类病人在催眠状态中有所发泄时，情绪可能会明显波动而导致不良后果。

（4）对催眠术有严重的恐惧心理，经解释仍不能接受催眠治疗的人，也不宜实施催眠术。

对于那些不适宜使用催眠术的人，可通过劝告的方式，说服他们到其他地方，用其他方法治疗。

其二，通过谈话以及诊断分析，可以对当事人问题的症结所在有一个大致的了解。当然，对于大部分心理问题，当事人的叙述往往是有偏颇的，但即使是“偏颇”本身也颇具价值，它们很可能就是深层问题的线索。如果催眠师在施术前不对这些情况有一个大致的了解，在进行实质性的治疗时必然带有很大的盲目性，这当然是不可取的。

2. 暗示性测查

催眠与暗示有着非常密切的关系。可以这么说，没有暗示就没有催眠。催眠术之所以能够大显神通，究其本质，是由于人类普遍具有接受暗示的特征或曰本能。一个毋庸置疑的事实是：人与人之间存在着巨大的个体差异，正如地球上找不到两片完全相同的树叶一样，世界上也找不到两个完全一样的人。正是这种差异，使得人类社会千差万别，丰富多彩。也正是这种差异，使得我们对人的探究，以及普遍规律在具体人身上的应用变得相对困难。在催眠活动中，情况也是如此。尽管人们普遍具有受暗示性，并且对人类构成暗示的刺激物也是多种多样，但受暗示性的程度却有着不小的量的差异。在催眠施术时，如果对这种量的差异视而不见，以千篇一律的态度与方法对待所有的受术者，成功的概率将大大降低。即使是成功了，也只是偶然的巧合，而不是必然的结果。为对个体这种量的差异有较为明确的把握，知晓具体受术者的受暗示性的程度，以确定行之有效的催眠方式与方法，在施术之前，有必要对受术者进行受暗示性的测查，测查方法如下。

（1）摆钟测验。准备好一支橡皮头铅笔和一个摆钟。摆钟最好是用透明而且带有小孔的玻璃球或塑料球制成，球上连着细线。在铅笔的橡皮头上按上一颗大头针或小钉子，把摆钟的线头缚在小钉子上。然后，在一张大白纸上画一个圆圈，圆圈的直径为 20~30 厘米。在圆圈内画两条互相垂直的直径。水平线标上 A、B；垂直线标上 C、D；圆心标上 X（见图 6–1）。

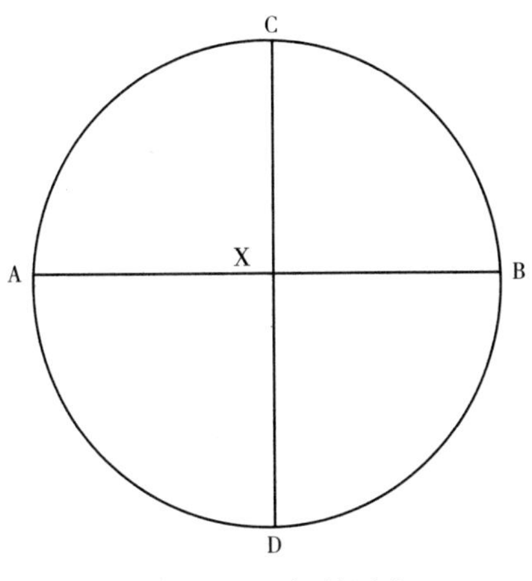

图 6–1 摆钟测验

要求受试者用两手的拇指和食指夹住铅笔，使摆钟对准圆心 X。受试者采取直立姿势，两脚并拢，两肘紧靠身体两侧，全身尽量放松。然后，要求受试者的眼睛由 A 至 B 往返移动，而头部保持不动。不一会儿，受试者就会感到处于圆心的摆钟在 A、B 之间往复运动。过几分钟后，再叫受试者的眼睛在 C 至 D 之间往返移动，头部保持不动。顷刻之间，摆钟就似乎在 C、D 之间来回摆动。最后，让受试者的眼睛改为圆周运动。这样一来，受试者就有可能感到摆钟的运动方向是沿着 A → C → B → D 进行圆周运动。

在测验中，不能感受到摆钟运动的受试者，就是受暗示性较差的人；明显感受到摆钟运动的人，为受暗示性较高的人；感受到摆钟运动，但又不很明显者，为受暗示性一般的人。

（2）前倾、后倒测验。要求受试者身体站直，两脚并拢，双手下垂。催眠师站在他的正前方或正后方，告诉受试者尽管放心地向前倒或往后倒，他是不会跌倒的，因为催眠师可以扶住他。然后，先轻轻地扶着他的头部作试验性的前倾或后倒，然后再要求受试者自行前倾或后倒。

后倒测验还有一变式：即让受试者背对着墙壁，站在离墙约 10 厘米的地方，两脚并拢、眼睛闭上。之后，催眠师发出指令，要求受试者迅速往后倒。受试者在往后倒时，头有时会撞到墙上，为了避免头部受到伤害，有必要在墙壁上与头部高度一致的地方，挂上一个软垫。

在测验中，受试者毫无顾忌地往前倾或向后倒，为受暗示性较高的人；受试者慢慢往前倾或向后倒，为受暗示性一般的人；受试者不敢往前倾或向后倒，或者在前倾、后倒前脚步先移动，为受暗示性较低的人。

（3）放下手臂测验。要求受术者端坐于椅子上，右手向前伸直，注意力集中于手掌心。然后，告诉受试者，现在右手的手掌变得非常沉重，愈来愈重，手掌心有发麻的感觉。之后再令受术者左手向前伸直，给予同样的指令。

在测验中，手掌有沉重感并体验到手掌发麻的受试者，为受暗示性较高的人。反之，则是受暗示性较低的人。

（4）合掌测验。要求受试者身体站直，两手侧平举，手掌呈对立方向。再令受试者双目凝视正前方。接着，告诉受试者，他的两只手正分别从左、右方向移动，两手的手掌渐渐地要合起来了，很自然地要合起来了，好像有磁铁在相互吸引一般。

若受试者果真能按催眠师要求的那样，双手的手掌能合到一起，则为受暗示性较高的人。如果连手掌相合的意向都很难看出，则为受暗示性较低的人。

（5）手臂摆动测验。要求受试者身体站直，两手自然下垂。然后，催眠师握住受试者的一只手，告诉他：现在我将你的手臂上、下摆动。你不要用力，由我来摆动，一切听其自然。将注意事项告诉完毕后，催眠师便摆动其手，反复若干次。在摆动过程中，催眠师逐渐减小用力程度。若是受暗示性较高的人，其手臂会自觉不自觉地自行摆动起来；若是受暗示性较低的人，如果催眠师用力小，其手臂的摆动幅度就小，反之亦然。

（6）躯体摇摆法。要求受试者身体站直，双脚并拢，双眼微闭。催眠师站在受试者的前面或后面，双手抓住他的左右手臂，做左右摆动。如果受试者毫不抵抗且经几次摆动后出现身体自行摆动的倾向，为受暗示性较高的人；如果受试者只是顺从催眠师的摆动，但没有出现身体自行摆动的倾向，为受暗示性一般的人；如果身体既不自行摆动，又有反抗倾向，为受暗示性较差的人。

（7）圈套式提问测验。催眠师准备好若干反映日常生活情景的图片或照片，告诉受试者，这是测验他的注意力的，但只给他 20 秒钟左右的时间，看完以后要回答一系列的问题，所以，请仔细察看。

在受试者看完之后，把图片或照片拿到一边或翻过来，同时进行一系列带有诱导性的关于图片或照片内容的提问。提问以 10 题左右为宜，其中大部分是真实问题，夹杂着两三个在图片或照片中完全没有的事项。例如，图片或照片中桌子上是翻开的笔记本，却问道:“桌子上的书是什么书?”再如，图片或照片中花瓶里插的是孔雀的羽毛，却问道:“花瓶中插的蔷薇花是几枝?”

数次都中“圈套”的受试者为受暗示性较高的人，反之，则是受暗示性较低或者是受暗示性一般的人。

（8）卡特尔 16 种人格因素测验。笔者经常采用《卡特尔 16 种人格因素量表》来作为检查受试者受暗示性水平高低的手段。上面所介绍的 7 种受暗示性测查手段更偏重于动作方面，而《卡特尔16种人格因素量表》较之其他测查手段，更能反映出受试者本身所固有的受暗示性的程度。换言之，卡特尔16种人格因素测验是对受试者心理上受暗示性程度的较为直接的测查。并且，它所揭示出的受试者的受暗示性程度不是那种印象式的反映，而是数量化了的反映。因而它的准确程度也优于先前介绍的若干种受暗示性测查方法。

《卡特尔16种人格因素量表》是由美国伊利诺伊州立大学人格及能力测验研究所的卡特尔教授所创立的。这16种人格因素的独特性、代表性及其意义，均经因素分析统计法、系统观察法及科学实验法而慎重确实。每一种因素的测量都可得到对受试者某一方面人格的清晰而缜密的认识，更可以对受试者的整个人格系统有一个综合的了解。《卡特尔16种人格因素量表》被当今的心理学家认为是一种最好的人格量表。

《卡特尔16种人格因素量表》中的16种人格因素是：乐群性、聪慧性、稳定性、恃强性、兴奋性、有恒性、敢为性、敏感性、怀疑性、幻想性、世故性、忧虑性、实验性、独立性、自律性、紧张性。每种人格因素都有两极状态，如乐群性：乐群外向——缄默孤独。每种人格因素又分为10个档次记分，最后便构成一条包括16种人格因素的曲线，从中可窥见受测者人格状况的基本轮廓。

我们发现，凡是乐群性、兴奋性、敏感性得分高者，都是受暗示性较高的人，比较容易把他们导入催眠状态。而那些以怀疑性、紧张性为鲜明人格特征的人，则很难使之进入催眠状态。譬如，怀疑性与恃强性都很高的人，往往要采用反向暗示才能奏效。而紧张性高的人，往往杂念丛生，心情很难平静；那么首先要使他消除杂念，心平气和下来，才有可能将他导入催眠状态。总之，通过《卡特尔 16 种人格因素量表》的测验，我们不仅可以对受试者的受暗示性程度有一个清晰、准确的把握，而且还能对他们的人格特征与具体情况有所了解。同时，也可以弄清受试者受暗示性程度不够高的内在原因究竟是什么。这样，催眠师就可做到心中有数，在施术时便可应付裕如。当然，运用这一量表检查受试者的受暗示性也有缺陷，那就是比较费时。另外，对量表曲线的解释也需要相当的水平。

（9）框棒测验与镶嵌图形测验。这两项测验原是心理学家用来研究人的“认知方式”的，主要用于测查一个人是属于场独立性者还是场依存性者。场独立性者属于不太容易受暗示的人，而场依存性者则属于受暗示性较强的人。可将这两种测验引进作为检查受试者受暗示性程度的客观指标。

框棒测验是由威特金创设的。具体做法是：令受试者在高度注视的条件下，将呈现在面前的位于一个方框中的直线调整到垂直的方位。实验结果发现，当框架偏斜时，它对于中间直线的方位判断有同化作用，而这个效应的大小因人而异。威特金由此指出，凡视觉中受环境因素影响大者均具有场依存性的特征；凡不受或很少受环境因素影响者均具有场独立性的特征。我们认为，前者就是受暗示性较强的人，后者就是受暗示性较弱的人。

镶嵌图形测验要求受试者在比较复杂的图形中用铅笔勾画出镶嵌在其中指定的简单图形（见图 6–2）。

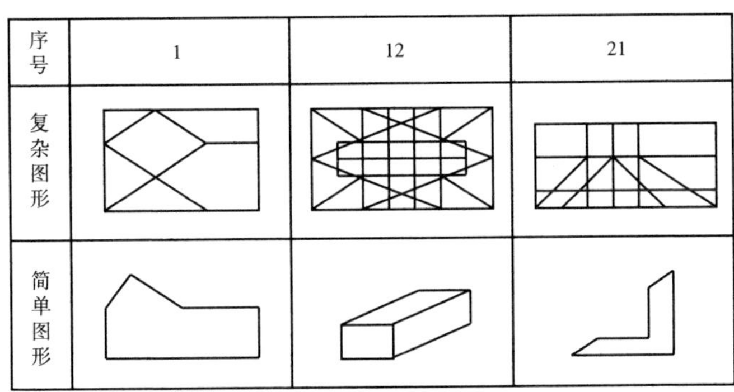

图 6–2　镶嵌图形示例

场依存性者对这些任务往往感到困难，主要原因是环境刺激对他们的干扰太大，这就表明他们的受暗示性程度较高。场独立性者却往往能够取得较好的成绩，这就表明他们受暗示性程度比较低。

需要指出的是，并不是催眠师对每个受术者都要进行这一系列的受暗示性测查。事实上，我们也没有将测查受术者受暗示性程度的所有方法全部介绍一遍。催眠师可以根据受术者的不同情况以及自身的偏好及熟练程度选用一种或数种测查方法。总之，只要能够真实客观地揭示出受术者的受暗示性程度就行了。

3. 术前暗示

目前，大部分心理学家和催眠师都承认催眠的心理机制是暗示。事实也充分证明：催眠术之所以有神奇的效果，完全是由于暗示的力量和作用。不过，许多人以为暗示是在催眠师正式施术之后才发挥其效应作用的。这是一个误解。这个误解往往是许多刚刚涉足催眠术领域的人，在练习施术时未能获得成功的一个重要原因。在受术者与催眠师面谈之时，暗示就已经开始了。这就是所谓的术前暗示。术前暗示的工作包括以下几个方面：催眠师的服饰与态度，向受术者作必要的介绍，让受术者横向交流，利用“行为感染”。这几个方面的工作与催眠施术步骤中的其他部分可能有交叉或重叠，但术前暗示作为一个重要的环节，我们还是想不厌其烦地系统介绍一下。

（1）催眠师的服饰与态度是一个重要的暗示源。关于这个方面，在催眠师的必备条件中已有阐述。总之，催眠师的服饰要整洁、庄重，态度要和蔼可亲又不卑不亢，从而给人以威严感、镇静感、亲切感、可信赖感。

（2）向受术者作必要的介绍。在施术前，对受术者介绍有关催眠术的一般背景知识是很有必要的。通常，受术者对催眠术一无所知，只是感到神秘莫测。心理学家认为，当人们处于对前景不知晓的情境中时，必然处于焦虑状态，而当人们为焦虑所控制和支配时，注意力会难以集中，情绪会处于不稳定状态。一言以蔽之，在这种焦虑心态左右下，受术者很难接受来自外界的暗示。所以，应在正式施术前向受术者作一些简单的介绍，以消除受术者的焦虑。

这种介绍一般包括催眠术的用途功效等，最为重要的是要使受术者知道接受催眠治疗有益无害。此外，介绍要简明扼要，过于冗长，有时反倒使受术者如堕五里雾中，愈来愈糊涂。这样就不是减轻了焦虑，而是增加了焦虑，结果与初衷正好相反。介绍不应是抽象的、纯理论的，而应以种种实例来说明问题。其理由在于，富于形象性的材料更便于人们接受。

（3）让受术者横向交流。有时，催眠师的介绍虽有理有据且娓娓动听，还不能使部分受术者信服。因为，在受术者的心目中，催眠师的介绍或多或少有“王婆卖瓜，自卖自夸”之嫌。如果一位已经接受过催眠治疗并取得良好效果的人现身说法，效果要好得多。因为他们属于同一类人，彼此的信任程度高，易于沟通也易于接受。

（4）利用“行为感染”。所谓“行为感染”就是指一个人的行为引起另一个人产生同样的行为。这种“感染”在日常生活中经常发生，是一种普遍的心理现象。譬如，看到有人在排队购买某一商品，自己对该商品并不了解或并不一定需要，但也会不自觉地跟着排队，并在无意识中认定该商品一定价廉物美。

在术前暗示中，也可以利用“行为感染”。例如，让一位尚未接受催眠治疗的受术者观看另一位正在接受催眠治疗并取得良好效果的受术者的表现，这将构成强烈的暗示作用。在前者接受催眠治疗时，就比较容易产生与后者相仿的、接受暗示的行为表现。在向那些对催眠术持怀疑态度的受术者实施催眠术时，这种术前暗示本身就构成了施术步骤中极为重要的一部分。

4. 导入

所谓导入，就是将受术者从正常的清醒状态诱导到催眠状态之中。不言而喻，这是催眠施术过程中最重要的一个步骤。如果我们不能将受术者导入催眠状态，那么，一切将无从谈起。换言之，催眠师的施术是失败的。既然导入是如此之重要，而且导入的方法又多种多样，所以，有关导入的方法，即催眠的方法，我们将另辟专章介绍。

5. 深化

对于一些身心疾病的治疗和潜能的开发来说，较浅的催眠程度就已经足够了。对于另一些身心疾病的治疗和潜能的开发来说，达不到中度或者深度的催眠状态，就很难收到预期的效果。有鉴于此，将受术者受催眠的程度予以深化，有时不仅是重要的，而且也是必要的。

深化的方法有以下几种。

（1）倒数法。当受术者已进入浅度催眠状态以后，催眠师以坚定、有力的口吻向受术者下达指令："你已经进入催眠状态，但程度还不够深。下面我开始数数，从10数到0，随着我的数数，你全身的气力将逐渐消失，眼皮会完全不能睁开，外面的声音将完全听不见，只有我的声音听得非常清楚……"反复暗示数遍后即开始数数，一般说来，受术者的受催眠程度会有不同程度的加深。如能在数数的过程中，夹杂着一些"你将睡着"一类的暗示语，效果则更好。

（2）正数法。暗示的方式和暗示语与倒数法基本相同，不同之处在于不是由 10 到 0，而是由 0 到 10。自然，所数的数目不是机械的，到底多少可由催眠师自行确定，一般说来，不宜太多。

（3）音乐法。所谓音乐法就是让受术者在催眠过程中，暂时不听催眠师的指令，而令其集中注意去听节拍器声、雨滴声或其他听了以后想睡觉的音乐。这是试图通过一系列的单调刺激而深化其催眠状态的方法。

在使用节拍器时，必须将节拍器调到一分钟 50 次的慢节奏上来使用。雨滴声和音乐同样也应该是慢节奏的。在让受术者听这些声音之前，催眠师就应暗示受术者，在听了这些声音以后，将会产生什么样的反应。在受术者听这些声音的过程中，也应间或暗示他们："你现在愈来愈想睡了，你正在逐步进入较深的催眠状态……" 实践证明，这种利用单调刺激加深催眠程度的方法往往能收到很好的效果。

（4）中断暗示法。有时，在反复暗示受术者进入较深催眠状态时，不能奏效，这使得催眠师大伤脑筋。如遇到这种情况，采用"中断暗示法"，可以收到意想不到的效果。

所谓"中断暗示法"，是指催眠师在施予催眠暗示的进程中，有意识地停顿一段时间，以使得受术者的受催眠程度渐趋加深的一种方法。具体做法是这样的。催眠师告诉受术者：你已经进入催眠状态，下面，我暂时不发出任何指令，在我不与你说话的这段时间里，你的整个身心将变得格外地放松，你将睡得愈来愈深……古人云：“此时无声胜有声。”确实，催眠师有意识地、适当地在催眠的进程中留下一段“空白”，往往胜过不停顿地暗示。

应当注意的是，在采用“中断暗示法”时，能否取得预期的效果，在很大程度上取决于“空白”时间长度的把握。中断时间太短，不能达到目的；中断时间过长，受术者有可能会突然觉醒或自动进入正常的睡眠状态。至于多长时间最为合适，尚无一个确定的指标，这里面个体的差异性很大。因此，在这一点上，催眠师的经验就显得尤为重要了。有经验的催眠师往往根据受术者的反应以及双方的感应而决定这段时间的长度。

6. 治疗或开发活动

如果仅仅是为了表演，当受术者到了适当的催眠深度后，催眠师下达指令，让受术者作出一两个令人不可思议的反应，整个过程也就结束了。然而，催眠师的大部分施术活动绝不是为了表演。他们的目的是要借助于催眠术进行治疗或潜能开发活动。所以，当受术者达到适当的催眠深度后（什么样的程度叫适度，是根据具体病症或开发项目而定的），治疗或开发活动便接踵而来了。

在谈到治疗或开发活动时，首先应当弄清的问题是，催眠术本身对治疗身心疾病以及潜能开发具有一定的效应作用。但另一方面，仅仅依靠催眠术本身还不能解决所有的问题。在许多情况下，催眠术要与其他心理治疗的手段以及开发潜能的方法结合起来使用方能显现出威力。

先说催眠术自身的效应作用。

催眠术本身最大的效应是具有极显著的放松和休息效果。无论是出于治病目的而接受催眠的人，还是出于开发潜能或表演目的而接受催眠的人；不论是进入较深催眠状态的人，还是只进入浅度催眠状态的人，在觉醒以后都会感到特别的轻松、舒适、精神振奋，好像是痛痛快快地睡了一觉。这种放松和休息的效果是如何获得的呢？说到底，是催眠的暗示效应引起受术者生理上的一系列变化——体温、脉搏、呼吸数、血压、基础代谢率的少许降低。其中也有偏高的数值恢复到正常，或者是正常的数值得以稳定。同时，过度的紧张解除了，头脑中的种种杂念渐次消失。这种状态使人们在生理上得到最好的休息，这种休息的效果是通常的睡眠所不能达到的。而这种生理上的充分休息又反过来影响人们的心理状态，使心理上产生安定感和舒畅感。

疲劳分为两种：体力上的疲劳和心理上的疲劳。所谓心理上的疲劳也就是情绪上和精神上的疲劳。对心理上的疲劳，人们往往不够了解，其实它更难以恢复。它是由过量的脑力劳动或者是苦于无力解决所面临的生活中的难题所引起的。但是，在催眠状态中，这种疲劳能够得到最迅速的恢复。所以，那些存在心理困扰的人们，在接受催眠治疗后，尤其感到轻松、舒适。

催眠术本身的效应除了具有极显著的放松和休息效果外，还对某些疾病有一定的疗效。譬如，对于心因性高血压、哮喘、荨麻疹、胃和十二指肠溃疡、糖尿病、脱毛症等疾病，催眠术都具有控制症状发展和治疗疾病的作用。究其原因，是催眠术在抑制植物性神经紊乱症状方面有镇静的作用。

在更多的情况下，催眠术是与其他方法结合起来使用的。这些方法包括以下五种。

第一，直接暗示疗法。所谓直接暗示疗法，就是将受术者导入催眠状态以后，催眠师以坚决、果断的语言直接暗示受术者：你的某些症状已经消除，并且不会再出现；或者是某种动作、某些行为已经形成或表现出来，并且愈来愈明显。

第二，幻想法。幻想法就是令受术者在催眠状态中，根据催眠师的指令进行有目的的幻想。通过这种幻想，来解除身心上的种种疾病，或者是控制、调节自己的身心状态。

第三，宣泄法。在精神分析学家看来，将自己的观念、愿望、欲求、需要、痛苦、烦恼、焦虑、冲突等压抑在心头而不流露出来，绝不意味着问题已经消失了，不复存在了。这种心理能量若不发泄出来而郁结在心头，将会导致内心世界更大的紊乱与紧张，从而以各种“变式”表现出来，这就是光怪陆离的心理疾病。

然而，我们还需看到，在清醒的意识状态中，越是那些压抑过深、性格内向的人，越难做到真正的宣泄。克制自身的情感流露，几乎成了他们的一种本能和习惯。在催眠状态中则不然，由于意识场的极度狭窄，所有的禁忌已不复存在，各种防卫的闸门统统打开。受术者可以将平时郁结在内心的种种欲求、需要、痛苦、焦虑毫无顾忌、淋漓酣畅地尽情吐露出来。通过这种尽情的吐露，压抑在心底的心理能量可以得到充分的释放，从而体验到一种前所未有的快感。从最低限度来说，心理疾病的症状可以大大减轻。因此，无论从任何角度来看，宣泄都不失为一种治疗心理疾病的有效手段。尤其是与催眠术结合使用时，效果更是非常明显。

第四，系统脱敏疗法。“系统脱敏”是行为疗法的一种治疗程序，即当反应处于抑制状态时，连续对患者施以逐渐加强的刺激，使其不适反应最终被消除。通俗点说，当一个人心理上的痼结过于强烈之时，一次性的暗示或者行为指导往往难以奏效。此时，只能渐次地消除其不良反应，渐次地建立其良性反应，才能逐步改变其不良行为，建立良好的、恰当的行为模式。自然，在清醒的意识状态中，通过各种手段也能达到这一目的。但是，如果和催眠术结合起来使用，效果将更快、更好。因为催眠暗示具有良好的累加性特征，更易诱发并巩固系统脱敏的作用。

第五，自信训练。接受自信训练的患者当然是那些自卑、不敢恰当地表现自己，对工作、对他人有恐惧心理，而且经常受到家里人、朋友和同事呵斥和使唤的人。他们并不一定甘于如此，但事实上又不得不如此。长时间的压抑和自卑，使他们往往染上其他种种心理疾病。自信训练，就是使人表达正常情感的训练，从而使压抑正常情感且表露在外的焦虑得以交互性地削弱或消除。其目的是使患者在社交场合中，能够充分自信地表达自己并感到满足，以取代他们先前那种对他人表现出的无能的、充满恐惧的反应。临床治疗学家经常在催眠状态中进行自信训练。因为在催眠状态中，最容易根除潜意识中深深地影响着患者观念、行为的病根，最容易建立起自信的观念。

7. 恢复清醒状态

当催眠师完成了一次施术活动后，一项必须做的重要工作就是将受术者由催眠状态恢复到清醒状态中来。在这一步骤中，需要注意以下一些问题。

无论受术者达到何种程度的催眠状态，或者甚至是乍看上去几乎没有进入催眠状态，恢复清醒状态这一步骤都是必不可少的。这一点至关重要。

在使受术者恢复到清醒状态之前，必须将在施术过程中下达的所有暗示解除（催眠后暗示除外）。例如，催眠师若在催眠过程中下达了受术者的手臂失去痛觉的暗示，而又不解除，那就会给受术者带来很大的麻烦，甚至是不必要的痛苦。

在受术者清醒以后，有些人可能会有一些轻微头痛、恶心的感觉，甚至极少数人还会有抑郁等不良反应。一般说来，这些感觉很快就会消失。如一段时间后仍不能消失，催眠师可再度将其导入催眠状态，对上述症状予以解除。

在受术者清醒以后，催眠师与受术者的谈话中应以下面的暗示为主，即暗示受术者各方面感觉都很好，不会有什么不适的情况。即使有，很快也会消失。若催眠师本身自信心不强，反复问受术者："你真的醒了吗？头痛吗？"这种带有高度消极暗示性质的发问，反而会诱发受术者种种不安和恐惧的心理。

具体的觉醒方法，我们将在催眠方法一章中作详细介绍。

8. 解释和指导

施术的全部工作结束以后，催眠师应对受术者作若干必要的解释和指导。解释和指导的内容包括以下三个方面。①告诉受术者有关进展情况。如果是比较严重的心理疾病，还得说明，这不是一两次催眠施术就能解决的，需要一个疗程方能彻底解决，以免受术者产生急躁情绪。②在日常生活中，应当做些什么、避免些什么、注意些什么。③特别重要的是，要竭力消除受术者对催眠师的依赖性、感恩态度，尤其是移情倾向，从而和受术者建立起正常的人际关系。以上诸点，虽是施术结束后的扫尾工作，但其重要性和必要性怎么强调也不过分，初学催眠术的人，往往对此有所疏漏。

二 催眠状态

对于催眠师来说，明白无误地知晓典型的催眠状态无疑是一项最基本的素质。这是因为，唯有明白无误地知晓典型的催眠状态，催眠师才能了解受术者已经达到了什么样的深度，是否达到可以进行疾病治疗或开发潜能的阶段。倘若缺乏这一方面的知识，催眠施术将陷于盲目的状态。这里将极为详尽地描述三种催眠状态，即浅度催眠状态、中度催眠状态和深度催眠状态。

1. 浅度催眠状态

在浅度催眠状态下，受术者会有如下一些表现。

从意识的清晰度来看，受术者的意识清晰度有较明显的下降。受术者肌肉松弛、全身乏力，有一种迷迷糊糊类似于通常似睡非睡的感觉。此时的受术者仍然保持着较高的认识能力与警觉、批判能力。对外界以及自我的意识仍然比较清晰。在这一阶段，催眠师的暗示如失当或超前，将引起受术者的抵抗。

从记忆方面看，即使催眠师暗示受术者记不住，受术者回到清醒状态以后，仍能回忆起整个受术过程中的所有事情。

在浅度催眠状态下，最突出、最典型的表现是观念运动。这就是经由催眠师的暗示诱导，受术者在意念上的运动引起实际上的运动。这种实际上的运动又进一步加强了原来的观念运动。就这样互为反馈，愈演愈烈，导致受术者的受暗示性愈来愈强，注意力愈来愈集中，进而一步一步导入催眠状态。有的学者指出，观念运动是从觉醒到催眠的中间环节和必经桥梁，此言极是！我们说，对受术者进行观念运动暗示，既是检查受术者是否进入浅度催眠状态的手段，同时也是将受术者导入更深催眠状态的方法。

在浅度催眠状态下的观念运动大致有以下几种表现。

（1）读心术。具体方法是，在桌子上凌乱地放着若干物品，其中有书、有文具、有水果，等等。受术者站在桌前，握住催眠师的一只手。此时，催眠师以强烈的意念想着某个物品，而受术者就能够伸出另一只手拿起这一物品。这绝非天方夜谭，也非迷信活动，而是观念运动中的一种常见形式。

（2）想象中的金属物摆动。用一根30厘米长的线系住一个金属物，线的另一端令受术者用手提起，悬空提在玻璃杯当中。然后，要求受术者集中意念想象这个金属物会自然摆动起来，撞击杯壁，发出响声。若受术者依法而行，系在线上的金属物就会自然摆动起来，发出叮叮当当的声音。若一面做着，一面嘴里说着，效果则更佳。

（3）肌肉运动的自由控制。在浅度催眠状态中，经过催眠师巧妙的诱导，可自由控制受术者的肌肉运动。

譬如，催眠师暗示受术者："你的两只手现在感到很重、很沉，不想动了，一点也不想动了……"在反复暗示并达到效果以后，再接着暗示："现在你的右手慢慢地、自然而然地变轻了，愈来愈轻了……手一点一点地被吸往天花板的方向。瞧，已经开始动了，轻飘飘地，轻飘飘地向上举起来了……"若受术者随着催眠师的暗示语而动作，便证明观念运动已经奏效了。

如受术者坐在椅子上，两手放在膝盖上，催眠师暗示道："你的手将慢慢地从膝盖上滑下去。"受术者往往也会依言而行。

还有一种方式就是让受术者身体站直，催眠师站在他的后面。催眠师从受术者身后将手伸到受术者的面前。然后，要求受术者凝神直视催眠师的食指，并下指令："尽量不要眨眼，看着我的指头。"几分钟后，催眠师又说："现在我把手放到后面去。在我把手向后放的同时，你的身体将慢慢地向后倒。"在反复做几遍这样的暗示后，催眠师将两手极为缓慢地靠近受术者的脸，但尽量不要碰到受术者的脸。之后左右手分别动作，从受术者的外眼角开始，通过鬓角的旁边，逐渐加快速度往后拉。此时，受术者会发生后倾现象，即产生观念运动。有时，也可根据实际情况把手放在受术者的肩上，稍稍地向后拉引，以进一步加强效果。

有时，催眠师不是通过言语暗示，而是通过动作暗示，也能引起受术者的肌肉运动。这种运动在清醒状态下也有可能，在浅度催眠状态中则更为明显。

譬如，令受术者睁开眼睛，催眠师以自己的手掌慢慢向其眼前移去，做出要推的示意动作，受术者也会向后倒去。再如，要求受术者模仿催眠师的一些突然的或者是滑稽的动作，受术者也能迅速准确、惟妙惟肖地模仿。

在浅度催眠状态下，受术者在观念运动中的种种表现，事实上是注意力已经高度集中了的曲折反映。这是因为，由观念引起运动，需要将注意力集中在此观念上。当全部注意力贯注于某一观念上时，会很自然地引起运动。一旦引起运动，注意力就会集中在运动上，其他观念则自然会受到抑制。总而言之，观念引起运动，运动强化观念，彼此相互作用、相互影响。所以，只要引起一点点观念运动，就会沿着这一轨道发展下去。若催眠师再作适当的暗示诱导，观念运动将愈演愈烈，从而出现受暗示性亢进的现象。

当出现上述表现之时，便证明受术者已进入浅度催眠状

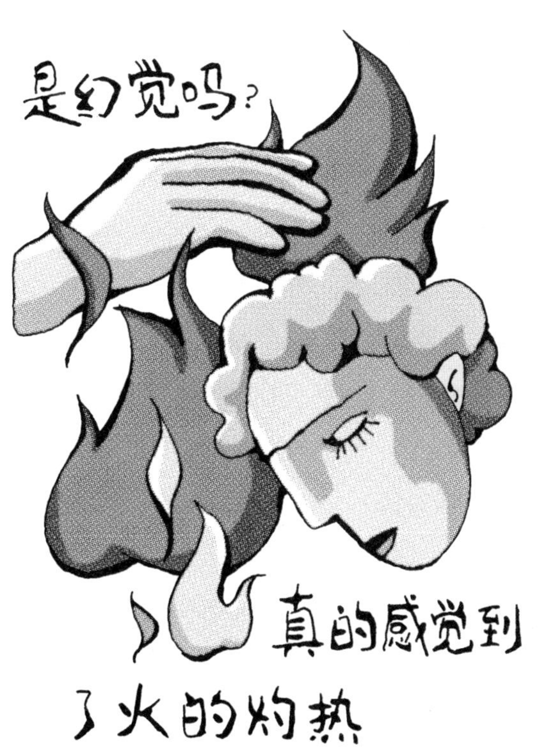
是幻觉吗？
真的感觉到
了火的灼热

态。催眠师继续诱导，使受术者进入更深的催眠状态，这时就可进行心理疾病的治疗或潜能开发的工作。对于以治疗疾病或开发潜能为目的，并非以表演为目的的催眠施术来说，有时当受术者进入浅度催眠状态就可以进行了。当然，一般是以进入中度催眠状态为宜，而且效果也比较好。

2. 中度催眠状态

中度催眠状态的表现比较显著，许多催眠表演都是在受术者呈现出中度催眠状态时进行的。因为这些表现已经足够神奇且令人吃惊了。

从意识状态来看，进入中度催眠状态的受术者，其意识场已大为缩小，呈蒙眬恍惚状态，认识能力、批判能力和警觉性已显著降低，像机器人一样，几乎是绝对地听从催眠师的指令。与此相应的是，自主能力、有意识行为也不复存在。但有时也会出现抵抗催眠师指令的现象。另外，在有些情况下，意识的清晰度呈跳跃状态，摇摆于觉醒与催眠之间。

受术者在醒复以后对整个催眠过程无法回忆，但有时也会出现零星的、片段的记忆。我们认为，能记住的部分内容，可能是处于觉醒状态阶段所发生的事情。

在中度催眠状态下，受术者心理上最为明显的变化表现在知觉方面。具体表现如下。

（1）幻觉和错觉的出现。在中度催眠状态下，经由催眠师的暗示，受术者可能出现幻觉或错觉。所谓幻觉就是知觉到实际上不存在的事物；所谓错觉就是对客观事物不正确的知觉。

在正常的清醒状态下，由于客观条件的作用，有些错觉，如几何图形错觉的出现是正常的；而幻觉的出现，就说明身心方面出现这样或那样的病变了。而在中度催眠状态下则不然，由于意识场的极度减弱，催眠师已经完全控制了受术者，换言之，受术者的意识已被剥夺。所以，幻觉与错觉的出现就不足为怪了，也不能认为这是身心疾病的缘故。至于出现什么样的幻觉与错觉，几乎举不胜举。只要催眠师指出存在什么，受术者就能“看到”或“听到”什么。

譬如，给受术者一杯清水，却告诉他这是糖开水或啤酒，受术者就能感受到糖开水的甜味或啤酒的清香。催眠师拿来一把椅子，告诉受术者，这是你妈妈，他们也笃信不疑。有一位催眠师拿了一支筷子，告诉受术者那是一根烧红了的火签，然后放到受术者的胳膊上，他果然感觉到很烫，并即刻将手缩了回去。触碰到的部位出现烫伤的痕迹，与常态下的烫伤别无二致。基督教徒所称的“圣痕”事实上就类似于这种情况。圣痕是指基督教徒们在想起耶稣被钉在十字架上的悲惨情景时，有些人的手心和脚心可能会像耶稣那样流血。这既非荒诞也非上天的旨意，而是由于宗教的力量与催眠术有暗合之处。

这种幻觉和错觉的另一变式就是知觉不到客观存在的东西。科学家们把它称为消极的幻觉。在中度催眠状态下，这种消极的幻觉也有表现。

（2）痛觉消失。在中度催眠状态下，如果催眠师暗示受术者身体的某一部分痛觉消失了，特别是在语言暗示的同时加以抚摸，受术者的痛觉就会基本或完全消失。此时，无论是用针扎或用手掐，受术者都将毫无痛觉。催眠术在施术过程中，常用此作为检查受术者状态的手段。在临床上，对于有些不适宜使用药物麻醉的病人，在实施手术时，常利用催眠中痛觉消失的现象作为镇痛手段。特别是在产妇分娩和牙科手术中经常使用，并收到较好的效果。中度催眠状态下的痛觉消失，并不仅限于表层皮肤，黏膜同样可以。喉咙的痛痒等感觉，亦可借助于催眠术而消失。

（3）感觉过敏。感觉过敏是指受术者在中度催眠状态下，经由催眠师的暗示，某些感觉变得特别灵敏，超过了正常的感觉能力，似乎感觉阈限大大降低。例如，有人曾做过一个实验，将手表放在离受术者两米远的地方，受术者依然能够听到手表嘀嗒嘀嗒的响声。而在一般情况下，在几厘米以外的地方放置手表，人们就听不到手表的响声了。为什么会产生这种现象？其中原因尚未探明，有人认为，这是由于在催眠过程中毫无杂念、注意力高度集中的缘故。

前些年，耳朵识字、手触摸认字之类的特异功能颇为流行，是真是假，众说纷纭。据国外的有关报道，在催眠实验中，催眠师令受术者闭目仰卧，给她几张从未见过的名片，让她试着以手指的触觉去辨认。她的判断相当准确，连名片上的住址、电话号码等小字都能“读”出来。

（4）肌肉强直。几乎在所有的催眠表演中，都出现肌肉强直这一节目。因为它既令人感到不可思议，又无任何做假的可能。肌肉强直的呈现是这样进行的：催眠师先令受术者攥紧拳头，使手臂肌肉紧张，手臂呈 90 度状，催眠师用力拉其手臂，如未能将其手臂拉平，则证明受术者的肌肉紧张度颇高，具备了全身肌肉强直的可能性。然后，暗示受术者全身肌肉紧张。如果催眠师在暗示某一部分肌肉紧张的同时，用手触摸该部位则更好。不一会儿，受术者全身肌肉绷紧，坚硬如铁，只有腹部肌肉依然松软，没有紧张。若是表演，可用两张凳子，分别将受术者的腿部和肩部搁在上面，这时，在受术者的腹部站上一个人也无妨。这里要特别提醒读者注意的是，切不可只将受术者的颈部或头部搁在凳子上，那有可能产生头颈部骨折的事故。另外，在表演完毕后，一定不能忘记暗示受术者全身肌肉放松，恢复到正常状态。

（5）自动书写。在中国，有一种源远流长、至今仍时有出现的迷信形式，这就是“扶乩”。具体做法是，在一根长约 1 米的圆棒中央放一根 20 厘米长的木棒，使之成为“丁”字形。横棒两端各由一人扶住，用竖棒的棒尖在装满沙子的沙盘上写字。扶捧的两人中以一人为主动者，另一人为助手。据搞迷信活动的人称：在这种情况下神与人便可沟通交流，上天的旨意通过持棒者的手书写下来。果然，持棒者在无意识之中写下了所要求得的答案，以及对未来的预测。这种方法，常使得观者和当事人不得不为之折服。

还有一种与之相类似的情况。拿一块用桐木或杉木制成的心形木板，约厚1厘米，长20厘米，宽15厘米。心形木板的前面两侧各装上3厘米的脚，在后侧的尖端部分开一个小洞，插上铅笔，再加上前端的两只脚，合计有三只脚。手放在上面，板子会自动移动。实验者待被试内心平静，注意力高度集中后，命令他“动！”最初，被试画出的是一些无意义的图形，不久就有可能画出有意义的文字和图案。实验者若对被试提出一些问题，被试的手会无意识地移动，画出相当于答案的文字。这一方式后来也为迷信活动所采用。

果真是上天“显灵”吗？不！现代心理学已经揭示了它的奥秘，这是在无意识状态中所产生的一种被称为“自动书写”的现象。这种现象，可以经过训练而产生。而在中度催眠状态下，则可能自行出现，唯一的条件是催眠师下一道指令。

在这里想顺便提及一下，自动书写现象对于某些心理疾病的治疗是很有用处的。美国催眠术权威莱斯利·勒克龙指出：“人手自动写字可能是研究潜意识心灵、取得信息的理想途径。必须了解，潜意识知道现在正在引起情绪障碍和身心疾病的原因。这正是我们想获得的信息。在人手自动书写中，可以对潜意识提问，回答会通过书写表示出来。有时潜意识甚至可能自动提供信息。”因此，在临床上，催眠师常常通过受术者的自动书写来窥探受术者意识不到的、隐藏在潜意识中的、形成其心理病变的关键因素。

在中度催眠状态下，受术者的认识能力、批判能力已显著下降，自主能力、警觉性也几乎不复存在，然而，在有些情况下，在有些受术者身上，意志的支配作用和具有反暗示性的伦理防线间或还能起一定的作用。例如，若催眠师要求受术者做一些严重违反其人格基本特征或伦理观念的事，可能会遭到拒绝，反复暗示，有可能会使之惊醒。这说明，在中度催眠状态下，受术者还残余着一些自我支配能力。当然，并不是所有的受术者都是如此。

3. 深度催眠状态

在深度催眠状态下，受术者的意识场已极度缩小，注意力已达到了高度集中。除了与催眠师保持有效的感应关系外，对其他刺激毫无反应。面部表情呆板，毫无生气，绝对服从催眠师的指令。与其相比，在中度催眠状态下，受术者或可能拒绝或可能延缓或可能部分改变催眠师的指令。道理很简单，这是由于意识状态不同的缘故。

在深度催眠状态下，受术者的典型表现如下。

（1）记忆的变化。在深度催眠状态下，受术者的记忆能力会发生显著的变化。这种变化是双向的，既可能是记忆能力全部丧失，也有可能是记忆能力极度高涨。

先说记忆能力的丧失。

在浅度或中度的催眠状态下，受术者在清醒以后，能够几乎全部或部分记住在催眠过程中所发生的事情。但当受术者进入深度催眠状态，在觉醒后，基本上是无法回忆起催眠过程中所发生的任何事情，呈完全遗忘状态。唯一能够知晓的是极为舒服、痛快地睡了几个小时，感到精神抖擞，情绪高涨。对于某些心理疾病的治疗来说，这种对催眠过程中所发生事件的遗忘是必要的。如果记住这一过程，对疾病本身的康复不利，还有可能会留下新的阴影。所以，在催眠过程中，催眠师的治疗完毕以后，一般都要作出暗示，要求受术者忘记催眠过程中所发生的事件。

从另一方面看，在深度催眠状态下，经由催眠师的暗示，受术者的记忆能力会极度高涨。在一次催眠实验中，催眠师要求一位学中文的女大学生记住5个她从未听说过的、以外国人名命名的心理学名词，她记得非常牢固，尽管只听了一遍。笔者也曾做过类似的实验，结果与上述事例基本相同。据专家们分析，之所以会产生这种记忆能力亢进的现象，是由于在深度催眠状态下不像在正常的清醒状态下，有过多的杂念和干扰以及人们天生的惰性，也不会因各种无关刺激的作用而妨碍注意力的高度指向与集中。换言之，在深度催眠状态下，“神经噪声”大大降低，信息传导畅通无阻，故而能够铭记在心，终生难忘。

治疗学家们还发现，利用深度催眠状态下记忆能力亢进的现象治疗神经症，效果很好。因为，造成神经症的原因，常常是一些过去的经验，特别是会激起强烈激情状况的经验。在催眠状态下，经由催眠师的暗示，可使受术者回忆起最初的体验。于是，当时的激情会逐渐淡薄，从而有助于神经症的治疗。

（2）人格转换。人格是什么？定义起码有50种，最为简明的说法是：人格是人的特点的一种综合。人格也是一种心理现象，人有表现于外的、给人印象的特点，也有在外部未必显露的、可以间接测得和验证的特点。这些稳定而易于分阶段的特质模式，给人行为以一定的倾向性，它表现了一个由表及里的、包括身心在内的真实的个人——人格。由此可见，稳定性是人格的一大特征。“江山易改，本性难移”就是这个意思。

然而，在深度催眠状态下，能够使受术者的人格转化为他人的人格，甚至转化为动物。譬如，催眠师暗示受术者是歌星，他就像歌星似的，边跳边唱起来；暗示受术者是政治家，他马上就能以伟人的姿态，发表施政演说。有位催眠师曾做过这样的实验：暗示A少年：“你是B！”然后，喊出他的朋友B的名字时，A就会开始表现出B的态度、声音和外表上的一些显著特征。你问他的名字，他会回答自己是B。问他住在哪儿，如果他先前知道B的住址，就会据实回答。给人的感觉，他就是B。可是，问他出生年月和兄弟姐妹名字时，这些答案A原先不知道，于是便以自己的出生年月作答，再凭空想象出几个名字。一位苏联催眠师曾暗示一名受术者：你现在就是列宾，你现在以列宾的身份来作画。结果，受术者所作的画果然有列宾的风格。我们认为，画中的列宾风格不能简单地看作是技法上的相似，而是受术者的人格转换成了列宾的人格。当然，这也是有条件的，如果这位受术者对列宾的人格一点也不知道，这种转换当然是不可能的。

另外，把受术者由人的人格转换为动物的特性也不是完全不可能的。催眠师暗示受术者变成了鸟，展开翅膀，在天空翱翔。受术者就会以双臂作翅膀，上下摆动，在屋里转圈子。甚至暗示受术者变成了狗，他也会在地上爬。这近乎恶作剧了，如果不是因实验所需，催眠师是不会这样暗示的。如下了这样的暗示，也会严格保密。

利用深度催眠状态下的人格转换现象，可以矫正一些比较顽固的人格障碍，如偏执型人格障碍、分裂型人格障碍、自恋型人格障碍等。这些人格障碍的矫正在通常情况下是不容易的。由于在深度催眠状态下人格可以转换，因而可通过令其扮演正常人格的角色，而最终为该角色所同化。

（3）年龄变换。年龄变换，可视为人格转换的一种特殊形式。受术者可以倒退到童年期，也可延展到老年期。需要指出的是，这种年龄变换并不是实际上的年龄倒退或延展，而是角色行为的变化，即受术者表现出童年期的角色行为或老年期的角色行为。

有些人认为年龄倒退的现象，就是使受术者恢复所暗示的年龄当时的记忆，并按此付诸行动。这是一种误解。有位催眠师让一位40多岁的男性年龄倒退到6岁。对他说："这里是幼儿园，你唱一首歌吧。"结果，受术者并没有唱起他童年时代所唱的歌，而是唱了一首他女儿（正在幼儿园）所经常唱的一首歌。这首歌在他的童年时期是没有的。由此可知，这位受术者是于无意识中自行采取了符合催眠师所暗示的年龄和这一年龄所特有的思想与行动。换言之，这种年龄倒退，并不是让受术者回到过去，而是与人格转换一样，采取了某一种"角色行为"的表现。

诱导年龄变换的方法多种多样。我们这里只介绍两种方法。一是数数法。催眠师说："现在我倒数你的年龄，随着我的数数，你就会逐渐变得年轻起来。现在开始：30、28、26、24……"最后在那个年龄阶段停止，就会有那个年龄阶段的表现。年龄延展的方法也是如此。二是呼吸法。催眠师说："现在我让你进行深呼吸，每呼吸一次，你的年龄就减去一岁，我让你停止深呼吸的时候，你就处于那一个年龄阶段，现在开始……"

以上介绍了受术者在深度催眠状态下的种种表现。一般说来，对于治疗大部分身心疾病和潜能开发来说，是没有必要将受术者导入这种深度催眠状态的；如果催眠师的道德品质不良，就有可能利用受术者的深度催眠状态进行违法犯罪活动。因为，在这种状态下进行催眠后暗示，受术者在觉醒后会毫不犹豫地去执行，并且全不知晓是谁指使他这么做的。在西方国家中，经常可以看到罪犯利用催眠术进行性犯罪、盗窃活动、伤害他人等案例。前面所说的"海德堡事件"便是最典型的一例。

三 催眠程度的检测指标

在催眠过程中，催眠师对受术者的催眠程度要做多次检测。其目的在于：①从其反应看受术者是否已进入催眠状态；②从其反应看受术者的催眠程度是否与治疗疾病或潜能开发活动所要求的催眠程度相匹配；③其检测过程本身也是深化受术者催眠状态的有效手段之一。在催眠过程中对受术者催眠程度的检测不仅是重要的，而且也是必要的。倘若催眠师在催眠过程中，对受术者的催眠状态不予以检测，或者是对检测指标模糊不清，催眠施术的成功和治疗疾病、潜能开发活动的成功都是很难有保证的。这里，我们将结合三种催眠状态——浅度催眠状态、中度催眠状态、深度催眠状态，对催眠深度的检测方法、检测指标逐一加以介绍。

1. 浅度催眠状态的表现与检测

（1）眼皮沉重。暗示语：你的眼皮现在非常沉重，不想睁开，完全不想睁开，但是非常舒服……你的眼皮好像被胶水粘上了，越是想用力睁开，反而倒闭得越紧……非常沉重，怎么样也睁不开……好的，你现在可以试一下，睁开你的眼睛，使劲、再使劲……

评分：

0 分——不知不觉中睁开眼睛。

1 分——眼皮粘住，有沉重感，不过经过努力还是可以睁开的。

2 分——不想睁开眼睛，一直闭着。

3 分——想睁开眼睛，事实上却无法睁开。

4 分——想睁开眼睛，反而闭得更紧。

（2）手臂沉重。暗示语：现在你让全身保持放松，以你感到最舒适的姿势坐着（或躺着）。将注意力集中于右手臂（左利手者则将注意力集中于左手臂）……现在你的右手臂开始有沉重感，整个手臂显得愈来愈重……更加沉重，非常沉重，整个手臂好像灌满了铅似的。你的手臂现在一点也不想动、完全不想动。没法把手臂举起来。你的手臂不能动了，想举起手臂，可是一用力以后，反而更加沉重……你试试看，你抬抬你的手臂看……使劲、再使劲……

评分：

0 分——没有什么感觉，手臂伸举自如。

1 分——手臂确实有沉重的感觉，不能举高，但努力尝试后，仍可举起。

2 分——不想举高手臂，努力尝试，仍举不高。

3 分——即使想举高手臂，也举不起来。

4 分——想举起手臂，但举不起来，努力尝试后，反而感觉手臂更加沉重。

（3）手指交握。暗示语：请你伸出两手，张开手指，互相交握，全身保持放松状态……现在，请将你的注意力高度集中在交握的手指上，不要有任何杂念。渐渐地，你会感觉到手指上的力量愈来愈大，两手握得非常紧、愈来愈紧……现在，你的手指不能伸直，也不能分开，越是想用力分开两手，反而握得越紧……你试试看，试着将两手分开，使劲，再使劲……

评分：

0 分——没有什么感觉，随时可以轻松地将手分开。

1 分——确实感觉到两手紧握，不能分开，但是经过努力尝试，还是可以分开的。

2分——不想分开两手，也不能分开。

3分——想分开两手，事实上却无法分开。

4分——想分开两手，事实上却握得更紧。

（4）手臂僵硬。暗示语：现在你的左手臂侧横举，左手握成拳……手臂伸直，紧握拳头……把注意力高度集中在举起的手臂上。此刻，你想象你的手臂变得僵硬……越来越僵硬……渐渐变硬……变得非常僵硬……你再注意举起的手臂的感觉，手臂已经变得非常、非常僵硬了，好像一根铁棒那么坚硬，完全不能弯曲，一点也不能弯曲，越是努力想弯曲自己的手臂，手臂反倒显得越僵硬。……你试试看，试试自己的手臂还能不能弯曲……使劲，再使劲……

评分：

0分——没有什么感觉，想弯曲手臂时，可以伸展自如。

1分——感觉到手臂僵直、不能弯曲，但是经过努力尝试后，仍然可以弯曲。

2分——不想弯曲，也不能弯曲。

3分——即使想弯曲手臂，但客观上也无法弯曲。

4分——即使想弯曲手臂，但事实上却变得更加僵硬。

（5）腰部僵硬。暗示语：请你尽量采取自己感到舒适的姿势，坐在椅子上（或躺在床上）。全身放松，再放松……渐渐地，你感到背部很温暖，腰部周围也有一股暖流在奔涌……请体验，请体验这种温暖的感觉，继续体验……接下来，你开始感到全身很沉重，身体好像十分疲倦，腰部逐渐有沉重的感觉。

整个人好像粘在椅子上（或床上）似的……非常沉重，愈来愈沉重……想要从椅子上站起来（或从床上坐起来），但事实上却无法办到。越是想站（或坐）起来，腰部的沉重感就越大、越强烈……好的，你现在可以试试看，试着站（或坐）起来……使劲，再使劲……

评分：

0 分——可以很轻松地站起来（或坐起来）。

1 分——感觉上似乎不能站起来（或坐起来），事实上还是可以站起来（或坐起来）。

2 分——不想站起来，客观上也无法站起来。

3 分——即使在主观上想站起来（或坐起来），可事实上却无法站起来（或坐起来）。

4 分——主观上想站起来，但客观上腰部反而变得更加沉重、僵硬。

表 6–1 浅度催眠状态检测得分统计

项目 \ 得分	0	1	2	3	4
眼皮沉重					
手臂沉重					
手指交握					
手臂僵硬					
腰部僵硬					

合计：________

经验公式：

0～5 分：无反应状态。

6～8 分：初期反应状态。

9～11 分：边缘状态。

12~14 分：进入状态。

15~20 分：高度进入状态。

2. 中度催眠状态的表现与检测

（1）幻味（酸）。暗示语：现在，你开始想象酸梅的味道，你的眼前摆着许多酸梅。你将注意力高度集中于口腔，你会发现你的口腔里渐渐变得酸起来，好像吃了酸梅一样。现在你的嘴巴里越来越酸……继续将注意力集中于你的口腔，继续体验口腔里越来越酸的感觉……继续体验，好的，现在你的口腔里“酸”的感觉越来越强烈了……

评分：

0 分——没有任何酸的感觉。

1 分——感觉上是有点酸，可是并没有什么酸味。

2 分——不知道是什么味道，可能是酸味。

3 分——有酸味，但感觉并不强烈。

4 分——在表情和主观上，都明显呈现出有酸味的反应。

最后要说明一点：幻味的检测不仅仅是幻酸一种形式。幻甜、幻咸、幻苦等均可。这里仅是以幻酸为例。

（2）幻嗅。暗示语：现在，请你在头脑中想象香水，在你头脑中呈现出一个情景，即在你的面前摆满了许多芳香馥郁的香水。此刻，请你将注意力高度集中于鼻子中，你会发现你的鼻子渐渐地“闻”到一股香味……你再仔细地感觉，你的鼻子闻到了很香、很香的气味，在你的头脑中也感觉到非常芳香的气味了。请你一定要集中注意力，仔细地闻、一定能闻到……好的，现在你告诉我，闻到香水的气味没有?

评分：

0 分——完全没有香水味的感觉。

1 分——感觉上是有点香，可是并没有闻到香水味。

2 分——不知道是什么气味，好像有香味。

3 分——有香味，但是感觉并不十分明显。

4 分——在表情和主观上，的确闻到了香味。

（3）幻触。暗示语：现在你全身再次放松，彻底地放松……好的，请将你的注意力高度集中于手臂，渐渐地，你感觉到你的手臂有点痒……越来越痒，非常痒……继续体验，继续体验手臂很痒的感觉……现在你告诉我，你的手臂是不是很痒?

评分：

0 分——完全没有痒的感觉。

1 分——感觉上似乎有点痒，但实际上并不痒。

2 分——没有什么确切的感觉，似乎是有点痒。

3 分——不太清楚手臂的感觉是什么，可能是痒的感觉。

4 分——在表情和主观上，都明确体验到了痒的感觉。

（4）幻听。暗示语：刚才你一直想着其他事情，没有注意听外面的声音。现在你静下心来，仔细地听外面的声音……仔细听，一只苍蝇正在你的周围“嗡嗡”地飞着，渐渐地飞过来了，向你的耳旁飞来……“嗡嗡”的声音非常嘈杂，飞得越来越近，声音越来越大……非常嘈杂，令人不堪忍受……你不用着急，仔细地听，一定能听到……现在你告诉我，你有没有听到苍蝇发出的“嗡嗡”的声音？

评分：

0分——完全没有听到苍蝇“嗡嗡”的声音。

1分——好像是听到什么声音，但实际上并没有。

2分——没有什么确切的感觉，好像是听到了什么声音。

3分——声音不太清楚，好像是听到了苍蝇“嗡嗡”的声音。

4分——在表情和主观上，确实感到苍蝇“嗡嗡”的声音非常嘈杂。

（5）幻视。暗示语：现在，请你想象眼前有一片宽广的草原，在远处可以看到淡淡的、朦胧的山峰，天空中没有一丝云彩，蔚蓝色的天空一碧如洗……接下来，把你的视线转移到草原上，草原非常辽阔，草地碧绿如茵。你再走近看，前面的花园里，盛开着许多美丽的花朵，万紫千红，美不胜收，多么美丽的花啊！……现在，请你集中注意力，仔细看清花的颜色和形状。再仔细一点看，是不是看见了花的颜色和形状？花的颜色和形状是什么？请你告诉我。

评分：

0分——完全没有看到任何东西。

1 分——好像是看见了什么，其实什么也没有看见。

2 分——不太清楚，好像是看见了什么东西。

3 分——不太确定，可能是看见花了。

4 分——的确是看到了花的形状和颜色，并能描述出来。

表 6–2　中度催眠状态检测得分统计

项目＼得分	0	1	2	3	4
幻　味					
幻　嗅					
幻　触					
幻　听					
幻　视					

合计：________

经验公式：

0 ~ 5 分：无反应状态。

6 ~ 8 分：初期反应状态。

9 ~ 11 分：边缘状态。

12~14 分：进入状态。

15~20 分：高度进入状态。

3. 深度催眠状态的表现与检测

（1）年龄遗忘。受术者坐在椅子上，催眠师站在受术者的后方，用两手轻轻夹住受术者的头部。

暗示语："我现在开始数数。从 1 数到 10，一面数数，一面把你的头向左右轻轻摇晃伴之以实际动作示范。

"在我数数的过程中，当我数到3的时候，你会渐渐地想睡觉；数到5的时候，你就会进入很深的睡眠；数到7~8的时候，你会感觉到头部越来越轻，好像各种记忆都渐渐地淡化了；等我数到10的时候，说一声'好！'再把放在你头部的手拿开，这时，你头脑中原有的记忆将完全消失。

"好的，现在我开始数数，1、2、3，你开始想睡觉了……4，非常想睡……5，你已经睡得很深了，并且睡得很舒服，只是我的话你还听得很清楚……6……7……你的意识已经模糊不清了……8，你的头脑里现在一片空白……9，记忆逐渐暗淡……10，同时将手放开，许多记忆都已完全消失。

"好的，现在我确信，你已经忘记了自己的年龄，完全忘记了，肯定回忆不起来，不会错的。你试试看，试着回忆自己的年龄，然后告诉我。"

评分：

0分——并没有忘记自己的年龄，可以很轻松地回想起来。

1分——感觉上似乎是忘记了，但努力回想，仍然可以想起来。

2分——不想努力去回忆，事实上也回答不出来。

3分——努力想去回忆，但客观上回忆不出来。

4分——惊讶自己竟会忘记自己的年龄，肯定地回答"想不出来"。

（2）姓名遗忘。受术者坐在椅子上，催眠师站在受术者的后方，用两手轻轻夹住受术者的头部。

暗示语：“下面我要从1数到5，当我数到3的时候，你的记忆力逐渐模糊，数到5的时候，我说一声‘好的’，然后放开放在你头部的双手。这时，你的记忆力将完全丧失。

“现在我开始数数。1、2、3，你的记忆力已变得十分模糊，4，你的记忆力已经消失了，5，（同时放开放在受术者头部的双手）你已经忘掉所有的事情了，什么也回忆不起来了……你已经忘记了自己的姓名，不管花多大气力、用什么方法都回忆不起来……越是努力回忆，遗忘越是彻底，你已经完全忘记了自己的姓名……你试着回忆你的名字，你到底是谁？请告诉我……”

评分：

0分——并没有忘记，可以很轻松地回想起来。

1分——感觉上好像是忘记了，可是经过努力回忆，仍然可以回想起来。

2分——不想努力去回忆，也回忆不出来。

3分——即使努力去回忆，也回忆不出来。

4分——努力去回忆，却无法回忆出。发现自己忘记自己名字时感到很惊讶，并不假思索地回答“已经完全忘记自己的姓名”。

（3）年龄倒退。暗示语：“请你注意过去的时间，我们从昨天的事开始。昨天的晚餐你吃了什么？午餐吃了什么？请你想想看。昨天早晨你做了些什么事？请你仔细想想看。然后，请你回想学校毕业典礼的情况，只要想想你记得的事情就可以了。毕业典礼的那天发生了什么事？你穿了什么样的衣服？当天的心情怎么样呢？请注意！现在我要求你恢复当天的那种心情……接下来，时光开始倒流，你的年纪越来越小，身体也逐渐缩小，像一个少年……现在，你只有 10、11 岁了，你真的感觉到自己回到小时候了……

“时光继续在慢慢地倒流，你的年龄也越来越小。你刚到进小学的年龄，你的确是个可爱的小男孩（或小女孩），你今年几岁？……站在你旁边的人是谁？你知道是谁吗？……好的，你现在变得更小了，全身都在缩小，手脚变短，像婴儿一样，请你看看你周围的一切，看看你旁边的那个大人……那个大人正把你抱起来，抱在怀里……你已经回到了婴儿时期，现在我要求你：看清楚抱你的那个人是谁？什么样子？穿的什么衣服？……你正在做什么？正在想什么？……请你把这一切都告诉我……”

评分：

0 分——不像暗示语所说的那样，能回想起往事。

1 分——回想起过去的事情，感觉到一些幼年时期的气氛。

2 分——只有被暗示的部分可发生倒退，而且倒退的情况不能自动出现。

3 分——运动并不像幼儿那样，可是，想象年龄倒退的情况，可以随意进行。

4 分——说话的口气、动作、态度，都像幼儿一样。

（4）负幻视。暗示语：“现在，请你睁开眼睛，眼睛可以睁大，并能看清周围的物体，但是，你并没有恢复清醒状态，你仍然处于很深的催眠状态中……请仍然保持全身放松的状态，睁开眼睛，看你面前的桌子。”（在桌子靠受术者的右前方处，放一张纸，纸上放一支铅笔。在桌子靠受术者的正前方处，又放一支铅笔。）

（催眠师指着桌子上的纸）“请看这张纸……再闭上眼睛……接下来，请睁开眼睛，你已经看不见那张纸了，而且你完全不知道那张纸的位置，早就看不见了……”

（催眠师一面说一面把纸放在受术者正前方的铅笔下，右边的铅笔就直接放在桌子上。）

“好的，现在你再次睁开眼睛，仔细地看桌子上，你已经看不见纸了，只看到铅笔，你知道有几支铅笔吗？……现在，请你把没有垫纸的铅笔拿起来，请注意，就拿没有垫纸的铅笔，然后交给我……”

评分：

0 分——没有什么特殊的变化，很自然地拿起了没有垫纸的铅笔。

1 分——好像没有看见纸，其实是看见了，却故意选没有垫纸的铅笔。

2 分——虽然没有拿纸上的铅笔，可这是反复比较后的结果，好像是故意忽视了低的存在。

3 分——没有发现纸的存在，拿起了纸上的铅笔。

4 分——注意到那张纸，却无法看见，拿起了纸上的铅笔。

（5）后催眠暗示。暗示语："现在，请你再度保持放松的姿态。我马上要把你叫醒，使你恢复清醒状态。在你恢复清醒状态以后，你很难回想起在催眠施术过程中我所说的话以及你所做的事。在你记忆中留下的只是非常痛快地睡了一觉。

"下面，我要开始数数，从 10 倒数到 1，数到 5 的时候，你的眼睛会睁开，但是还没有恢复到清醒状态。数到 1 的时候，你才能完全清醒。醒来以后 5 分钟，我要用铅笔轻轻地敲桌子。一旦我敲桌子，你就会从你现在坐的椅子上站起来，走到前面的一张椅子旁。虽然你不明白为什么要这么做，但你必须这么做，这么样做的原因你不知道，是谁要求你这么做你也不知道，但你必须这么去做。

"现在我开始数数：10、9，你开始慢慢地醒过来了，8、7、6、5，好的，你的眼睛可以睁开了，4、3、2、1，现在你已经完全清醒了。请继续坐在椅子上休息一会儿。"

评分：

0 分——什么也没有做，也没有任何感觉。

1 分——想起被要求移动的位置，可是实际上没有动。

2 分——确实有想移动到另一把椅子旁的意向，但实际动作没有发生。

3 分——从原先坐的椅子上站了起来，可该动作在中途停止。

4 分——如暗示语所要求的那样，站起来走到另一把椅子旁，但自己仍不知为何要这么做。

表 6–3 深度催眠状态检测得分统计

项目 \ 得分	0	1	2	3	4
年龄遗忘					
姓名遗忘					
年龄倒退					
负幻视					
后催眠暗示					

合计：____________

经验公式：

0~5 分，无反应状态。

6~8 分，初期反应状态。

9~11 分，边缘状态。

12~14 分，进入状态。

15~20 分，高度进入状态。

第七章　催眠施术的方法

这里所论及的催眠方法，是指将受术者导入催眠状态以及由催眠状态转为清醒状态的方法。长期以来，催眠师们在其实践活动中创造了各种各样的催眠方法，据有关资料统计，有数百种之多。这些方法各有其独特的用途，也各有其优点与短处。由于催眠术自诞生之日起就具有神秘怪诞的迷信色彩，并长期为巫师、方士所采用，有些方法不免失之虚幻或缺乏可操作性。我们在此谨介绍那些实用、简洁、有效、描述具有可操作性的催眠方法。

一　躯体放松法

躯体放松法是指受术者根据催眠师的指令通过躯体的放松

进入催眠状态的方法。

放松是一项技术，这项技术绝非人人生而有之。尤其是那些感受性较低的人以及智力偏低、知识贫乏的人，往往很难放松，甚至对什么是放松都不甚了然。在正式实施催眠术之前，尤其是实施躯体放松法之前，施术者应对放松的概念、意义、方法予以必要的说明，并进行适当的训练。

具体实施步骤是这样的。令受术者仰卧（坐式亦可，但效果不如仰卧显著）在床上，以自己感到最为舒适的姿势静静地躺着，将手表、皮带、领带、胸罩等除去。静躺几分钟后，催眠师开始下达放松指令。具体步骤是：眼皮放松、面部肌肉放松、颈部肌肉放松、肩部肌肉放松、胸部肌肉放松、腹部肌肉放松、脚部肌肉放松、手臂放松……当受术者进入放松状态以后，则可迅速导入催眠状态。在令受术者躯体的各个部位放松时，应注意下列问题。

（1）应使受术者反复放松。这就是说，催眠师对受术者某一部位的放松要反复暗示。如：眼皮放松……眼皮再放松……看得出来，你已经放松了，但我要求你继续放松，再放松一些。反复地放松，可使受术者的注意力高度集中，易于导入催眠状态。

（2）在放松后应发出指令，让受术者体验放松后愉快舒适的感觉。这是因为放松后人们确实可以体验到舒适的感觉，让其作如此体验既可增加双方协调、配合的程度，更可达到使其注意力高度集中的目的。伴随着愉悦的感觉，人们心灵深处的反暗示防线最容易被冲垮。

（3）在令其放松和让其体验放松后的舒适感觉后，应留给受术者足够的时间让其体验。

倘若催眠师一个指令紧接着另一个指令，受术者则无法感觉放松和进行体验。因为放松感和放松后的愉悦感的体验是需要时间的。许多催眠术的初学者采用躯体放松法施术劳而无功的情况，往往是由于这方面的原因。

（4）继续暗示放松。有时，从眼皮到腿部的一次全过程放松还不能使受术者进入催眠状态，尤其是初次接受催眠的人往往如此。此时，施术者也不必气馁，可继续暗示放松。这时的放松应注意一个细节问题，即不能再从眼皮到腿部重演一遍，应在躯体的各部位间跳跃进行。究其原因，是再依次进行的话，受术者将产生预期；当放松到颈部时，他就会想，下一步该是放松肩部了，这将直接妨碍到注意力的高度集中，也就很难进入催眠状态。

（5）辅之以按摩催眠法。受术者虽经催眠师的反复暗示，但其放松状况仍不尽如人意。此时如果辅之以按摩催眠法，则可以大大增进放松的效果，进而迅速进入催眠状态。

在受术者难以放松之时，催眠师告诉受术者，我现在开始给你按摩，随着我的按摩，你的肌肉将越来越放松，你将越来越感到疲倦而进入催眠状态……之后，一面令其放松，一面予以按摩。按摩与放松并举，其效果势必相得益彰。进行按摩时，应注意两点。其一，按摩不宜过重，也不宜太轻，令受术者感到舒适为最好。其二，按摩皮肤的方向不宜逆行，以顺势而下为宜。

二 观念运动法

观念运动法是一种暗示受术者产生观念运动，而将其导入催眠状态的方法。许多催眠大师认为，这是一种自然、易行且屡试不爽的方法。这种方法有以下几种形式，以下逐一介绍。

1. 钟摆运动

这一方法源远流长，自19世纪初就为世人所瞩目。

具体步骤如下。

将一铅锤或其他重物绑在线上，令受术者将拿着线的手放在桌面上，线的长度要适宜，不能让铅锤碰到桌面。然后，要求受术者两眼凝视铅锤，思想高度集中。接着，催眠师发出暗示语:“好的，现在铅锤已开始向左右摆……摆动在逐渐加大……越来越大……现在已经摆动得很厉害了……请注意看……再注意看……现在，你的眼睛已经有点疲劳……想闭起眼睛休息一会儿了……你已经想睡了……但现在铅锤摆动得更加厉害了……你现在很疲劳，睡吧……”

这种由钟摆暗示而产生的观念运动，较易使受术者产生反应。虽然它只能收到轻度暗示的效果，一般只能使受术者进入浅度催眠状态，但对于那些初次接受催眠术并对其效果将信将疑的人来说，不失为一种打消疑虑、坚定信心、愿意与催眠师真诚配合的有效手段。

2. 扬手法

扬手法的实施过程是这样的：令受术者两肩自然放松，以自我感觉舒适为宜。然后，两眼凝视自己右手的手指。同时暗示："渐渐地，你的手在逐步发热，并且开始有沉重的感觉。这种感觉是你过去从未体验过的，非常舒服……现在，你仔细体验，一定能体验到……继续体验……反复体验……"

当受术者体验到手的温感和沉重感以后，进一步的暗示便开始了："你右手的手指似乎很沉重，好像不能动似的。其实，你的手指正在微微地动着呢！如果你更为专注地凝视右手的话，会发觉拇指、食指、中指、无名指、小指都在动呢！现在，请注意正在动着的食指，你会发觉食指正往拇指方向移动。请继续注视，食指已经愈来愈接近拇指了……现在，拇指开始往上移动，食指、中指、无名指、小指也逐渐往上移动……整个手掌往上移动……越来越高了……此刻，你感到精神非常恍惚、眼皮沉重，好像要闭起来似的……现在，你的右手很自然地，然而又是紧紧地贴在脸上，眼皮已经合起来了……心情非常好……非常轻松……你已经进入催眠状态了……"

有时，扬手法的效果不太显著，催眠师们便采用形式上与扬手法相左，但实质上完全一致的降手法。即，令受术者直立，两手平举，双目凝视指尖良久，然而暗示其手掌逐渐地、缓慢地降下来，同时眼皮沉重、昏昏欲睡。在有些情况下，这样做的效果会更好一些。

三 言语催眠法

言语催眠法是指催眠师不需要任何道具，也不需要受术者发出任何动作，只是通过催眠师卓有成效的言语暗示，将受术者导入催眠状态的一种方法。

该方法使用前，有必要向受术者作些解释。说明催眠术的益处，说明催眠是有益无害的，接着再给予一系列积极的暗示。譬如，你的智商颇高，悟性强，人格健全，心理健康，极易于进入催眠状态。如果有条件的话，可让受术者观摩已经进入催眠状态的其他受术者，或让已尝到催眠快感的受术者谈自身的体会与感受。如此做法，可形成受术者强烈的预期心理，形成积极的自我暗示。

具体施术步骤如下。

先令其静坐或安卧，休息片刻，使其排除杂念，专心致志。然后以鼓励性的言语调动受术者的积极性以及增进双方的感情交流，以期形成相当默契的心灵感应。

接下来进行的就是可使受术者进入催眠状态的言语暗示。大致上可采用这样一些言语：今天，由我来给你实施催眠术，目前你的心情已十分平静，平静得像一湖春水。心情非常愉快。现在，你对其他声音充耳不闻，只是我的声音你听得十分清楚……你现在非常舒服，很想睡觉……眼皮非常沉重……不想睁开，也难以睁开。经过一番言语暗示以后，则可进行状态检测。如，在暗示其眼皮沉重不能睁开，手沉重难以举起之后，令其睁开眼睛或举起手。当他（或她）不能睁大眼睛或举起手之时（这表明已进入催眠状态），再说："你已经进入催眠状态，外面的声音已经越来越模糊了，越来越小了。但我的声音显得非常清楚，越来越清楚，现在，你继续全神贯注听我的指令，按照我的指令去行动。"接下来，则可给一信号令其完全进入催眠状态。之后，治疗疾病，调整身心则都成为可能了。

在采用言语催眠法时，应注意的问题是：催眠师的语音语调既要平和温馨，又要果断坚决；既要充满情感，又要沉着镇定。更为重要的是，催眠师要密切观察受术者的反应，观察其大致已进入何种程度的催眠状态。根据观察结果，再决定发出什么样的暗示语言。其原因在于，如果催眠师的暗示语与受术者的状态不相契合，催眠师将会失去受术者的信赖，反暗示的力量便会陡增，施术成功的可能性就会受到很大的影响。

四　口令催眠法

口令催眠法是指催眠师以口令作为暗示诱导手段，从而使受术者进入催眠状态的一种方法。这种催眠方法可通过以下几种方式进行。

第一种方式是这样进行的。让受术者仰卧在床上，或坐在有靠背的沙发椅子上。总之，让受术者的身体处于舒适轻松的状态之中。要求受术者闭上眼睛，将双手屈举于前，与胸部成 90 度直角。告诉受术者，如听到口令喊“一”，则将双手举起，恢复到原来的形态。当受术者明了其要求之后，告诉受术者，现在正式开始喊口令。于是，喊“一”，受术者放下双手；喊“二”，受术者抬起双手，如此反复进行。应当予以重视的是，催眠师在喊口令的时候，速度上、音频上要有所变化。时而急骤，时而缓慢，时而暂停，使受术者无规律可循，从而必须高度集中注意力，无法分心。当刚开始喊口令时，声音较大，然后渐渐降低，直至停止。另外，在喊口令的过程中，夹杂着暗示语：“你已经很累了，很想睡了……好的，现在就睡吧，你将进入到愉快的催眠状态。”随着口令与暗示语，受术者将进入催眠状态。

第二种方式，准备状态与第一种相类似，口令有所变化。即催眠师喊“一”，受术者则闭上眼睛，催眠师喊“二”，则睁开眼睛。“一、二”的口令反复喊十几遍。口令的速度或急或缓。但有一个原则，即要让受术者闭上眼睛的时间比睁开眼睛的时间要长。在受术者的眼睛已不再想睁开的时候，催眠师用食指和拇指轻轻地压在受术者的眼皮上，反复暗示：“你已经很想睡了，不想睁开眼睛了……”经多次反复暗示后，受术者将渐渐进入催眠状态。

第三种方式，准备状态与第一种类似，手势有所变化。要求受术者闭上眼睛，两手下垂。并告诉受术者，喊“一”则将双手握成拳，喊“二”则将手摊开。口令声时急时缓，时而加快，时而停止，务必使之按照口令行事。接着暗示：“周围静寂无声，你的心情平静似水，很快就要进入催眠状态……”

第四种方式，要求受术者闭上眼睛，喊“一”则将双膝分开，喊“二”则将双膝合拢。喊口令的方式同前，再使用必要的暗示语。

口令催眠法对于注意力难以集中的受术者（顺便提一句，许多心理疾病患者的典型特征就是注意力难以集中），以及对催眠术和催眠师持怀疑态度的受术者施行效果尤佳。它也可以成为其他催眠方法的前奏或序曲。因为遵循口令可使之养成无条件地接受暗示的习惯，为把他们导入催眠状态奠定坚实的基础。

五　生理催眠法

日本催眠大师藤本正雄认为，当使用若干种催眠方法均不见效果时，可以采用生理催眠法。这种方法经美国丁 · 加尔巴特和 H. 霍依拉对数千人试行过，还没有发现失败的案例。由此可知，这是一种颇见成效的方法。具体实施过程是这样的。

让受术者坐在椅子上或床头，施术者立于受术者的右侧，用左手托住受术者的后脑，使其仰面朝上。此后，让受术者闭上眼睛，施术者用右手触动其喉头两侧颈动脉微微鼓起的地方

（即颈动脉管）。当压迫颈动脉管时，其刺激经由神经传导，致使心脏跳动减慢。与此同时，颈动脉壁的肌肉放松，使血压急剧下降。如压迫过重，血压会急剧下降引起脑贫血，甚至神志昏迷。手放开几秒钟后，即可恢复。这一部位的颈动脉管神经本来就是调节血压的，血压一高，流入颈动脉管的血液量就多，这里一鼓起，神经立刻起调节作用，使血压下降。当人们处于神志昏迷状态时，暗示感受性则异常亢进，这时若实施适当的暗示，马上就可将受术者导入催眠状态。

从以上的阐述中，读者可能已得出一个印象，即这种方法具有一定的危险性。的确，这种方法虽然灵验但风险很大。首先，对于心脏功能本来就不好的人不宜采用。其次，为了安全起见，除了有丰富经验并有急救条件的医生之外，其他人均应避免使用。我们认为，生理催眠法是一种不得已而为之的方法，最好避免使用。

六　信仰催眠法

信仰，尤其是对于宗教的信仰，在心理学家看来，无异于是催眠的一种变式。因此，利用信仰进行催眠，往往可收事半功倍之效。自然，实施这种方法的基本条件是受术者具有某种信仰。信仰程度越高，则催眠效果越好。具体实施过程如下。

如果受术者是信仰基督教的人，催眠师便说：“信仰基督教很不错，我和你一样，也有同样的信仰，对耶稣笃信不疑。”这样，首先产生了社会心理学家所指出的，良好人际关系的必要条件——“自己人效应”，从而获得了双方心理上的高度相容。实践证明，在心理高度相容的状态下，即使是逻辑上难以接受的观点，由于情感因素的支配，人们在心理上也能接受、容忍并认同。然后，催眠师说：“催眠术的道理，也是从基督教教义中衍生出来的。你没听说过耶稣不用药物而为人祛病消灾的故事吗？这就和催眠术的道理相吻合。你应该像信仰基督教一样相信催眠术。只要我一施术，你便立刻进入催眠状态。你将体验到一种从未有过的舒服感觉，如同上帝恩赐你时一样。你要把这个信念牢记在心，不要疑惑。现在你闭目静想耶稣的事情，耶稣现在正在救你，是通过我来给你治病。好的，现在我就对你施行催眠术了。”

在此基础上，既可进行放松法的暗示，也可进行口令催眠法或言语催眠法。总之，无论实施哪一种暗示，都比较容易取得效果。

以上是以信仰基督教者为例来说明信仰催眠法。对于信仰其他宗教的人也可根据具体情况如法炮制。究其根本，这种方法是利用受术者笃信某种宗教的心态，使其对催眠术无猜疑之心，而有乐于接受之意。因此，一旦受术者的感应性极高，从而可以很快进行催眠状态。当然，催眠师在实施这种方法时，言辞、体态、表情、动作都要十分讲究，若给受术者看出破绽或产生怀疑，有可能得到相反的结果。

七 反抗者催眠法

并不是所来前来接受催眠术治疗的人都是自愿的，精神病人便是最典型的例证。针对这种情况，催眠师在长期的治疗实践中创造出一种反抗者催眠法。受术者的反抗可分为两种：一种是以体力作反抗，另一种是心理上的反抗——以阳奉阴违的态度来对付催眠师。下面分别介绍对待这两类反抗的催眠方法。

先说以体力作反抗的受术者。

有些精神病人，在接受催眠时可能会表现出种种狂暴行为，或挥拳或踢腿，无法使其安静。如果必须对他们施行催眠术的话，只得用布带绑缚其四肢，使之无法动弹。然后使用微量的麻醉药品，同时慢慢地施以诱导催眠的言语，也是有可能使其进入催眠状态的。另外，也可以用强烈的光线照射他的眼睛，等到他的眼睑闭合后，再予以诱导催眠的种种暗示。应当指出的是，对于这种受术者施术，不能指望他进入很深的催眠状态。事实上，在浅度催眠状态中，治疗疾病已经有了可能。

再说心理上作反抗的受术者。

有些人想要试试催眠术是否灵验（许多人初次接触催眠术时都有这样的心态），或者是想和催眠师开个玩笑，故意对催眠师的指令阳奉阴违，反其道而行之。对于这种情况，欲使催眠施术成功，催眠师必须以敏锐的洞察力看破受术者的这种心态。然后方可以恰当的方式来对付。譬如，让受术者按照要求数数，当他故意数错数时，就告诫他：注意力不集中，就会发生错误，有了错误又得从头数起，这样做岂不浪费时间。此时，受术者已觉察到自己的心态已被催眠师看破，势必有所收敛。此时，催眠师可乘机再暗示道：请你不要故意反抗，你越是反抗，我越有方法使你更快地进入催眠状态。在打消了其反抗心态之后，再施以其他催眠方法，成功的可能性就大多了。

对于反抗者实施催眠术的另一种有效方法就是采用反向暗示法。

战国时期有这样一个故事。大军事家孙膑来到齐国，齐王知道他满腹经纶，便故意出了个难题，说道："你能使我从高台上下来吗？"孙膑道："我无法使你下来，但如果你下来的话，我可以使你上去。"齐王出于好奇，走下台阶。孙膑说："你这不是下来了吗？"这就是通过反向控制的方法达到了目的。在催眠术的实施过程中，对于那些固执的、具有反社会人格的人，只有施予类似反向控制的反向暗示法，才能将他们导入催眠状态。而采用一般的正向诱导法，往往很难奏效。

一位催眠师对一个固执的受术者说："你是无法接受催眠术的。我想让你感到眼皮渐渐沉重，请你立刻闭上双眼。不过，我注意到你的双眼睁得大大的，眼皮一点也没有变重。毫无疑问，你的眼皮越来越轻，双眼睁得越来越大。进入催眠状态要放松，可是你坐在那儿，变得越来越紧张，身上挺得直直的，我看得出你有多么紧张，是无法接受催眠术的。你毫无倦意，精神十足，你正变得越来越清醒……”

催眠师沿着这样的路子，尽说一些与自身意图截然相反的话。但事实上的效果却是负负得正，不一会儿，这位固执并具有反社会人格、对催眠师进行反抗的受术者进入了深度催眠状态。

八 怀疑者催眠法

由于催眠术的普及程度还不够，再加上催眠术具有神奇的色彩，对催眠术持怀疑态度的人有很多。笔者就曾怀疑过自己的老师，而在自己实施及讲演催眠术时又曾遭到他人的怀疑。对于到催眠师这里接受治疗的人来说，怀疑的原因更是多种多样的。有人可能是听到一些关于催眠术的荒诞无稽的传说；或者是凭主观臆测，认为接受催眠术后精神将永久衰弱；或者是怀疑催眠如同外科手术的麻醉药，有可能使人永远不能醒觉；或者是顾虑自己会像木偶一样永远受催眠师摆布而无法自持……总之，怀疑的原因各有不同，但究其根本是对催眠术缺乏科学的认识。出现这种现象十分正常，不足为奇。问题倒是如何对那些持怀疑态度的受术者实施催眠术。这是一个难题，也是一个必须解决的问题。怀疑者催眠法，就是解决这个难题的方法。

具体实施方法如下。

先使受术者坐在舒适的椅子上。然后，催眠师以中肯、平和、毫不做作的语言语气将催眠术的一般原理、功用、适用范围、科学依据等向受术者作一概要式的阐述。同时着重强调，催眠术肯定是有益无害的，催眠师的工作是认真负责的。对你目前所面临的问题非常适用（如果事实上催眠术不能解决来访者的问题应实事求是，婉言谢绝），若再举一二实例则更佳。之后，再描述催眠过程中的种种表现、它的效能及适用范围。使受术者对催眠术的一般情况有一个大致的了解，以部分消除原有的偏见与疑虑。

对付怀疑者最有效的办法是，在正式给他施术之前，先选一位感受性高，又曾多次接受过催眠术的受术者，当着怀疑者的面实施催眠术。并呈现催眠状态中的种种奇异表现，让怀疑者看到催眠术在增进身心健康、开发个体潜能方面的独特作用。还要让怀疑者看到受术者的觉醒过程，以及让受术者对怀疑者谈受术的感受，以消除怀疑者有关受术后难以觉醒，精神衰弱的种种顾虑。由于是身临其境、亲眼所见，绝大多数人都会为之折服。接着，便可实施正式的催眠暗示："现在你大概不会怀疑催眠术了吧？现在你大概也会希望我用催眠术来解决你所面临的问题了吧？好的，现在我就对你实施催眠术。和你刚才看到的一样，你也将很快进入催眠状态，你也将很快感受到催眠术所带来的愉快的体验以及它对你心身健康的帮助。"这时，受术者已对催眠心悦诚服，崇敬之心油然而生。此刻，催眠师的各种暗示、各种指令便可长驱直入，迅速占领受术者的整个意识状态，很快将他们导入催眠状态。

对付怀疑者的关键，在于消除他们的怀疑心理，秘诀在于说教与让其亲眼看见相结合，着重点在后者。如果很好地做到了这两点，本来最具怀疑心理的受术者可能会转变为笃信不疑的受术者，可能会转化为最易受暗示、最快进入催眠状态的人。

九 杂念者催眠法

催眠师有时不能使某些受术者进入催眠状态。这些人往往杂念较多、注意力无法集中。从人格特征上来看，这些人性情浮躁、好动，平时就很难获得宁静。与反抗者、怀疑者不同，他们主观上既无意抵抗催眠师，也并非对催眠术及催眠师抱有怀疑心理，只是客观上无法排遣诸多杂念而已。我们以前说过，催眠术对受术者的首要要求就是要能集中注意力。只有这样，催眠师才能诱导其进入催眠状态。杂念丛生，务必使一般的催眠方法黯然失色，无用武之地。所以，对于这样的受术者，排除杂念便成为首要的任务和基本的保证。杂念者催眠法，就是专门针对这种情况的一种行之有效的方法。实施过程是这样的。

把受术者带入催眠室后，先让他站在那里，对他说："你两手前举、两掌相握，向右摆动 20 次，由慢而快，由快而慢，当你迅速摆动时，可以看到不可思议的奇观。"受术者按照催眠师的指令行事，在摆动 10 多次后，身体将站立不稳，与此同时，心中的一切杂念也将消失殆尽。当他站立不稳而欲跌倒时，催眠师上前将受术者扶住，并帮助他仰卧在床上或安坐于椅中。此刻，正式的催眠暗示开始：“你的各种杂念已完全消失，心情十分平静，请闭上眼睛，专心致志地听我的指令，并遵照执行。”这时可检查一下受术者的眼动情况，如果活动已基本停止，眼皮也不再眨动了，便证明受术者的杂念已消失。接下来便暗示：“胸部的血液开始往下流动，额部感到非常凉爽，请体验！请体验额部凉爽后的舒服感觉……眼皮已经不能睁开了……手臂也很重，不想抬了，也抬不起来了。”由于杂念消除，暗示效果倍增，本来是心怀杂念而很难进入催眠状态的受术者，被一步一步地诱导进较深的催眠状态。

十　持续催眠法

有些身心疾病，在短暂的催眠施术时间内进行治疗，不能收到显著的或者是长久的效果，需要长期的催眠效应作用方能有效地调整身心、攻克疾病。于是，持续催眠法便应运而生。所谓持续催眠法，是指催眠师运用特殊的方法，使受术者持续处于催眠状态一段时间（起码达到一般催眠时间的三倍以上），从而达到有效地治疗心理疾病的目的。

按催眠状态持续的时间来分，持续催眠法可分为以下几种形态。

几小时的持续：使患者陷入持续2~3小时的催眠状态的方法。

夜间的持续：使受术者在夜间进入催眠状态，这种状态一直持续到第二天早晨洗漱之前。需要指出的是，夜间的持续催眠法与睡眠催眠法不是一回事。前者是在夜间的清醒状态时施术，后者是在熟睡状态时施术，两者之间有本质区别。

一昼夜的持续：这是从前一天晚上便开始让患者进入催眠状态，持续到第二天晚上的同一时间才让受术者清醒过来的方法。

自由的持续：这种方法，可以使受术者的催眠状态持续好几天之久，也就是说，在较长的一段时间内，使受术者一直处于催眠状态。在进入催眠状态后，对受术者发出指令：当他的身心不再需要催眠时，便会自然觉醒过来。由受术者本身自行判断和负责。这与自我催眠法在某种程度上有类似之处。

催眠师在运用持续催眠法对受术者施术时，在操作上要注意以下若干要点。

采用这种持续催眠法的基础条件是要将受术者导入深度催眠状态（浅度、中度的催眠状态都是不够的）。要使受术者在催眠状态中能够睁开眼睛，去吃饭，上厕所或做一些其他必要的事情，以保证受术者的日常生活能顺利进行，生物节律不至于受到破坏。

以受术者的母亲、妻子（或丈夫）或护士为助手，当受术者的意识状态有起伏、跳跃时，换言之，当受术者从深度催眠中惊醒，或者是催眠状态由深变浅时，要立即诱导受术者，使之再进入较深的催眠状态。至于受术者能否与家人、护士发生感应关系的问题，可以通过催眠师在实施催眠并已达到较深状态时，“转”给第三者的方式来解决。

要设法使患者在较长时间的催眠状态中，不至于感到无聊、乏味。这样，他的无意识中才不会涌出由催眠状态中自己醒过来的念头。

催眠师要反复暗示受术者不要受周围环境中其他人的谈话声和噪声的影响，以免这些杂音成为惊醒受术者的因素。

这种持续催眠法虽然能获得比较好的效果，但施术时的情况比较复杂，例如，不论在什么情况下，都要尽量将受术者导入深度催眠状态之中。同时要暗示他们如果确有需要的话，可以自由地去上厕所，也可以津津有味地吃饭。而且，根据惯常的时间和周期，还可以进入自然睡眠状态。早晨醒过来的时候，仍然可以进行早晨的所有习惯性的活动。但在这一切结束之后，又会重新陷入深度催眠状态。这是必须做到的，而且也是能做到的。当然，为使这一切能够顺利进行，应当尽可能地在环境上给予较好的配合，受术者必须住在安静的医院中，必须有适当的监护人选，必须由经验丰富的催眠师来施术。

诚然，连续一昼夜乃至几天的持续催眠是可能的。然而，就一般情况而言，由于夜间的催眠会与自然睡眠部分重叠，因此，通常不会发生什么问题。但是一到早晨，便会难以抗拒以往的生活节律，而会在不知不觉之中起来洗脸、刷牙、吃饭等等。尤其是已经习惯在早晨处理家务活动的家庭主妇，更是难以抗拒想睁开眼睛的欲望。如前所述，催眠师可以让受术者干完这些事后再进入催眠状态，但事实上总是具有一定的风险性。

有鉴于此，催眠师们发现，从晚间吃饭后开始，一直到第二天早晨觉醒的“夜间持续法”最为自然、方便、合理，风险也最小，因而是值得倡导的一种催眠方法。

十一 凝视催眠法

在催眠诱导过程中，凝视法是使用得最为普遍的一种方法。有时，它是在几种催眠方法同时使用时的先驱，或曰第一步骤；有时，它能直接将受术者导入催眠状态。所以这种方法的使用频率相当高。具体的方法是，让受术者全神贯注、集中精力凝视着会发光的或能反射光的物体，同时予以暗示与诱导，使其进入催眠状态。会发光或能反射光的物体很多，如钢笔套、手电筒等均可，只要是能产生光或反射光就行了，所以对客观条件的要求并不高。

具体施术过程是这样的。

首先，让受术者坐在椅子上，做几次深呼吸。最好是腹式呼吸。这样可以使心情稳定下来。然后，催眠师再下达指令：“眼皮轻轻地闭起来，使你自己感到非常舒服。再继续用腹部慢慢地做深呼吸运动。这样一来，身体的紧张感、不安感就会渐渐消失，全身的气力也会渐渐消失……”以这样的诱导语，引导受术者渐渐入境。

当受术者做了几次深呼吸后，催眠师再对受术者下达指令：

“请你慢慢地睁开眼睛，越慢越好，然后集中全部精神凝视着反光物，在凝视期间，你会觉得眼皮很沉重，越来越沉重，而且全身气力皆无。你体验到没有？你现在已经全身无力了，眼皮也快要合起来了，你感到很舒服。请继续凝视该物体，继续体验这种舒服的感觉……”

说完以后，将手中的发光物（如手电筒）举起来，让对方的视线跟着移动，然后再告诉他：“你的眼皮就要合起来了，全身的力气也逐渐要消失了。但我要求你还要继续凝视发光物……你现在的心情变得非常轻松愉快，身体感觉很舒服。从现在起，我从1数到10，当我数到10的时候，你的眼睛将再也睁不开了，你全身的气力将会完全消失，你将完全进入催眠状态，现在我开始数数……”

采用凝视法，除了可让受术者注视会发光的物体之外，也可以让受术者注视催眠师的眼睛。这种方法的效果和使用手电筒或其他发光物体的效果一样。而且，根据我们自身的体会，这么做也可能会使催眠师和受术者双方的感应性有所增强。

十二　气合催眠法

所谓气合催眠法，是指用气合的喝声，而将受术者导入催眠状态的一种方法。实施过程如下。

让受术者坐在一把舒适的椅子上，催眠师站在离受术者两米远的地方。要求受术者集中注意力凝视催眠师的面部，并做深呼吸。其时，告诉受术者："只要我大喝一声，你将立刻闭上眼睛，迅速进入催眠状态，肯定是这样的，不会错的。"然后，催眠师面对受术者直立而不动，右手举起，过头顶，左手下垂，集中全部注意力凝视受术者，并予以精心观察。当催眠师发现受术者已进入精神沉寂、高度专注的状态时，用下腹丹田之力，大吼一声，同时迅速降下右臂，受术者则将由此而闭上眼睛。这时，催眠师再走到受术者的身旁，反复施予受术者进入深催眠状态的暗示诱导，便可取得良好的效果。

实施这种气合催眠法是有条件的。条件包括受术者和催眠师两个方面。对于受术者来说，一般应是已接受过数次催眠的人，或者是经测查受暗示性相当高的人。对于催眠师来说，也有着比较高的技术要求。催眠师在实施这种方法以前，要进行多次的练习。如果喝声无力或催眠师自身缺乏自信，犹豫恍惚，则很难取得预期的效果。有关专家认为，气合催眠法是一种极有效的催眠方法，用此法治病矫癖，效果最佳。同时，能否娴熟自如地使用这种方法，也反映出催眠师的功底如何。大凡造诣颇深的催眠大师，都能熟练地掌握这种方法。

十三 后暗示催眠法

如果你有机会观摩一次催眠术表演，就会看到催眠师用一两句话、一两个动作就可将受术者导入催眠状态。这个现象看起来非常神奇，令人不可思议，有时也正因为如此，观看者总是以为催眠师有什么魔法或者根本上就是弄虚作假。其实，催眠师既没有什么特殊的魔法，也丝毫没有弄虚作假，而是在实施后暗示催眠法。

所谓后暗示催眠法，即是在前一次的催眠中，将受术者诱导到深度催眠状态中。在受术者处于深度催眠状态中时，意识一片空白，潜意识完全开放，催眠师的暗示诱导可直接、迅捷地进入潜意识。这时，催眠师下达一个指令给受术者："下次我给你催眠时，只要我喊'一、二、三'，或者说某一句话，你将立刻进入催眠状态。肯定是这样的，不会错的。"然后，将所规定的信号从受术者的记忆中抹去，只留在他的潜意识中。受术者醒来以后，已记不住这一暗示，但只要信号一出现，便出现高度的感应性，迅速进入催眠状态。这就是后暗示催眠法的整个奥秘所在。

一般说来，后暗示催眠法大多用于催眠表演。在催眠发展史上作出过杰出贡献的法国著名精神病医生夏科所进行的"大癔症催眠表演"所使用的就是后暗示催眠法。在一个较长疗程的催眠术治疗过程中，催眠师也往往利用这一方法，目的是为了节约时间，使受术者尽快进入催眠状态。顺便提及一下，利用催眠术进行犯罪活动的人，很多也是使用这种后暗示催眠法。日本有篇推理小说《催眠杀人犯》，其中对如何利用此法进行犯罪活动有极为生动、详尽的描述。

十四 睡眠催眠法

睡眠催眠法，是指当受术者处于自然睡眠过程中，对之实施催眠，以使其由自然睡眠转为催眠状态的一种方法。

自然睡眠和催眠状态有很大区别，且不说脑电活动方式不同，也不说生理机制上的区别，仅就其若干外在表现上，也是迥然有别。譬如说，在自然睡眠过程中，知觉通道基本关闭；在催眠状态下，意识虽然处于空白状态，但经催眠师指点，受术者仍然可以看到、听到、嗅到客体。在自然睡眠状态中，人们基本无语言产生，即使有也由于缺少逻辑中枢的控制而显得语无伦次。在催眠状态中，只要催眠师发出暗示，受术者照样可以阅读、写作，有时可能效率更高、创造性更强。综上所述，自然睡眠状态和催眠状态决不可混为一谈。

不只是自然睡眠状态与催眠状态在本质上有所不同，而且事实上要想把受术者从睡眠状态导入催眠状态，在难度上，比从清醒状态导入催眠状态更大。睡眠催眠法对受术者的感受性要求也更高。受暗示性较强的人，在给予一定的暗示后，可以很快转入催眠状态。受暗示性较弱的人，在给予一定的暗示后，可能不能很快进入催眠状态，反而会迅速清醒，使催眠师劳而无功。所以，睡眠催眠法，是一种极不易应付自如，乃至炉火纯青的方法。具体施术过程如下。

催眠师必须排除杂念，专注精神，将注意力高度集中，然后，面对着受术者，坐在他的身旁，用手掌对受术者作离抚法，十五六次以后，轻声呼唤他的名字，同时暗示他说："你现在睡得很香，睡得很熟，不会醒来的。但是，你能够听到我的声音，听得很清楚。现在我叫你的名字，你就能答应，但是你不会醒来，肯定不会……"反复多次暗示后，两手的离抚，慢慢地接触受术者的额部，再轻轻地从身前到两肩，开始实施抚下法。行抚下法时，开始要轻，然后渐渐加重，再由重转轻。此刻，可举起受术者的双手，使之呈曲尺状。同时暗示受术者，你的手就按现在这种姿势停在这里，不要动！也不能动！暗示数次后，催眠师将手拿开。如果受术者的手臂果然不动了，那就证明他已进入催眠状态。如果他的手迅速下垂，那就证明催眠没有成功。

采用睡眠催眠法，受术者最好是已经接受过催眠术的人，并且应在施术前受术者清醒的时候就通知他。这样受术者有了预期，感应性也将好一些。

十五　集体催眠法

集体催眠法是指由一位催眠师（或带一两个助手）给若干受术者实施催眠的方法。一般说来，受术者的人数以10~20人为宜，受术者以中小学生为佳。

集体催眠法为催眠术的鼻祖麦斯默的弟子所首创。当时是使用一种名为“扒开”的器械为工具。它的形状类似于摇纱盘。有一个总端，20个分端，每个端上都有手柄，供人抓握。催眠师紧握总端，所有参加集体催眠的人各执一端。一旦催眠师将总端摇动，受术者则一起被导入催眠状态。这种器械当时曾轰动一时，但后来被科学家发现，即使是对催眠术一无所知的人，也能用此法将他人导入催眠状态。于是，“扒开”的身价顿时一落千丈。

不过，正如麦斯默的“动物磁气说”实属荒谬一样，“扒开”也是骗人的把戏。但他们于不知不觉之中运用的暗示原理，却被当代催眠师继承下来并发扬光大。集体催眠法，现在已被认为是一种省时、省力且效果良好的催眠方法。

集体催眠法对环境的要求相对比较严格。它要求所使用的场所要安静，谢绝参观，禁止窥探，更不能有局外人来回走动。受术者可以坐成一个圆圈，也可以坐成一排。催眠师可站在他们的中央或前面，总之，要站在能够将暗示清晰准确地传达给全体受术者，并能够有效地控制全体受术者情绪的位置。催眠室应该关上门窗，使室内光线昏暗，从而可以减少无关刺激，有助于稳定情绪。

施术之初，可以给受术者讲述催眠的故事，或让他们观看催眠术的录像。使其对催眠术有一个大致的了解，以便消除紧张和怀疑心理。如果讲述的故事或让其观看的催眠资料与这些受术者有相关之处则效果更佳。例如，向中小学生进行集体催眠，可以讲述催眠师以前帮助中小学生解决各类问题的事例。如增进记忆、开发潜能、消除考试怯场、改正不良习惯等。这将会受到受术者的高度欢迎。在讲述时，催眠师的态度既要庄重严肃，又要和蔼可亲；催眠师要注意使目光遍及所有的受术者，这一点至关重要。

具体实施步骤是这样的。

先做一些简单的体操动作，使受术者肩部、腰部的肌肉放松。此后，催眠师应留意所有受术者的呼吸。呼气时若能安静且持久，全体受术者便能很快进于宁静状态，同时便于接受暗示。这时，催眠师可以与受术者进行谈话，以促进彼此间的感应与默契。

实践证明，在集体催眠中最有效的诱导法是后倒和闭眼。后倒的方法是，使全体受术者坐直身体，不相互接触。并要求受术者脚跟用力，闭上眼睛，当听到催眠师数到“3”时，立即往后倒。同时暗示，你可以毫无顾忌地倒下去，没有任何困难。但是，为了防止受术者的反应过于强烈而突然往后倒。催眠师最初的暗示应语气和缓，一字一字地说出。这样，才能及时发现那些反应过于强烈的受术者，并予以保护。接着，再使其恢复身体坐直状态，并睁开眼睛。刚才反应过于强烈的人和已经倒下去的人可以在一旁休息，其他人则继续进行。在进行了一段时间的后倒暗示以后，让受术者坐下来，一起凝视某一物体，不断要求他们注意力高度集中。与此同时，对受术者进行闭眼暗示：“你的眼皮现在非常沉重……非常想睡……眼睑沉重，正

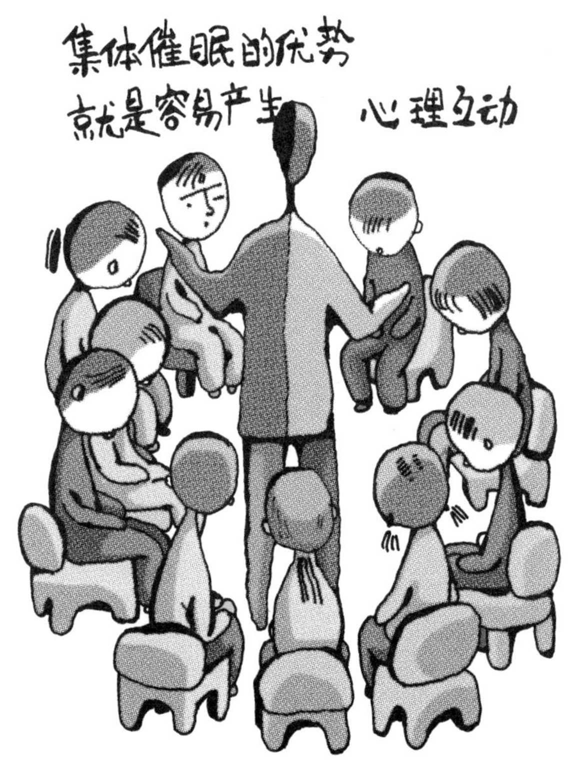
集体催眠的优势
就是容易产生 心理互动

逐渐下垂，睡吧，闭上眼睛，进入愉快的催眠状态吧。”此刻，可能有一部分人达到了闭眼或半闭眼的状态，有些人静静地闭上眼睛，可能有些人睁着眼睛就进入了催眠状态，这时催眠师应注意用手协助他们闭上眼睛。

在大型的集体催眠中，催眠师应该巧妙地运用示范对象、数字、间隔时间、交互暗示以增强催眠功效。在任何一个随机选择的群体中，总会有人很快就会进入催眠状态，而有的人迟迟没有反应，或反应不明显。所以，要找出一个人为基准，非常困难。如果催眠师以很快进入催眠状态的人为基准，进行一连串的暗示，其他人便很难适时地作出反应。反之，如果催眠师以较慢进入催眠状态的人为基准，那么暗示所花费的时间就会很长，而且反应较快的受术者反而可能难以进入催眠状态。另一方面，催眠师在施术之前，必须确定欲使百分之多少的受术者进入催眠状态。然后再以此来诱导，等到进入催眠状态的人不断增加后，那些不曾反应的人就会受到影响，而逐步进入不同程度的催眠状态中。在集体催眠的过程中，催眠师更要一面给予所有受术者暗示，一面在受术者中间来回走动，以发现那些容易感染的人，对他们施以个别催眠的诸种方法，对他们表扬、鼓励，这既能使之尽快进入催眠状态，也能对其他人产生积极的影响。心理学认为，人与人之间存在着心理互动、行为感染。这种互动与感染又是互为反馈、愈演愈烈。所以，集体催眠乍看起来难于个别催眠，其实，在某种意义上又占有优势，相互间的互动与感染往往能够把众多受术者导入催眠状态。

最后，催眠师说："我发出一口令，如数数，你们将全体进入催眠状态，谁也不会例外。"指令发出后，如果还有个别受术者尚未进入催眠状态，催眠师可用低沉有力的声音进行个别暗示，从而使全体受术者进入催眠状态。

全体受术者进入催眠状态之后，可以在催眠师的指导下开展各项活动，而觉醒后大家都全然不知晓。一般来说，在集体催眠中使受术者达到深度催眠状态是不大可能的，能到达中度催眠状态就比较理想了。

十六 觉醒法

当一个催眠过程结束以后，催眠师就要解除受术者的催眠状态，恢复到原来清醒的、有意识的状态之中。这是催眠施术过程的最后一步，也是极为重要的一步，切不可掉以轻心。有时受术者只进入很浅的催眠状态，甚至几乎没有进入催眠状态，意识非常清醒，暗示也没有成功。尽管如此，催眠师仍要按照正规的操作程序，将其叫醒。要不然施术以后，受术者将体验到惊醒后的种种不适的感受。初学催眠术者要切记这一点。

1. 觉醒前的准备

在觉醒前催眠师要将先前所下的各种暗示全部解除。譬如，催眠师曾暗示过受术者"手臂已丧失了痛觉"，此时就要再暗示他又恢复了对痛觉的感受性。总之，要使其在各个方面恢复常态。

此外，必须暗示受术者在醒来以后，精神上将感到非常轻松、愉快、心情很好。身体的各部分运动自如，没有任何异样的感觉，只是觉得非常舒服，好像痛快酣畅地睡了一觉。

2. 觉醒的方法

觉醒的方法有许多种，现分别介绍如下。

（1）手颤觉醒法。这是一种最安全、最普遍的觉醒方法。在施术完成以后，催眠师用两手分别按在受术者的两个肩膀上。十个指头颤动，越颤越快并且越压越重。同时暗示受术者说："你全身的血液循环逐渐加快了，从心脏慢慢上升至头部，你的知觉也渐渐恢复了，你将从催眠状态中渐渐清醒，现在我的手指在你的肩头颤动，你的身心都会感到非常愉快。"

此刻，受术者可能立即睁开眼睛，从催眠状态中清醒过来，或者是渐渐地醒来。还有可能是转化为强直状态，再由强直状态转化为深度催眠状态，再转为浅度催眠状态。这时，可继续暗示："你很快就会醒来，眼皮已经颤动了，两眼已渐渐睁开了，你感到身心都非常愉快，精神非常振奋，绝无头晕目眩、四肢疲乏等任何不舒服的感觉。"倘若受术者神情恍惚、似睡非睡、睡眼微睁，这叫作半清醒状态。像这样的情况时常发生，此刻就要大声暗示受术者说："醒来了，赶快睁开眼睛，不要再闭起来了。"一边说，一边用手重重地压着他的肩膀，猛烈地振动，受术者必然会完全睁开眼睛，完全醒来。

（2）心理觉醒法。在实施完催眠术以后，催眠师便将注意力再次高度集中，徐徐地依次进行心理觉醒的暗示："你的意识已逐渐清醒了，已经由深度催眠状态转为浅度催眠状态了，你的眼皮已经在眨动，即将醒来了。醒来以后你将精神抖擞，非常愉快。现在我来帮助你。"一边说着，一边用两手的大拇指轻轻地开启受术者双眼的上睑，并暗示说："现在你已经醒来了，请睁开眼睛看我。"此时，受术者便转入到清醒状态。请注意，在使用这种方法时，整个过程的时间不要太短，下限为30秒钟。过于迅速，受术者醒来后会感到头痛乏力。

（3）报数觉醒法。这是目前最为流行、也是最为简便的方法。笔者在进行催眠实验时，多采用这种方法。实施过程是这样的。在受术者觉醒之前，先予以报数的暗示："现在我从1数到3，当我数到3的时候，你会突然醒来，迅速转移到清醒状态。"这一暗示以反复强调数遍为宜。另外要注意的是，喊"1""2"时，声音可较低且拖长，喊"3"时，要短促有力、声音洪亮，给受术者一个突然的强刺激，使之从催眠状态中解脱出来。

（4）拍掌觉醒法。首先暗示受术者即将醒来，并告诉他："你的觉醒过程是这样的。我第一次拍掌你将振奋精神，第二次拍掌你将睁开眼睛；第三次拍掌你将完全清醒。"然后依法而行，就能成功。

（5）冷热觉醒法。这种方法适用于为治疗疾病而做催眠术的患者。如果是贫血症患者，可用热罩法，即以热毛巾敷其头部；如果是高血压患者，可用冷罩法，即以冷毛巾敷其头部。无论是热敷还是冷敷，都予以相应的暗示，使之感受到热或冷而觉醒。醒来以后，这些不同类型疾病的患者都将感到十分舒适。

第八章　自我催眠

一　自我催眠术简述

所谓自我催眠术，即指自己诱导自己进入催眠状态，利用“肯定暗示”促使潜意识活动，从而达到治愈疾病、调节身心、开发自我潜能目的的一种技术。在自我催眠中，自己是催眠指令的发出者，同时又是催眠指令的接收者，即自己把自己导入催眠状态。虽然大多数人没有正式对自己实施过自我催眠术，但几乎所有人在生活中都有过自我催眠的经历。

自我催眠术的功效表现在以下几个方面：

- 自我催眠术能有效地改善自己。
- 自我催眠术能调整自我身体状态。
- 自我催眠术可以调节人们的情绪状态。

- 自我催眠术可以调整自我心态。
- 自我催眠术可以提高行为效率。
- 自我催眠术可以开发自我潜能。

许多经常做自我催眠术的人认为，自我催眠术给他们最大的和最经常的帮助就是改善自我的状态。许多大公司的经理人员、即将面临重要考试的学生以及其他人，常常处于高度的心理疲劳状态之中，他们时时感到紧张、焦虑，头脑昏昏沉沉，思路很不清晰，情绪也烦躁不堪。最大的愿望是蒙头睡上三天，事实上又不可能。这些人如利用工余、课间的片刻休息时间，做上一次自我催眠，那么，他们的疲倦感、紧张感就会一扫而空。同时，还会感到头脑清楚，精神振奋，心情愉快。一言以蔽之，通过简单的自我催眠施术，自我的状态得到了很大的改善。

二　自我催眠术的特点

1. 自我控制

自我催眠从开始到结束都完全由自身控制。这有两个好处：一是许多人对接受催眠治疗有心理障碍（害怕被别人控制；担心说出自己的隐私）；二是催眠术的消极影响之一就是会产生对催眠师的过度崇拜、依赖，甚至会发生移情现象（弗洛伊德就因此而放弃催眠术）。在自我催眠中，由于自己既是指令的发出者，又是接收者，不可能发生上述现象，也不会有不必要的担心。

2. 功能独特

对于治疗各种身心疾病，他人催眠具有不可替代的作用（因为那通常需要较深的催眠状态），而在调整自我心态、提高身心效率、开发自我潜能等方面，自我催眠则有其独特的功效，并具有持久性与稳定性。因为自我催眠可以借助意识领域向潜意识方向移动的功能，扩展心理活动的范围，达到客观观察自己的性格和欲望的状态，使之容易清晰地洞察自我，有效地调节自我。

3. 必有效果

在正式的催眠活动中有 5%~10% 的人完全不能进入催眠状态，但在自我催眠活动中，只要是经过一段时间的训练，不可能出现完全没有效果的人。至少可以进入放松（身心放松）状态，而这种状态就会对人有所助益。

4. 简便易学

操作过程简单，依照我们所提供的方法与路径，经过一两个星期的学习，任何人都可以掌握自我催眠的技术。

5. 方便快捷

自我催眠术方便易行，不需要去看医生，随时能进行，从而备受人们的青睐。初学阶段可能对环境与场所还有一些要求，熟练了以后，在任何时间、任何场合都可以进行。

6. 不需费用

使用催眠师的服务是一笔很大的开支，至少对于工薪阶层来说是如此。从事自我催眠则不需要任何费用。

乔治，48岁，是一位推销员，腰下部的疼痛已经折磨了他7年。在这期间他做过椎间盘手术并服用过各种止痛的药物。

疼痛几乎影响到了乔治生活的各个方面——睡眠、性生活、锻炼、社会交往、跳舞，甚至是他的工作热情。直到最近当他对药物治疗过敏时，他开始尝试使用催眠术。

8周后，他较好地掌握了催眠技术，并取得了和当初药物治疗时相当的止痛效果。6个月后他感受到了自手术以来从未有过的舒适和自在。

一年后据他汇报，过去受疼痛影响的各方面都得到了显著的改善，而他也不再需要任何药物治疗了。

三　实施自我催眠应注意的问题

就场所而言，以选择安静的场所为宜。以卧室比较合适。光线不要太亮，气温不高不低更为理想。倘若已到达炉火纯青的境界，那就在任何地方都可以，包括工作单位甚至公共汽车上都行。

在刚开始练习的时候，先要把皮鞋、领带、手表、胸罩、皮带等束缚身体的物件除去。由于姿势在进行自我催眠时非常重要，所以一定要按程序办事，总体要求是自己感到舒适，放松为准。

在自我催眠中，心理上的准备最为重要。心理上的准备，主要是不断反复进行轻松、若无其事的暗示。这样一来，受到暗示的身体各部分，会毫无抵抗地顺着自己的意愿行事。身体的各部分若按照心中的想象运作，集中的程度不仅可以增加，而且催眠的效果也更为理想。

练习的次数，最好一日三次，分别在早、中、晚进行。有些人工作、学习很忙，很难按部就班地准时进行。在开始时，可以一日一次，无论早、中、晚均可。基本上熟练并习惯了以后，就可以不拘地点和时间，随时都可实施。总之，重要的是养成每日必行的习惯。

对于练习时间，初学者一次练习在 10 分钟左右，熟练了以后，每次大约 15 分钟，时间不要过长，过长并不会增加多少效果。刚开始练习的时候，很难把握住感觉，易陷于焦躁情绪之中。但此时不论感觉如何，都应将标准训练程序进行完毕，按规定的时间终止练习。否则，就很难进入催眠状态。

自我催眠时也一定要实施“觉醒”程序。即使是几乎完全没有进入催眠状态，也不能例外。“觉醒”的具体方法是：在训练终止时，心中从 1 数到 10，规定在数到 10 的时候突然觉醒，并自我暗示醒来后感到精神振奋。在数数的过程中两手张合确认力量恢复。数到10时，两手上举，果断而坚决、突然地伸直背肌。如果对这个觉醒过程有所忽视，会引发头痛、头昏、目眩、乏力等症状。

四　自我催眠的方法

1. 自律训练法

自律训练法的基本特征是：借助意识领域向潜意识方向移动的功能，扩展心理的活动范围，达到客观观察自己的性格和欲望的状态，使之容易清晰地洞察自我，有效地调节自我。具体而言，自律训练法提供了以下可能性。

——遵循一定程序的自我暗示，可以松弛全身的肌肉紧张。

——促进身体各部分的血液运行，以此来调整和控制心脏、呼吸和腹部的活动。

——借助自我暗示来强化精神力，并引导心理趋向安定心态。

——调节体内各种机能。

——减轻疾病所造成的痛苦，并消除其症状。

自律训练法的基本程序包括以下若干步骤。

（1）安静感练习。可按照自己的喜好选择仰卧姿势或坐式姿势。接着做4~5次腹式呼吸，使心情平静。然后，在轻松的呼吸当中，自我暗示“心情平静——全身完全放松”。

（2）重感练习。这里所说的重感，不是手上拿东西时的重感，而是指因放松而手足弛缓、下垂，且精疲力竭无法抬手的感觉。练习过程是：首先把注意力集中于右手臂（左撇子者集中于左手臂）、手掌、肩膀的部分，然后开始反复暗示5~6次："右手臂放松、右手很重……感觉很愉快……"左手也依法而行。接下来，右脚、左脚也这样的放松、重感练习。两手、两脚各花60秒钟。"心情非常平静"的暗示适当穿插于各部位间转换的时候。经由重感练习，全身肌肉放松，末梢神经得以休息，造成对脑减少刺激的效果，从而使精神容易集中，达到轻松的状态。

（3）温感练习。在结束重感练习之后，重新把注意力转回到右手（左撇子者转回到左手），并对自己反复暗示5~6次："右手很温暖……左手很温暖……接下来则是右脚和左脚。"与前一步骤相同，"心情很平静、很愉快"的暗示穿插于其中。温感练习的目的虽然是为了进入催眠状态，但它同时还具备另一个功能，即在重感使躯体放松时，末梢血管扩张、血液运行良好，进一步消除全身紧张，使心灵安静。同时让脑得到完全、充分的休息。

（4）调整心脏的练习。在心中反复暗示自己5~6次："心脏很平静地、按照正常规则在跳动着……"同时不断辅以安静暗示："心情很好、很平静，心脏在有规律地跳动着……"这将使心脏的跳动舒适流畅，进而慢慢扩散到全身，或者反而不去留意它的跳动，渐渐进入催眠状态。

（5）调整呼吸的练习。心脏的跳动平静舒适后，就可进行调整呼吸的练习。即反复暗示自己5~6次：“呼吸很轻松……”同时也自我暗示：“心情非常平静……吸气缓慢、吐气轻松……”在休息的状态中，一般正常的呼吸是每分钟14~16次，但调整呼吸并进入催眠状态后，次数会逐渐减少到每分钟10~12次。呼吸训练也和其他训练一样，注意不要过分地去意识它，尽量自然、缓慢、顺畅，只要用鼻子轻松地呼吸即可。长期坚持这种调整呼吸的训练，可使全身感到温暖、轻松。对于想增加体重或减肥、戒酒、戒烟的人们，具有减轻心理压力的作用，对于一些呼吸系统的疾病，也有辅助疗效。

（6）腹部温感的练习。腹部温感的练习是反复自我暗示“胃的周围很温暖……”，一次一分钟左右。具体操作方法是：把手放在胸骨与肚脐之间，也就是胃的附近。手要轻轻地放在上面，不要有压迫感。在自己心中想象：“从手掌中发出的热气，通过衣服深入到皮肤里面，到达腹的深处，胃的周围感到很温暖……”与此同时，实施安静暗示：“心情非常平静，感觉舒爽轻松……”大约经过两周时间的训练，就可以感觉到腹部有某种温暖感在自然扩散。有了这种温暖感，就表明你已经进入催眠状态了。

（7）额部冷感的练习。额部冷感的训练目的，是使控制、支配身体的自律神经活动顺畅。练习方法是，缓慢地反复自我暗示：“额头很凉爽……”集中注意力感觉凉爽的时间以10~20秒钟最为适合。此时，如果在心中想象：“微风吹动绿色森林的树梢……凉爽的微风抚弄额头……心情很愉快……”效果将更好。即使在生理上无“凉爽”感，而在心理上有“凉爽”的感觉，同样能够取得良好的效果。

（8）精神强化暗示。在经过了一段时间的上述若干感觉的训练与练习之后，在已经能够比较自如地进入自我催眠状态之时，人们可以根据自己所存在的实际问题，进行精神强化暗示，从而促进自己的身心健康。心理治疗学家通过大量的实践，提出了精神强化暗示的公式。实施自我催眠的人可根据不同的情况套用这些公式。公式共分为四种。中和公式：“……没有关系”；强化公式：“……可以比……更好”；节制公式：“……可以不要……”；反对公式：“尽管别人……自己却不要……”。这四个公式中，以中和公式最为常用，效果也最为显著。根据这些基本公式，可以按照自己的具体情况有选择地采用，从而有效地进行种种自我暗示，并借此调节身心。

2. 意象冥想

意象冥想技术也是一种放松技术，它不需要做任何实际动作，仅仅是通过想象来获得相关意向与体验。

> 我将开始深呼吸，也许要做三四次彻底的深呼吸，让自己更加舒适和放松。当我这么做的时候，我会特别留意呼气时，空气离开身体，我体验到的各种感受……
>
> 每次吸气时能将新鲜的空气带进身体，每次呼气时能将用过的空气排出身体。就像一只风箱……吹着健康的

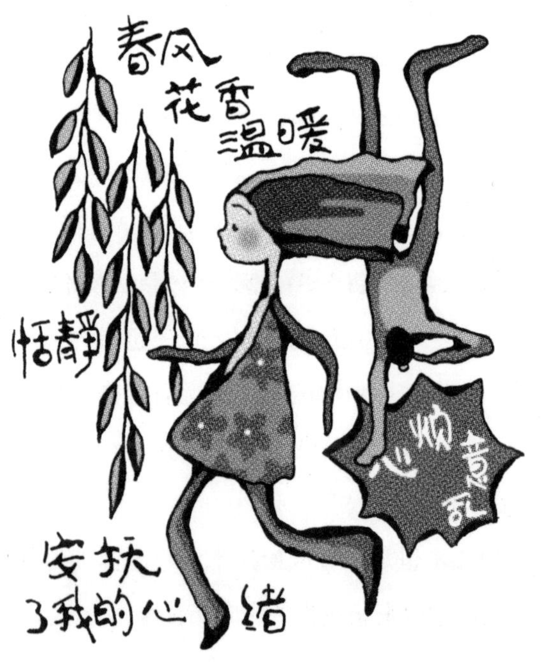
春风
花香
温暖
恬静
安抚
了我的心绪
心烦意乱

风……迎面吹向我。每次吸气时，我都能体会到所期待的那种舒适……每次呼气时，我能感到更加舒适。

每一口呼出的气都能带走体内的压力……带走担忧……带走不适。我可以想象一只正在煮着水的茶壶，我看到蒸汽从茶壶中跑出来，释放了茶壶中的压力。伴随茶壶嘶嘶的声音，我将体内的空气呼出……就像那只茶壶一样……释放不必要的……多余的压力和紧张。

我能感受到身体上的肌肉在放松。这种感觉首先从头部往下扩散……到达脸……到达肩膀……到达手臂……到达胸部……遍及整个背部，到达腰部。每呼出一口气，呼出了更多的紧张……呼出了更多的烦恼。

当我自然地继续呼吸，很舒适地深呼吸……有节奏地呼吸……我在脑海中勾画出一段楼梯，可以是任何样子的楼梯。也许是旋转楼梯……也许就是常见的那种楼梯……甚至可以是我从电影或电视节目中看到的楼梯。它是什么形状的，看上去是什么样子，这些都不重要。

我可以规定这段楼梯的台阶数。也许它有10级台阶……我能看见自己正站在楼梯的顶端。当我站在那里时，也许能感受到周围的气味和声音……可能会听到鸟鸣声或其他室外的声音，因为外面的人正忙着……就像我现在腾出时间来一样，为了我自己……这是非常自然的。

如果我听到车驶过或飞机从头顶飞过的声音……我知道自己可以想象所有的紧张……所有的压力都被装进了行

李箱或包裹。当车和飞机经过时……我可以想象自己将包裹丢了出去，落到了汽车、卡车、火车或飞机的尾部。当它们离开，声音渐渐远去……紧张和压力也随之离我远去了。

过一会儿，不是现在，但不用多久，我将从想象中的楼梯顶部往下走。当我往下走的时候，我会数出每一级台阶。我很可能已经知道……或预测到……每倒数一个数，我会下一级台阶，我将感到更加放松……更加舒服。

每数一个数，下一级台阶。数的数越多……我便降得越低。我可能会发现台阶的数目比我原先想象的要多……我走得越远，便越感到放松和舒服。

我感到自己的脚好像要陷进地毯里了，也许陷得很深，感觉很柔软。我可能感觉自己需要栏杆的支撑……往下走的时候我用手扶着栏杆保持平衡……我知道自己每往下走一步都将更加放松……更加舒服。

我准备好要开始了。我的脑袋现在很清楚，我可以看见或感觉到那个楼梯，感觉到每级台阶……我准备好了。

我准备好了，现在开始……每下一级，我都能感到更加放松，更加舒服。

10……从楼梯上走下的第一步。我很惊喜地发现自己摆脱了不少紧张。就像任何一次旅途中迈出的第一步……第一步通常是很重要的……放松。

9……第二步，我能感觉到自己好像在舒适、晴朗的天气里散步。我走得越远，下的台阶越多，感觉就越舒服，离烦恼和担忧也越远。

8……在这个状态下，紧绷的感觉慢慢地变得松弛，温暖和凉爽可以取代它们。能帮助到我的意象可能会有许多，河流……田野……高山……任何让我觉得愉悦和放松的场景。

7……我可能还会看见许多色彩。也许是楼梯或墙壁的颜色……或者是天空，是墙上图画的颜色。颜色可能包括灰色、深蓝……这种蓝色到底有多深，并不重要，我知道不同的颜色会带来不同的事物……不同的感受。灰色能带来一阵凉爽的风，吹遍我的全身。明亮的蓝色带给我阳光直射时的温暖。

6……我下到楼梯的一半了。我可能会看到其他颜色。我可能会看到绿色，就像室外的草坪。我可以在脑海中看到大红色、粉红色或黄色。金色、棕色，甚至是黑色或白色，这些颜色也可以交织在一起……或混合起来或清晰地分开。像是从万花筒中看到的画面，或是日常生活中亲眼所见的情形，我发现自己正在回忆有关色彩的画面……让自己感到尽量的舒服，深度的放松……色彩缤纷的彩虹……帆船或小艇……油画……甚至是气球。越来越放松。

5……随着我继续往下走，我能感受到放松的感觉传遍了我的全身。如此的舒服、如此的安全，我知道自己可以享受这种体验，并且能再次回到这种状态。我知道我可以到自己向往的任何地方游玩。前往未来……或回到过去……或伴随着各种色彩或没有色彩。我能感觉到此时手指的感受……我可能会喜欢这种凉爽的湿湿的感觉……或者是一丝刺痛，或一丝麻木。我可能会感觉嘴巴周围有些发麻，就像水温凉爽的河流，这种感觉非常的自然。

4……感到越来越放松。

3……下到楼梯的一个新高度。我能感到身体的温暖，或者是凉爽。我整个人仿佛置身于一幅油画，或某个景点……身边的一切……都是我自己设计的。

2……快要到了。

1……我感到了更加深度的放松。我可以舒服地深吸一口气，感到比之前更加平静、更加放松。就好像是我已经到达了宁静平和的场景。或许，我可以在脑海中想象出一幅更加宁静平和的场景。

或许我将看见某些图形……圆形……三角形或正方形。我甚至可以为图形填色……也许它是我过去的形象，也许它是变幻的圆圈，也许我能看到它的明暗变化或形状发生细微的变化，也许没有变化，不管怎样，它一直都在那里……在这里……能够为我所用……可以帮我愈合……它只需要这样待着。

在脑海中，我可以看见我向自己暗示的改变。当我准备好要这样做时，我可以做几个舒服的深呼吸。也许我会感觉到身体变轻了，也有可能是变重了。也许我还能感觉到我的手和手臂……也许是左边……也许是右边，变得越来越轻，好像要飘起来了……就像一片树叶……很安全……在空中安安稳稳地待着……过了一会儿……吹来一阵风……很舒服……很安全……我整个人活跃并开放。

我可能会想象手臂上正系着气球。就像我小时候拥有的色彩绚丽的氢气球。气球使我的手臂感到越来越轻。我的手臂好像要浮起来了……就像氢气球一样。

让我看看，我能把气球想象得多生动。我能在脑海中将它们画出来。线条清晰，色彩绚丽，它们被系在我的手臂上，此刻正轻轻地拽着我的胳膊，想要飘走。我的手臂也飘起来了，甚至离开了双腿或椅子扶手。它们离开了一点点还是很多，并不重要。我知道自己此刻的感受非常舒适，非常放松。

只要再过几分钟……我便知道自己可以做出改变……我想要的积极改变。我可以开始感受一直伴随着我的力量……开始在体内不断上升，又不断下降。

几分钟后，也许比我想象的时间更短，这段美妙的体验将让我感到很满足。我知道自己可以随时回到这种舒适和自控的状态。只要舒适的深呼吸……使用刚才看到的意象……或全部的意象……或只要部分的意象……我就可以看见楼梯，深呼吸……重新感受到这种放松。

我进行的每次深度放松练习，都将使我更轻松、更容易地重回这种状态。每次重新回到这种状态时，我能更加放松，更加舒服，增强自我控制。因为我享受这种舒适与自控的感觉，我将越来越容易获得这种感受。

如果我想进入睡眠和梦乡……这可能就是我的意图，我可以从0数到20或30。在数的过程中，我将渐渐陷入沉睡。

或者我可以回到精神焕发、清醒警觉的状态，只要从0数到5。当我开始数时，每数一个数，我都感到更清醒，更警觉。0……1……2……3……渐渐地，越来越警觉……4……5……当我眼睛睁开时，我完全清醒过来，神清气爽。

3. 音乐法

你有没有注意过，在听某段音乐时，你会很专注，甚至沉醉其中。这一经历很普遍。

找一张你喜欢的唱片、压缩的光盘或磁带，其中的音乐曾经令你感到放松、舒适和陶醉。你可以选择动感的音乐，也可以选择舒缓、安静的音乐，这关系不大。只要它能够吸引你就行。不必有所顾忌，如果你愿意的话，你可以创造性试验各种音乐。

先不要播放音乐，让自己进入放松状态。给自己一些暗示，关于音乐响起来的时候，你会产生怎样的感受？以及这段音乐过去对你的影响。暗示自己，在催眠状态下，这种影响的效果能够更加显著。

你可以将音乐当作载着自己进入催眠状态的交通工具，你可以暗示自己，尽管是同样的暗示，但在催眠状态下，这些暗示将要有效得多。打开音乐之前，也许你需要 10~15 分钟的时间进行放松。

打开音乐，空气中飘荡着一串串音符，它们从播放器中轻盈地跃入我的耳中。外界的噪音越来越小，音乐声越来越清晰，我的内心也越来越平静。脑海中的每一根神经都随着这美妙的节奏舞动起来了，我和音乐融为一体……这种投入和专注将帮助我进入自我催眠状态，在这种状态下，我努力的目标更容易实现了，改变也变得更加舒服，更加自然了。

音乐声悠扬、愉悦，我听出了笛子的声音（乐器可参考具体音乐），手指跟随旋律跳跃起来，时而轻快，时而悠长……将注意力集中到旋律和节奏上，我仿佛成为创意十足的音乐指挥，能够指挥这些音符……随着音乐的继续演奏，我将进入更深的催眠状态。

音乐声变大了，节奏变得更加有力。我感觉到体内如野兽般乱撞的压力和烦躁，它们正随着这节奏奔跑、肆虐，寻找着出口……音乐越来越激昂了，到达了最高潮，跟着节奏，我在心中呐喊……深深地吸气……徐徐地吐气……压力和烦躁从这出口冲出去了，一扫而空。

此时音乐变得更加柔和，更加舒缓，节奏发生改变，紧张、压力和所有不舒服的感受都被释放出去了……都通过呼气释放出去……用心感受一下身体发生的变化。我感到手指变暖了，双手感到有点沉重，一点力气都没有。脑海中除了音乐，什么想法都没有，我感到很放松，很舒服……

在这轻松、愉悦的旋律中，我可以为曲子谱上歌词，这就是内心里我一直想对自己说的话。我可以默默地在心中吟唱，也可以大声地唱出来。我将真真切切地听到自己的心声……

现在我正充满创造性地演绎着这段音乐，压力已经释放，能量在渐渐地恢复……明天我也将充满创造性地实现期待中的目标，目标的实现会变得更加轻松，更加顺利……

音乐快要结束了，当我以后想要放松，并再次感受这种舒适时……我可以挑一个舒服的姿势坐着或躺着，听一听这段音乐。当我听着这音乐，做几个放松、舒服的深呼吸……我便能回到同样平和与宁静的状态。

旋律接近尾声了，音乐声越来越小，渐渐离我远去……我的意识越来越清醒……全身的力量逐渐恢复……做几个缓慢的深呼吸……好的，睁开眼睛，我感到身心舒畅，头脑清醒，精神饱满。

这一方法使用起来很方便。你只要将收音机换个频道，你同样也可以在脑海中改变音乐，或你对音乐的感受。别对自己太严肃，如果你需要放松，就换一个更轻松的想法，换一个调子，换掉歌词，让它们为你工作，按照一定的节奏，按照你内心的节奏。

第九章　生理疾病的催眠疗法

人的身心是一个相互作用、密不可分的系统，生理与心理之间存在着积极或消极的影响。那么，既然心理因素对生理具有巨大的影响力，作为有效的心理治疗技术的催眠术是否能为生理疾病的治疗作出自己的贡献呢？回答当然是肯定的。事实上，催眠师和其他临床治疗学家在实践中已经这么做了，并且也取得了不少令人满意的效果。当然，如果说催眠术能治疗一切生理疾病，那就是江湖骗子的胡言乱语。不仅是催眠术，世界上任何一种治疗技术都不可能包治百病。对于一些生理疾病来说，使用催眠疗法还有可能带来副作用。例如，对于脑器质性损伤并伴有意识障碍的人，若使用催眠术可能会使其症状加剧。另外，冠心病、动脉硬化患者也不宜接受催眠治疗。这类病人可能会因在催眠状态中有所发泄时，情绪明显波动而导致不良后果。

准确地说，催眠术在生理性疾病治疗中的作用主要表现在对于那些由心理因素引起的或主要是由心理因素引起的生理性疾病有良好的疗效。如今，随着人类认识的深化、科学技术的发展，医学界已经普遍接受了这样的观点：对于人类的疾病，再也不能仅仅考虑生理因素了。而是考虑生理因素的同时，还要考虑心理因素和社会因素。如此说来，在生理性疾病的治疗过程中，催眠术也有发挥其独特作用的广阔天地。下面，我们将介绍部分生理性疾病的催眠疗法。

一　疲劳的催眠疗法

疲劳，是一种人皆有之的体验，它是一种具有自然性防护反应性质的生理、心理现象。长时间、高强度肌肉运动导致生理机能下降或衰退，称之为生理疲劳。由于神经系统紧张程度过高或长时间从事单调、厌烦的工作而引起的疲劳，称之为心理疲劳。

疲劳是一种亚健康状态，会给人的身心带来一系列不良影响。人到中年以后，正常的机体衰老速度是每年 1%~5%，长期疲劳会使机体的衰老速度不断增加，如果今年你的衰老速度是 1%，那么过 50 年后你衰老的程度也仅仅是现在的 50%，如果你的衰老加速度是 1%，那么不出 15 年，你衰老的程度就会超过现在的50%。

据台湾东森新闻报道,“慢性疲劳症候群”是一种令人痛苦、沮丧的疾病，患者会出现极度的疲惫，也无法因休息而获得改善。个人的身体功能在发病之后明显降低，而一些生理或心理活动常会使症状更加恶化。截至目前，慢性疲劳症候群的真正原因还不清楚，基本上，被诊断为“慢性疲劳症候群”的患者必须合乎下列两项标准:（1）重度的疲劳持续超过6个月以上，并已经排除其他可能的疾病;（2）下列8种症状中，至少出现4种：注意力或短期记忆力明显变差、喉咙痛、淋巴结疼痛、肌肉酸痛、多处关节疼痛但无红肿、头痛、愈睡愈累、运动后的疲倦超过24小时。除上述8大重点症状外，常出现的各种症状，还包括腹痛、腹胀、胸痛、慢性咳嗽、腹泻、头晕、眼睛或口腔干燥、耳痛、自觉心律不齐、下颚痛、恶心、盗汗、晨僵、呼吸急促、皮肤麻木或感觉异常，以及如焦虑、忧郁、坐立难安、恐慌等情绪障碍。

生理疲劳最主要、最直接的原因也是最主要、最直接的表现就是肌肉紧张度持续过高，且得不到恢复。与紧张相对应的状态是放松，如果能达到高水准的放松，将会使生理疲劳的状况有很大的缓解。

轻度疲劳的人，只要做了自我催眠，问题就能解决了。但对于中度、重度疲劳者来说，这可能还不够，还需要在进入自我催眠状态后再进行专门的身体放松暗示。

现在，我已经进入到了令人陶醉的自我催眠状态，我正在享受自我催眠给我带来的愉快的感觉……

深深地吸一口气，慢慢地，一点一点地吐出来，慢一点，再慢一点……

我感到头顶有一股暖流在涌动，我的头皮在发热，非常舒服……

这股暖流开始往下流淌，我的面部肌肉也开始微微有点发热，面部肌肉越来越放松了，眼皮沉重，不想睁开，闭上眼睛十分舒服。又让我感到格外的轻松。

一阵清风吹来，掠过我的面颊，让我达到物我两忘的境界……

暖流到达了我的肩部，我的肩部开始放松了……肩部肌肉放松，再放松……肩部肌肉放松以后，我好像从肩上卸下一副重担，平时所承载的太多的紧张与压力统统卸了下来。体验！继续体验！继续体验肩部肌肉放松后的轻松的感觉……

疲劳正一点一点地离我而去，就是这种感觉！

暖流继续往下，到达了我的右臂、右手……又流到了我的左臂、左手……我的双臂，我的双手现在越来越沉重了，撂在床上非常舒服，不想动，一点也不想动，那是身体彻底放松后才会有的感觉……让我来细细地品味这种感觉！品味这种美妙的感觉！

暖流到达了我的胸部，胸部感到暖洋洋的，又从胸部到达了我的背部，背部的肌肉又放松了，整个人都完全实实在在地躺在床上，不想动，一点都不想动，只是在静静地享受这种舒服的感觉……疲劳正在离我而去，离我而去……一定是这样的，不会错的！

暖流流向我的腹部，腹部开始发热……我的呼吸开始更深沉，也更轻松……再深深地吸一口气，慢慢地吐出来……整个人就像一朵白云，在湛蓝的天空中飘荡……

暖流到达了我的腿部和双脚，我的双腿感到非常的沉重，双脚却异常的暖和。这是一种过去没有体验过的舒服的感觉……我感到身体不再有疲乏的感觉，充足的能量又重新回到我的体内，是这样的，我能感觉到！

身体放松直接有助于生理疲劳的恢复，也间接有利于心理疲劳的恢复。但对于以心理疲劳为主的疲劳而言，仅有身体上的放松是不够的，还需要在心理上予以放松，才能彻底克服心累的问题。心理放松的本质是让心获得自由，获得解放，进而产生宁静、平和的心态，催眠暗示的重点也在于此。

我正在体验进入自我催眠状态的愉快感觉……我的身体很轻很轻，一阵清风吹来，我的思绪随风飘荡，在天空自由翱翔……

思绪把我带回到了过去，带回到初恋（可根据各人自己的情况设定）的美妙时光……花前月下，卿卿我我，生活是多少美好！我的情绪又是多么的高涨……继续回味，继续体验那美好的感觉……

思绪又把我带到了未来，虽然我现在的生活状况有许多不尽如人意之处，可是我还有未来，想象一下吧！三年后，五年后，十年后的我，事业一定有大发展，生活也会有大改善，想到这里，心底不禁一阵亢奋……既然有美好的将来，现在的一些坎坷又算得了什么？

我有时情绪低落，沮丧，这是事实，我也不用去回避。但仔细想来，那是因为我经常在想一些不开心的事情。其实，我的生活中不也有许多令人陶醉的时刻吗？比如说：

和朋友欢聚的时候；

工作上有成就的时候；

做自己兴之所至的事情的时候；

买到一件称心如意的衣服的时候；

……

想到这里，一阵欣快感油然而坐，我的情绪好了许多，整个人的身心一下子放松了……醒来以后，情况也会是如此，肯定是这样的，不会错的！

二　失眠症的催眠疗法

失眠是指无法入睡或无法保持睡眠状态，导致睡眠不足。

又称入睡和维持睡眠障碍 (DIMS)。中医称之为“不寐”“不得眠”“不得卧”“目不瞑”等，是最常见的一种睡眠障碍。失眠者通常体验到睡眠焦虑和睡眠恐惧，主要表现为入睡困难、难以维持睡眠或睡眠质量差。

失眠的临床症状主要有：

——入睡困难；

——半睡半醒，不能熟睡；

——早醒、醒后无法再入睡；

——频频从梦中惊醒，自感整夜都在做梦，对声音、灯光、环境等高度敏感；

——醒后精神萎靡，白天精力不足。

在治疗失眠症的过程中，催眠师要注意的问题主要有两个。其一，没有必要将受术者导入很深的催眠状态，只要进入浅度催眠状态就可以了。其二，直接诱导受术者进入催眠状态的暗示往往效果不一定好，而帮助其全身心及心理上的松弛则显得特别重要。如果受术者的全身心能处于松弛状态，他们自然就可以安然入睡了。

暗示诱导的程序如下。

（1）请将注意力高度集中于脚尖，渐渐地，你会感到双脚的力气消失了……你感到非常舒服……继续体验，继续体验双脚力气消失后的舒服的感觉……

（2）现在请将你的注意力高度集中于双膝，渐渐地，你会感到双膝的力气也消失了……两条腿不想动，完全不想动……

感到非常舒服，双膝再放松……继续体验双膝力气消失后的舒服的感觉……

（3）现在请将你的注意力高度集中于腰部，摒弃一切杂念，你体验腰部气力消失的感觉……腰部的力气在渐渐地消失，非常舒服……你继续体验腰部气力消失后的舒服的感觉……

（4）现在请将你的注意力度高集中于肩部，肩部肌肉放松，再放松……肩部的力气消失了，渐渐地消失了，你体验，体验肩部力气消失后的舒服的感觉……

（5）现在请将你的注意力高度集中于颈部。颈部肌肉放松，再放松……颈部的力气消失了，渐渐地消失了，你体验，体验颈部力气消失后的舒服的感觉……

（6）现在，请将你的注意力高度集中于双手，渐渐地，你的两只手上的力气消失了……完全消失了，两只手感到很重，但又非常舒服……你体验，体验双手力气消失后的舒服的感觉……

（7）好的，你的全部身心现在都已经完全松弛下来了，感到非常轻松、非常舒服……现在你的眼皮很重、很重……你现在任何杂念都没有了……你想睡了……你真的很困了……你好好地睡吧！

对于那些失眠症不是十分严重的人，也可以利用自我催眠的方法来诱导自己进入催眠状态，整个过程与上述程度基本相似，只是自己既是指令的发出者，又是指令的执行者。在催眠中，可以针对自己的特定问题编制暗示语。

闭上眼睛，我看到我有很多不良的睡眠习惯，正是这些习惯导致了我失眠。我决定从现在起培养正确的睡眠习惯，那么很快我就会摆脱失眠，睡个好觉的……一定是这样……

A：

我看到我自己12点以后还在熬夜看电影、看小说，错过了正常的睡觉时间；我看到我在周末的时候经常中午才起床，打乱了自己的生物钟。我决定，从明天起，我每天十一点准时上床睡觉，并且第二天清晨7点准时起床……每天一到晚上11点，我就会觉得很困，想睡觉，我看到自己在夜晚入睡，也许还能看到时钟指向时间的时针，看到我睡得很安稳，一直睡到第二天7点才醒……醒来后我感觉很清醒，精神饱满，思维敏捷……我的身体会记住这种状态，每晚11点到第二天7点，我都处在沉睡之中，睡得非常香甜……是的，我的身体会记住并每天保持这种状态……

B：

我看到自己在床上看电视、听音乐、看书、上网，天哪，有一次我居然还在床上吃东西！就是这些举动让我的潜意识误以为床不是睡觉的地方，而是我的办公桌了。我一定要摒弃这些行为。以后，每当我上床的时候，就会有倦意袭来，除了睡觉和性生活，我什么都不想做。当我再在床上做与之无关的事情的时候，我会觉得非常难受，躺或坐在床上如芒在背，一定要走下床去做才会舒服……嗯，就是这样……从今天起，床会成为我睡觉、做梦的天堂，当我躺在床上的时候，我感到被褥的柔软、温暖，我每天深陷其中，甜甜入睡……

C:

我看到咖啡刺激了我的大脑神经，影响了我的睡眠。从今天起，每天晚上6点以后，我坚决远离这些刺激性饮品！6点以后我再喝咖啡，会觉得味道特别怪，闻上去恶心，让我想吐……是的，就是这种感觉，我再也不想在晚上喝咖啡了……酒啊，茶啊，油腻的东西也一样，只要过了晚上6点，我看也不想再看那些食物一眼……嗯，一定是这样的，我现在想到它们的味道就已经想吐了……

三　神经衰弱症的催眠疗法

神经衰弱症的致病原因，大致包括以下几种：用脑过度、房事过频、睡眠不足、烟酒中毒、手淫等。如果是属于用脑过度、睡眠不足、烟酒中毒等原因形成的神经衰弱，那就是属于脑髓神经衰弱，具体症状有头重、头痛、焦躁、情绪不稳定、神经过敏、健忘、失眠、多疑多惊、食量减少、便秘、四肢发冷等。如果是属于房事过度、手淫等原因，就是脊髓性神经衰弱。具体症状有肌肉疲劳、下肢痉挛、关节酸痛等。也有一些神经衰弱症的患者，属于二者兼有类型。

具体治疗方法如下。

治疗者应详细询问患者的症状、自我感觉、病史等，再通过各种检测手段确定其类型。在此基础上进行催眠治疗。

首先将患者导入中度催眠状态，导入以后，可以用直接暗示的方法消除其症状。也可加上按摩、安慰剂等方式以加强其效果。具体暗示指导语是："你现在睡得很深、很舒服……我知道，你患有神经衰弱症，现在我给你做治疗，经过我的治疗，你的症状全部消除、你的疾病就会痊愈……我来给你按摩头部，按摩以后，你的头痛、失眠、健忘等症状就会自然消失……非常舒服，你现在非常舒服……你现在头脑很清醒，没有任何不适的感觉，今后也不会有头痛、精神不振、四肢无力的感觉了，醒来以后，你会感到精神振奋、状态良好……"此时，可观察患者面部表情上的反应。如出现轻松、安适的表情，则表明暗示已达到效果，便可再发出一些肯定性的暗示以加强效果，如："你的神经衰弱症已经治愈，所有症状已经消失殆尽，今后再也不会发作，肯定不会的！没有任何疑问的！"

一般说来，在实际治疗过程中，进行一遍这样的暗示远远不够。尤其是前一部分的暗示指导语，应反复强调多遍，方能取得比较好的疗效。所以，在将患者导入催眠状态之后，还需要 30 分钟时间，让患者反复接受指令、体验感觉。症状较轻而感受性比较高的患者，一般经一两次治疗后即可见效。反之，症状较重而感受性又比较差的患者，要经过一个疗程，10次左右的催眠治疗才能痊愈。

四　消化不良及厌食症的催眠疗法

引起人体内消化不良的原因有很多，诸如过饿或过饱、饮食没有规律、冷热饮食混杂、血亏、肺痨、手淫、纵欲、烟酒过度、神经衰弱等。消化不良的具体症状是腹胀、胃酸过多、茶饭不香、食量减少、腹痛、便秘等。

在治疗过程中，首先要做的是找出诱发消化不良症的具体原因，因为这和催眠过程中的暗示语直接相关。找到处于核心地位的病因之后，还要将受术者导入中度催眠状态，在中度催眠状态下进行暗示治疗。

暗示分三个步骤进行。第一个步骤旨在去除疾病发生的原因。如果消化不良是由神经衰弱引起的，那就着重暗示其神经衰弱的症状消失，或是经过治疗已经痊愈。如果是由其他原因引起的，则以相应的暗示指导语予以消除。这样的暗示要反复进行多次。第二个步骤是对肠胃功能的肯定："你的胃液和肠液的分泌非常旺盛，所以消化能力非常强，这一点不用怀疑……"第三个步骤是对其消化能力的进一步肯定和激励："由于你的消化能力已转为正常，因此肚子常常会有饥饿的感觉，食欲大增……”严格按照上述程序进行暗示治疗，一定可以收到良好的效果。

厌食症较之消化不良症病情则更加严重一些，患者常常无法进食，一吃下去就要呕吐。由于无法获取能量，患者面黄肌瘦、精神不振，体内各种机能都受到影响。对于厌食症的催眠疗法一般也是分为三个步骤：①暗示——暗示其有饥饿感；②回忆——回忆在未发病时，吃喝美味菜肴的情景；③幻想——幻想面对美食，垂涎欲滴的情景。

我国著名催眠师、苏州广济医院的马维祥医生曾用催眠疗法为一位严重的厌食症患者彻底解除了痛苦。这位患者是个女跳高运动员，平时食欲极佳。因担心发胖影响跳高成绩的提高，故而节食减肥。谁料，欲速则不达，不久便得了厌食症。3个月未进粒米，吃什么吐什么，人面黄肌瘦，全身乏力。转诊各大医院，未能缓解病状，只得靠注射葡萄糖和吃水果维持生命。

后来，慕名来到马维祥医生那里接受催眠治疗。在深度催眠状态中，马医生首先对她进行饥饿暗示，并描述美味佳肴的宴会情景。然后，再反复下指令要求她回忆以前的每次运动后，狼吞虎咽、津津有味地聚餐的场面。与此同时，给予强有力的直接暗示：“现在就想吃了，你的肚子已经很饿、很饿了，现在就吃吧。”这位女运动员毫不犹豫地按照马医生的指令，立即津津有味地吃起饭来。接下来，马医生又暗示道："事实已经证明你想吃饭，也能够吃饭，因此，今后你也不会有厌食的表现了。醒来以后，你能像平时一样正常地吃饭，你的厌食症已经完全治愈了……"催眠施术结束后，患者果然康复如初。

五　偏头痛的催眠疗法

所谓偏头痛，即指头部的一侧发生剧烈的疼痛。这一侧的眼球也会随之疼痛，有时眼球会很凸出，视力也受到影响。伴随着偏头痛，有时候还会有恶心、呕吐等情况的发生。

诱发偏头痛的原因，有器质上的，也有心理上的。根据研究发现，心理上的原因可能更为重要。临床实践表明，大多数偏头痛的患者都有着相似的人格特征和情绪特性。一方面，偏头痛的患者中，尤其是女性患者，常常怀有对受压抑的敌意、愤怒、欲求不满、怀恨等情绪。这些情绪不但不能够表现出来，而且也不被承认，因而被牢牢地压抑在潜意识中，当压力过大时，这些情绪则通过其变式——偏头痛的方式表现出来。另一方面，偏头痛患者的人格特征中，一般都存在着"完美情绪"，即有一种强烈的追求完美的倾向。如果发现任何事情未能达到他所满意的程度，就会感到非常痛苦。例如，衣服等生活用品一定要放在固定的位置，室内必须保持十分清洁，稍有差错，便一定要矫正，否则就会感到十分不适。同时，还会对搞乱物品的人大加指责，内心还感到非常愤怒。尽管这种倾向十分明显，但自己对自身存在这种倾向予以坚决否定。

目前已有多种治疗偏头痛的化学药物，许多患者也常常服用。我们认为，这些药物大多数属于镇静剂类型，它们对当时偏头痛的缓解确有一定的效果。但是，这种药物只能“治标”——起缓解作用，而致病的根本原因却无法因此而消失。解决根本原因的途径只能是心理疗法，所以，催眠术也能在此发挥独特的效应作用。

偏头痛的催眠治疗，既可以采用他人催眠的方法，也可以采用自我催眠的方法，下面对这两种方法分别予以介绍。

1. 他人催眠的方法

第一步工作仍然是将患者导入催眠状态。然后采用宣泄和暗示其态度改变的方式来彻底解除病因。

先说宣泄法。

在精神分析学家看来，患者将自己的观念、愿望、欲念、需求、痛苦、烦恼、焦虑、冲突等压抑在心头而不流露出来，并不意味着问题已经消失了，不复存在了。这种心理能量如果不发泄出来而郁结在心底，将会导致内心世界更大的紊乱与紧张，从而以各种“变式”来表现自身心理上的疾苦，这就产生了光怪陆离的心理疾病和心因性的生理疾病。人们在日常生活中常犯这样的错误，即劝别人不要哭、不要有难过的表现。然而，哭与难过的表现正是一种有益于身心健康的宣泄，是心理上的安全阀门。

另一方面，我们还需看到，在清醒的意识状态中，有些问题、倾向、情绪人们根本就不愿意承认，更不用说自己有目的地将它宣泄出来了。在催眠状态中则不然，由于意识场的极度狭窄，所有的顾忌已不复存在，各种防卫的闸门已统统打开。受术者可以将平时郁结在内心的种种欲求、需要、痛苦、焦虑等毫无顾忌、酣畅淋漓地尽情吐露出来。通过这种尽情的吐露，压抑在心头的心理能量可以得到充分的释放，如释重负，从而体验到一种前所未有的快感。从最低限度来说，心理疾病或心因性生理疾病的症状可以大大减轻。因此，无论从任何角度来说，宣泄都不失为一种治疗心理疾病或心因性生理疾病的有效手段，而在催眠状态中的宣泄则更是如此。

具体的催眠暗示指示语如下：

你现在已经处于很深的催眠状态之中，你的潜意识已完全开放，我知道，你有偏头痛的毛病，而这一毛病是由心理因素引起的。平时，你有种种痛苦、欲求的不满压抑在心底，它们就是引起偏头痛的根本原因。现在，你能够，你也需要将这些痛苦、欲求统统说出来，你说吧，现在就说……

这时，受术者会毫不犹豫地说出压抑在潜意识中甚至自己都不知道的种种心理上的疾苦。在他们说出来以后，再继续暗示："你已经全部说出自己的疾苦了，这很好，现在我要求你

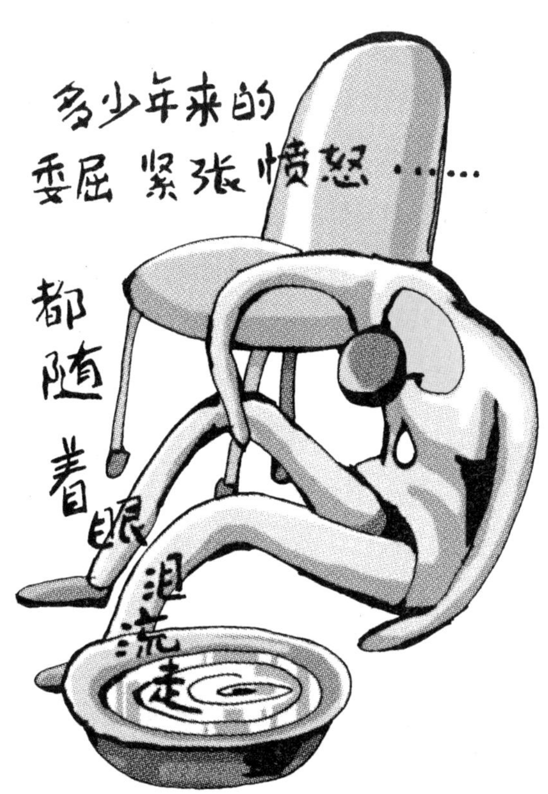
多少年来的
委屈 紧張 愤怒 ……
都随着眼泪流走

哭，痛痛快快地、毫无顾忌地大哭一场，现在就哭，好的，开始哭吧……”

在受术者哭了一段时间以后，命令他停下来，再给予一些使之平静、愉快的暗示指导语。

再来谈谈暗示态度转变的方法。

以上谈到诱发偏头痛的另一个重要的心理因素是人格中完美情结的存在。那么，如果能够消除这一情结则意味着铲除了致病的一个重要心理因素。不难想象，倘若我们能够改变患者对待生活、工作和他人要求过高和刻板的态度，这一情结也就能够消亡了。由于在较深的催眠状态中可以和潜意识直接对话，催眠师便可用直接暗示的方式改变受术者的态度。用句形象化的话来说，就是将潜意识中原先的某种态度“取出”，将新的正确的态度“移入”。具体暗示指导语如下：

> 我已经查明，导致你头痛的一个重要原因是由于你的人格中有一种强烈的、追求完美的倾向，你对自己、对工作、对生活、对他人的态度总是要追求尽善尽美。事实上，这是不可能的。今后，你能够接受一些似乎看不惯的事情，遇到这样的事情你不会过分着急，而是能够泰然处之，因为你认识到，世上的事本来就不可能尽如人意……

2. 自我催眠的方法

如果偏头痛的症状不是很严重，采用自我催眠的方法也能够予以解决。可在进入自我催眠状态后运用幻想法："我正在一个寂静的森林里……慢慢地坐下，舒服轻松……寂静的森林……森林青翠迷人，令人心醉……阳光照在我的肩膀、背部……森林里的微风抚弄我的额头，令人舒爽……头部感觉很轻松……心情越来越平静……醒来以后，心情也会很舒畅……头再也不会痛了。"

数数后醒来。

六 心脏神经症的催眠疗法

关心自己心脏健康的人，大多数都是平时缺乏体育锻炼的人。这是因为血液循环不仅与心脏有关，与肌肉运动的强弱也不无联系。平时缺乏体育锻炼的人，常常在心理上突然感到心悸、胸闷，总以为是心脏出了毛病，恐惧感骤然而生。以后，便经常将注意力集中于心脏，久而久之，便形成了心脏神经症。

心脏神经症可以用自我催眠的方法，通过恢复身心平衡来达到治疗的目的。具体做法如下。

1. 手脚重感的练习

安静地躺在床上，注意力集中。心中默想，我的两只手很沉重，愈来愈沉重，但是感到很舒服……待双手确有重感后，再将注意力集中于双脚，心中默想：我的两只脚现在也变得愈来愈沉重，不想动，但是非常舒服……

2. 手脚温感的练习

注意力集中于双手，心中默想：我的两只手渐渐地变得暖和起来了……然后再将注意力集中于双脚，心中默想：我的双脚也渐渐地暖和起来了……借助于意念的力量，手、脚的温度确实能上升1~1.5℃，产生令人愉悦的温感。

3. 腹部温感的练习

把自己的右手放在胸骨下方胃的位置，然后心中默想：胃部有温暖的感觉，胃部有温暖的感觉……然后仔细体验这种感觉。

4. 调整呼吸的练习

把自己的右手放在腹部，作“腹式呼吸”，并暗示自己呼吸得很平稳，很有规律……吸气缓慢、吐气轻松……

5. 额部凉感练习

注意力集中在自己的额部，反复暗示自己的额部非常凉爽，好像有一阵阵凉风拂面。额部清凉感的获得，以及先前脚部温感的获得，对恢复身心平衡极有好处。

6. 器官强化暗示

上述五种练习完成并见到效果之后，人的全身心都已达到放松状态。这时，可针对病因作器官强化暗示。反复暗示自己。心脏很平静地、按照正常的规律跳动着……还可以运用中和公式：即使偶尔有些胸闷、心悸的现象也没关系，今后再也用不着多考虑心脏的问题。我的身体很健壮……

以上介绍的自我催眠方法，若能每天早、晚各练习一次，坚持两三个月以后，心脏神经症一定能得以消除。

七　书写痉挛症的催眠疗法

书写痉挛症的症状表现就是在书写时手不停地颤抖，或者是一握住笔手指就变得僵硬，这两种表现形式具有同一恶果，就是无法进行正常的书写活动。

有趣的是，书写痉挛症并不是每时每刻都表现出来。有些书写痉挛症的患者在他人在场时有上述症状的表现，而在个人独处时写字则无此表现。从患者的类型特征来看，这类患者多为神经质者、完美主义者、个性偏执者、责任感过强的人。

催眠疗法的过程是这样的，首先将患者导入中度催眠状态，然后作如下暗示。

（1）“这里有纸和笔，现在我要求你写出自己的姓名和住址。你的手指无须过分用力，注意力也无须高度专注，就能顺利地写出来。”作这样的暗示，可以使患者以轻松的心情进行书写。

（2）当患者书写完毕后，再进行进一步的暗示：“这次我拍一下你的右手，你的右手马上就会变得僵硬，无论怎么努力，都无法写字，写不出来心里会着急，但越急越写不出来。好的，现在我来拍你的手……”当催眠师拍了受术者的右手后，受术者的右手立即会变得僵硬，这是中度催眠状态下的正常表现。

（3）继续暗示患者："你瞧，心里越是着急想把字写好，手越是抖得厉害。另外，我拍你的手暗示它已经僵硬，它果然就僵硬。这表明你平时的书写痉挛症并不是生理上的病变，而是受了消极暗示的结果。现在我来数数，从1数到3，当我数到3的时候，你右手的肌肉僵直现象即可以得到消除，紧张感完全消失，你又能够非常轻松、流畅地书写了。而且今后无论是人多人少、有人或没人，你都能够非常自信地、轻松流畅地进行书写……"

八　晕车（船）的催眠疗法

晕车（船）的原因既可能来自于生理因素，也可能来自于心理因素，在更多的情况下则可能是两种因素兼而有之。从生理方面来看，是由于耳部深处掌管方位、平衡感觉的半规管在不规则颠簸下过度兴奋，引起自律神经失调，对内脏造成副作用而引起的。从心理方面来看，则是由于消极的心理暗示所致。譬如，听别人说乘坐长途汽车或海轮非得晕车（船）不可，或者是在乘车（船）的时候，看到别人晕车（船），自己也觉得心里难受。通过催眠疗法，引起晕车（船）的身心两方面的因素都可以得到控制与矫正。

他人催眠法和自我催眠法都对晕车（船）的治疗有所帮助，

下面分别予以介绍。

由催眠师实施的他人催眠法是这样进行的，首先将受术者导入催眠状态，在催眠状态中要求受术者进行想象，想象晕车（船）时的情景。具体暗示指导语是："你现在正在乘坐汽车，因为道路不平坦的缘故，所以车子颠簸得很厉害。你看，车子又在颠簸了……当车子颠簸的时候，你的情绪受到了影响。同时，浓烈的汽油味更使你心里感到难受……你体验，体验这种晕车时的难受的感觉……"

接着再对受术者暗示："现在你虽然想避免晕车，但越是这么想晕得越厉害。我来帮助你，只要你按我说的去做，你就会渐渐地感到舒服起来。首先，你要深呼吸，深深地呼吸两三次……要趁车子颠簸的时候深呼吸，同时身体也随车子的颠簸而摇晃。只要你这么做，你的情绪就会渐渐地稳定下来。现在，我从 10 倒数到 1，我每倒数一个数，你的情绪就会稳定一点，当我数到 1 的时候，你的情绪就会完全稳定，肯定是这样，不会错的！"

数数结束后，再继续暗示予以强化："现在虽然车子很颠簸，你的身体也摇晃不定，但你的心情却一点也不受影响，而是在尽情地饱览窗外迷人的景色……从此以后，你绝对不会晕车，感到乘车旅行是一种享受……"

晕船的催眠治疗也如法炮制，只要改动一些具体词汇即可。

自我催眠法的实施过程是这样的：以腹式呼吸使心情平静，再进行弛缓法、温感法的标准练习，在轻松的气氛中渐渐进入催眠状态。在额部凉感的练习后，进行行为想象疗法的训练。

每日 1~2 次实施行为想象疗法，持续数周以后，生理上和心理上都会于潜移默化之中增加对乘车（船）眩晕的抵抗力，从而达到克服晕车、晕船的目的。行为想象疗法一般是这样进行的："我现在正在乘汽车……路况很不好，车颠簸得很厉害……外面似乎吹着微风……似乎又闻到了浓浓的汽油味……这味道使自己很难受……颠簸和汽油味使我感到很不舒服……要有呕吐的感觉……不过没问题……我还是能够忍受的……对了，现在开始做腹式呼吸……呼吸很轻松……令人厌恶的颠簸的感觉和汽油味已逐渐消失……心情很平静……没有问题了……窗外吹来一阵和风，抚弄我的面颊……外面的景色非常绚丽……青山绿水令人赏心悦目……决不会再晕车了，再乘其他任何车也不会有问题……我现在心情特别好……"

九　遗尿症的催眠疗法

遗尿症是指儿童缺乏控制排尿的能力，是与自己年龄不相称地（一般指 4~5 岁）昼夜经常不自主排尿，表现有白天尿裤子和夜间尿床。遗尿症可分为原发性遗尿症和继发性遗尿症两种。原发性遗尿症是指儿童膀胱括约肌的控制能力发展迟缓，或从未形成控制膀胱收缩的能力，从而导致白天和夜间的遗尿。继发性遗尿症是指儿童曾形成过控制排尿的能力，但后来由于种种原因又出现不能控制排尿。专家们认为，这种现象是对紧张的心理社会刺激的一种反应。已学会的控制排尿行为，由于精神紧张而被破坏了。有些人的调查结果表明，大部分患有这种遗尿症的儿童，是生活在精神紧张的环境中，他们除了尿床外，同时还伴有情绪不稳、言语障碍、行为障碍或学习困难等方面的问题。

大部分儿童有尿床的经历，但是，如果在五六岁以后仍然经常尿床，就可能患有遗尿症了。遗尿症是由什么原因引起的呢？在其病因中，生理因素和心理因素掺杂在一起。约有 10% 的儿童的遗尿症是由于泌尿系统的生理缺陷、神经系统疾患或尿道感染所引起的生理缺陷所引起的。大部分儿童以及青少年的遗尿症是由于紧张不安的心理因素所致，如受惊吓、环境改变、过度疲劳、家中有婴儿诞生、失去母爱、双亲有忧郁的习性、排泄训练的失败、不正确的教养方式与教养习惯。更为重要且直接的心理因素是，儿童偶有夜尿行为，父母便严加斥责，事实上，这将成为由偶然的遗尿行为到遗尿症出现的直接动因。而大部分家长却往往没有意识到这一点。要之，在心理学家看来，所谓遗尿，就是以儿童内心深处的某些事件为原因，以症状表现出来的现象。目前比较普遍的看法是：当儿童对家庭产生害怕、内心不自在或情绪混乱时，所形成的一种防御机能。例如，双亲的注意力没有或无法集中到该儿童身上时，在某些情况下，儿童也会以夜尿现象作为获得安心及安全感的手段。当然，这绝不是儿童有意识的行为。

用催眠术治疗遗尿症，具有非常显著的效果，特别对于治疗继发性遗尿症更是如此。一般经几次催眠治疗后，症状便可解除。有时一次治疗就能康复如初。对于遗尿症来说，以睡眠催眠法的疗效比较显著。所谓睡眠催眠法，就是在受术者处于睡觉状态中时，对之实施催眠术。具体做法是这样的：

当受术者处于熟睡状态之后，催眠师来到他的床边，静坐几分钟后，实施离抚法。简言之，催眠师将手放在离受术者面部几厘米的地方，做抚下运动，反复十余次后，催眠师开始发问："你叫什么名字？快告诉我。"如受术者未醒复而能回答，则证明双方的感应关系已经接通。受术者已由正常的睡眠状态转入催眠状态。接下来，便可进行暗示诱导。这种暗示诱导的方式与目的在于条件反射的建立，即在膀胱充盈与进入醒复状态之间形成暂时的神经联系。具体暗示语是："现在你处于催眠状态之中，我正针对你的遗尿症进行治疗。我已经清楚地知道，你的遗尿症的产生，并不是你固有的一种生理障碍。只是由于高度的紧张不安才导致这种症状的产生。现在，我要求你把内心的紧张与不安统统发泄出来……你可以说，也可以哭，好的，现在就开始……"

在其充分宣泄之后，催眠师再以坚定的、无可怀疑的语调暗示受术者："今后，你再也不会有遗尿的现象了……一旦膀胱充盈，你立即就会醒来——肯定是这样的，不会错的……"

另外一点需要着重强调的是，父母应对孩子的遗尿有一个正确的态度。打骂、嘲笑、惩罚等手段事实上是进一步加剧儿童遗尿的心理紧张源，使孩子更可能持续发生遗尿行为。此外，如果一方面利用催眠术消除儿童的紧张与不安，另一方面父母又在不断“制造”儿童的紧张与不安，那么，症状的消除就会困难得多。倘若外部环境压力相当大，恐怕催眠术也将无能为力。所以，催眠师在治疗儿童的同时，要做好父母的咨询指导工作，这样双方配合，以使效果相得益彰。

如果儿童的遗尿症症状不是那么严重，可采用类催眠与自我催眠相结合的方法予以治疗。治疗程序如下。

（1）夜间不叫醒孩子。

（2）不可责备孩子尿床（虽然做到这一点不容易，但必须这么做）。

（3）对孩子尿床的事不要大惊小怪，要装作无所谓的样子（这一点也不容易做到，但必须这么做）。

（4）不对孩子作这样一些消极暗示，例如：“你不要喝那么多的开水，否则夜里会遗尿。”而且，也不要有意无意地限制孩子喝水的量。

（5）哄孩子睡觉时，如发现他握着的小手，已渐渐松弛（这意味着孩子已经有了睡意）。这时，父母不妨对他进行暗示：“如果你想小便，自然会醒过来。接着，自己上厕所去小便以后，再回到床上去睡觉，你不会再尿床了。”像这样连续两三天直至一个星期不停顿的暗示以后，孩子就不会再尿床了。不过，如果失败了，也千万不要去责备孩子。应当继续进行暗示："下次你不会再尿床了，如果你想小便的时候，自己会到厕所去。"总之，切忌打骂和责怪孩子。

（6）如果是初中以上的孩子还有遗尿的症状，就可以让孩子进行自律训练法。进入自我催眠状态后，暗示自己左右手逐渐温热起来……左右脚逐渐温热起来……胃的四周逐渐温热起来……肚脐周围逐渐温热起来……然后，对自己施予强烈的自我暗示："今晚无论我睡得多么熟，一定会自然醒来去上厕所，只要膀胱一旦充满就肯定会这样的，所以，再也不会尿床了，肯定是这样的……"

十　无痛分娩的催眠疗法

在文明的社会里，分娩被认为是女性人生道路上的一大劫难。这主要是从分娩时所承受的痛苦这一角度来考虑的。诚然，几乎所有的产妇都曾体验到了分娩时的疼痛。但疼痛到底是由什么因素决定的呢？先前普遍的看法是：疼痛是神经生理的反应与表现。但近年来具有确凿证据的研究表明，疼痛与情境、与认知因素有关。在战场上的野战医院中，没有麻醉药而进行外科手术，战士能够忍受；在和平宁静的气氛中，没有麻醉药的外科手术是不可想象的。总之，在疼痛中生理因素和心理因素已成为公认的事实。对于分娩来说，尤其是对于首次分娩来说，紧张与不安、焦虑与恐惧、对痛苦时刻即将到来的期待，使得本来就存在的生理上的痛苦更为加剧。

在催眠状态中，使受术者丧失痛觉是一件轻而易举的事情。正因为如此，人们便利用催眠状态中的这一特点帮助产妇进行无痛分娩。无痛分娩的方法，也可以分为自我催眠和他人催眠两种形式，现分别介绍。

1. 自我催眠的方法

无痛分娩的自我催眠方法可以用两种形式来进行。

第一种，舒适地坐在椅子上，将左手臂向前伸展，手腕抬高至水平。此时，手掌朝下，将一本稍厚的书放在左手上。闭上眼睛，把全副精神都集中在那本书上，你就可以很清楚地感觉到书本的重量了，手自然会逐渐下垂。等到手垂到膝盖附近，书就会从手上滑下来。

接下来，手上不要放书，将手掌朝下，左手再次伸向前方，然后强烈地暗示自己："闭上眼睛，手臂逐渐会有沉重感。"

此刻，全部精神都集中在左手上，对自己进行暗示："手臂越来越沉重……手臂越来越沉重……手臂逐渐下垂……"

此时，左手手臂会逐渐下垂到大腿上。接下来，如法炮制，使右手手臂获得同样的沉重感。双手均有沉重感后，便暗示自己："随着沉重感的获得，心境逐渐平和、头脑清晰、疲劳解除，身心十分舒畅……"如果施术的时间是在晚上睡觉之前，便暗示自己："我马上将要转入正常的睡眠状态，我会睡得很熟，明天醒来的时候，浑身舒畅，精力充沛……"

第二种，采用自律训练法中“手臂逐渐温暖、脚底逐渐温暖的方法”。也就是在舒适的坐（或卧）姿势中，反复暗示自己：“左手逐渐温暖起来……右手开始温暖起来……左脚开始温暖起来……右脚温暖起来……”通过温暖感的获得，把自己逐步导入自我催眠状态，并暗示自己身心状态良好。

在采用以上两种方式中的任一种使自己进入自我催眠状态后，便对自己进行暗示：“现在我的心情很镇定，头脑清晰、心情愉快、身体不再疲惫不堪、精力充沛，晚上睡得极香甜。因此，我可以安心地等待分娩的时刻了……到了分娩的时候，只要我一旦获得沉重感（或温暖感），痛觉的感受性就会降低许多……”

2. 他人催眠的方法

有些催眠师是在产妇分娩之际才对她们实施催眠术的。一般说来，这种做法不太合适。大部分催眠师的做法是，对于那些希望以催眠术进行无痛分娩的产妇，在其怀孕6~7个月的时候，就开始对产妇实施催眠术。并且，把她们诱导进深度催眠状态，在深度催眠状态中，采用思考、预演法、松弛法、心象减感法使其身心处于高度放松状态。用观念暗示法使其接纳分娩虽在生理上有痛苦，但是它属于人类正常的生理现象的观念。对其痛觉丧失的实验反复多次进行。最为重要的是进行催眠后暗示，规定她们在收到某一信号（如数数或某一句话）以后，即刻进入深度催眠状态。再经过催眠师的诱导，痛觉将完全丧失，所感受到、体验到的是舒服、愉快的感觉。这样，到了分娩的时刻，只要催眠师站在旁边，依法而行，定能获得圆满成功。这里要提醒人们注意的是，分娩结束以后，催眠师一定要再通过暗示诱导使受术者的痛觉感受性恢复正常，否则的话，会给受术者的身心两方面带来种种不利的影响。

十一 无痛拔牙的催眠疗法

第二次世界大战后，先于精神病医生和心理学家，牙科医生异军突起，将催眠术在其手术中广泛运用，并组织了相应的研究团体。目前，在欧美各国利用催眠术进行无痛拔牙已经是相当普遍的事情了。为什么牙科医生对催眠术特别热衷呢？这也是由于客观需求所决定的。牙科医生在其实践中发现，在替病人拔牙时，最大的障碍不是手术本身，而是病人的恐惧感和紧张感。这种恐惧感和紧张感有时使麻醉药物失去应有的效能；有时甚至使病人的嘴巴都无法张开。为此，牙科医生们想到了催眠术，将其应用于手术之中，收到了良好的效果。

当然，不是所有的受术者都能进入催眠状态，有些受术者在进入催眠状态后意识仍有“跳跃”现象，即暂时的自动醒复。所以，为了保险起见，在牙科手术中往往是催眠术与麻醉药并用。这也是目前常见的一种方式。这种做法的好处有以下几条。

其一，保证了手术的顺利进行，不会发生任何意外。

其二，仅仅利用少量的麻醉药，甚至是安慰剂就能达到效果。多数学者认为，麻醉剂用得越少，手术后的恢复就越快。

其三，由于催眠状态的配合（哪怕不是太深的催眠状态），受术者的紧张感和恐惧感会有不同程度地减轻，这事实上也会使麻醉药的效果有所增强。

无痛拔牙的催眠方法，其目的是十分明确的，它是以安静、睡意、麻痹、知觉丧失、愉快的情感、心象、健忘等为中心，以“快乐的心情”“想象”“沉重感”“舒服”“熟睡”“忘却”为暗示来进行的。可以待患者坐在手术椅子上以后再施术，但最好是先把患者导入催眠状态，然后利用后催眠暗示的效应来实施。因为，当患者坐到手术椅子上后，牙科手术正式开始之前，患者的心情最为紧张焦虑，此刻，除非患者本身的受暗示性极高，否则很难将其导入催眠状态。至于具体的暗示指导，在形式上与无痛分娩大致类似，只是词语上有所不同，这里就不再赘述了。

十二　催眠治疗疾病的种类及注意事项

以上我们详细介绍了 11 种生理疾病的催眠疗法。其实，催眠疗法远不止能治疗上述 11 种生理疾病，它的治疗范围相当广阔。实践证明，不论是先天、后天、急性、慢性疾病，催眠疗法都有显著的或辅助的疗效。一般说来，为临床所证实并推崇的以催眠疗法治疗的疾病种类有以下这些。

（1）呼吸器官疾病：气喘、气急、呼吸困难。

（2）视觉器官疾病：近视、斜视、色盲、失明（心因性）、迎风流泪、眼睛疾劳。

（3）脑部疾病：脑充血、脑贫血、耳鸣、头痛、眩晕、失眠。

（4）神经病：神经衰弱、神经过敏、忧郁、疑心、恐怖、痉挛、脚气、疝气、多汗症、知觉异常、半身不遂、各种麻痹症、风湿病、歇斯底里、羊痫风。

（5）精神病：花痴、文痴、武痴、忧郁狂、妄想狂。

（6）肠胃系统疾病：消化不良、食量减少、呕吐、腹胀、腹痛、便秘、痢疾等肠胃病。

（7）皮肤病：顽癣、腋臭、奇痒等皮肤病。

（8）循环系统疾病：心悸、心痛、心律不齐、心肌炎、贫血。

（9）生殖系统疾病：阳痿、遗精、早泄、梦遗、停经、痛经、月经不调、子宫病、赤白带等。

在利用催眠术治疗生理性疾病时应注意如下一些问题：

（1）实施催眠疗法的人必须既娴熟于催眠术，又对所治疗的疾病的生理、病理机制有透彻的了解。二者缺一不可，如对这二者都是一知半解，或对其中之一知之甚少而滥用催眠疗法治疗生理疾病，那既是对患者不负责任，也是对催眠疗法不负责任。

（2）在利用催眠疗法治疗生理疾病时，应注意将现代化的检测手段和有关的药物结合起来使用。既可以起到加强效果的作用，也可获得治疗效果的客观指标。

（3）患者对催眠疗法不了解时，不宜实施催眠术。因此，医生应在施术前向患者或患者家属讲清楚有关催眠术的基本原理和效应作用。

（4）患者对催眠术怀有不信任感时，不宜采用催眠疗法。

（5）患者处于神经错乱状态下时，不宜实施催眠术。

（6）经受暗示性测查，感受性较低的患者不宜实施催眠疗法。如客观情况一定要实施，也需先作提高感受性的训练。

第十章　性功能障碍与性变态的催眠疗法

在人本主义心理学家马斯洛的需求层次理论中，“性”被放在最基本的生理需要之中。确实，对于种族的繁衍和个体身心状态的平衡来说，“性行为与性需要”都不可或缺。不过，性需要与性行为给人类所带来的不仅仅是种族的延续和身心方面的愉悦，同时也给人类带来种种痛苦与烦恼。尤其是几千年来封建礼教与封建道德规范的禁锢，性需要与性行为被认为是邪恶的、不道德的。“万恶淫为首”这句话便是最明显的例证。

一方面，性需要是人类最基本的需要之一，有些心理学家还认为它是人类最主要的动机与内驱力；另一方面，对性需要的罪恶感的巨大阴影又时时笼罩在人类心理世界的上空。多少年来，人们对性需要的满足是既趋之，又避之，每每处于一种两难境地。无疑，这将对人类的心理平衡产生消极作用，因为人类最基本的需要长期受到抑制，或者是在阴影中予以满足，必然影响到他们的心理健康。而心理不健康状态又势必反过来对个体的最基本需要的满足产生消极作用，如此循环往复，各种与个体心理有关的性功能障碍与性变态等疾病便随之而来了。

一　男性性功能障碍的催眠疗法

男性性功能障碍主要是指不能成功地进行正常的性交活动。其表现形式大致分为三种，即“阳痿”“早泄”“射精困难”。

阳痿是指性交时阴茎不能勃起或虽能勃起但举而不坚，不能完成或维持性交。早泄是指性交时男性射精过于提早，甚至是在进入阴道之前就已射精。射精困难是指性交时射精延迟或不能射精。这三种性功能障碍在成年男性中较为常见，尤以前两种障碍居多。引发这三种性功能障碍的原因可以分为两大类，即生理上的（或曰器质性的）原因和心理上的（或曰精神性的）原因。人们往往认为性功能障碍都是由生理因素引发的，想用打针、吃药的方式来治愈。其实，性功能障碍的引发因素大部分是心理上的原因。据统计，由心理因素所致的阳痿占阳痿患者的80%~90%，早泄患者中由心理因素导致的比例也大致相同。由此可见，对于性功能障碍来说，心理因素是致病的主要原因。

临床治疗学家发现，像紧张、抑郁、焦虑、自卑、内疚、疑病、害怕对方怀孕、害怕染上性病、儿童期的精神创伤、长期的手淫习惯以及由此而导致的愧疚感、错误的性观念、夫妻关系不融洽、因先前性交失败而背上的心理包袱等，都可能会使男性产生这样或那样的性功能障碍。显而易见，由上述心理因素所导致的性功能障碍，靠药物治疗是难以奏效的。而且长期使用药物治疗而无好转的患者会背上更加沉重的心理包袱，性功能障碍愈发加重。

俗话说，心病还需心药医。对于因器质性原因引发的性功能障碍，则应以药物或手术治疗为主，辅之以心理调整。对于心因性原因引发的性功能障碍，则应以心理疗法为主，方能收到良好的效果。为解除性功能障碍患者的痛苦，使他们也能过上正常、愉快的性生活，临床心理治疗学家创造了多种多样的心理治疗方法。而催眠疗法在其中独树一帜，效果良好。尤其是与其他心理治疗方法结合使用时更是如此。

1. 放松法

男性性功能障碍，其核心因素是心理上的紧张。换言之，在发生性行为时身心未处于放松状态。反过来说，如果处于放松状态，障碍即刻便可消除。一般说来，人的整个身心是否处于放松状态，并不完全由自己的主观意志所左右。欲“放松”而不能的情况时时可见。尤其是想达到深度的放松——全身心的放松，更不是一件容易事。而催眠术的效应作用则能够很容易地将人们导入深度放松状态。准确地说，“放松”既是催眠师将受术者导入催眠的基本手段，也是受术者进入催眠状态的一个必然结果。不难想象，催眠状态下呈现出的深度放松往往就是治疗心因性性功能障碍的“灵丹妙药”。请看美国心理学家阿德莱德·布赖在其《行为心理学入门》一书中所记载的一则个案：

S先生，40岁，是个会计师。为了医治阳痿，一开始他去找精神分析学家。当得知治疗过程可能会拖上2年时，他便求助于一位行为治疗学家，因为他说不能让他所爱的女人等这么长的时间。

行为治疗学家通过9次面谈弄清了患者的病史。在青春期，他常行手淫，并且也听说手淫会导致阳痿。22岁时，他有了一个女朋友。他与她互相爱抚，直到进入性高潮。但是，当他发现自己射精的时间越来越快时，他开始有些担心了。尤其是当他的一个叔叔告诉他，这就算是“部分阳痿”时，他对此就愈加关注。后来，他说服女朋友与他交欢，结果他却早泄了。没隔多久，女朋友便跟他告吹。

这之后，他又与女人发生过性关系，仍然早泄。后来，在29岁时，他结了婚。这段婚姻持续了9年，但自始至终充满了风暴，几乎都是因为S君在床第之乐之前便早早泄精。

与妻子离异之后，S先生与一个有夫之妇保持了长达4个月令人满意的性关系。随后，他患了流感。病快痊愈时，这个女人来看他。但使他颓丧的是，他第一次发现自己无论在欲望和勃起方面都不行了。在随后的几年里，由于阳痿或早泄，他想要与女人发生性关系的期望都一一告吹。

在他寻求医治阳痿的前一年，他爱上了在他办公室里工作的一个24岁女人，她也回报了他的爱情。但在他们同房时，S先生又早泄了。尽管这样，"他还是设法与她勉强进行了性交"。这位年轻女人似乎对这种经验感到满足，希望不要去毁坏这种不坏的结果。S先生有6个月都没再试图跟她再行房事。

后来，在她就要外出度假时，他试着又一次跟她同房，但仍早泄了。在她外出期间，S先生曾分别与另外两个女人发生过性关系，但连勃起都达不到。绝望之下，他去找了一位精神病医生。医生给他注射了大剂量的睾丸甾酮，但最后证明这种治疗是无益的，因为当他的心上人归来后，他与她行房事时又告失败。于是，可以理解，她的激情开始冷却下来。就在这时，他转而寻求行为治疗学家的帮助。

从第10次诊视开始，行为治疗学家向S先生解释了交互抑制的原理，教他学会深度放松的技巧，劝他以放松的心态对待性交，并且告诉他，除非事先已感到阴茎有力地勃起，他不得强使自己进入性交，更重要的是，他不应该一味地去追求达到某种预想的性交水平。

在第12次诊视时，行为治疗学家对S先生施行了催眠术，让他尽可能地深度放松。然后，让他想象自己正和心爱的女人同床共枕。遗憾的是，这位行为治疗学家的报告没有披露这次诊视的结果，他所介绍的情况就到此为止。

在第14次诊视中，S先生证实了这种治疗是成功的。他说，他与女朋友已经成功地进行了两次性交。第一次他有点早泄，但第二次他勃起得很好。事情的转机使S先生异常兴奋，他与这个女人结了婚。婚后的第三天，他报告，他和新娘在这两天晚上都同时达到了性高潮。

接下来的6周里，S先生在行为治疗学家的指导下，进一步巩固了这种效果——只有一次因早泄而导致的失败，那是因为他违背当时的愿望而迫使自己去性交。经过23次诊视，治疗结束了。从开始治疗算起，一共刚好3个月的时间。之后5年半的跟踪调查显示，S先生对自己的性生活非常满意。

从上述个案中，我们可以得出三点结论：其一，对于心因性性功能障碍，药物治疗难以奏效。其二，深度放松，是治疗心因性性功能障碍的有效途径。其三，在催眠状态中，患者可以得到最完善的深度放松。由此可知，催眠方法中的放松法是治疗心因性性功能障碍的绝佳方法。

2. 直接暗示法

直接暗示法治疗男性性功能障碍的具体程序是，首先将受术者导入催眠状态，为了使暗示指导能取得比较好的效果，应将受术者导入较深的催眠状态，一般来说，以中度催眠状态为宜。这是因为，催眠状态下的暗示指导与清醒状态下的言语指导的最大区别在于，前者能够避开意识、定式等心理防御机制的抵抗，直接与潜意识对话，对潜意识中隐藏着的各种情结产生效应作用。

临床心理治疗学家发现，许多男性性功能障碍患者有严重的自卑情结。他们在生理方面没有任何缺陷，自身的性功能也不差，但他们对自己缺乏信心，总觉得在性功能方面存在这样或那样的问题。这种疑病倾向确实使他们的性功能表现得不尽如人意，或者出现某种“障碍”。这些不尽如人意之处和“障碍”反过来又加重了他们的心理负担和疑病倾向，他们更加自卑。如此循环往复，使“障碍”愈演愈烈。在当事人处于清醒状态时，催眠师对其进行说服与指导，不能说没有效果，但效果不会太显著。这是因为意识、定式和其他心理防御机制自觉不自觉地抵抗，使得说服与指导显得苍白无力。

在将受术者导入中度催眠状态以后，便可直接进行暗示：“你现在正处于催眠状态之中，你现在睡得很深，也很舒服……体验到一种从未有过的舒服的感觉……好的，现在我针对你的性功能障碍进行治疗。我已经查明，你在生理上完全没有毛病，各种生理指标的检查有力地证明了这一点。你的问题是出在心理上，是由于自卑、疑病（或早期精神创伤、愧疚感等）所引发的。这一点，你必须认识清楚，必须把这一观点深植于你的潜意识中（事实上，这时催眠师就是在与受术者的潜意识交流、沟通）。”

这一阶段暗示的目的在于矫正患者的错误观点，彻底打消生理上发生器质性病变的疑虑，并使其坚信自己的毛病出在心理上，经过良好的心理调整，就可以康复如初。

在达到上述目的之后，可以进行下一步的暗示："现在你已明确意识到了你的问题的真正原因，是'心'病，而非生理上的疾病。从心理学家的观点来看，认识到自己心病的根本原因，心病也就解除掉一半了。现在你感到身体特别轻松。长期笼罩在心头的阴影一下子全部消失了……我马上再给你做一次全身按摩，你的身、心两方面将完全放松，你的性功能障碍将不复存在……（予以象征性的按摩后再继续暗示），你的性功能已完全恢复正常，现在你想象一下，与你的妻子在过着愉快的性生活……"

在患者恢复清醒状态之后还需要做一些具体指导，如只有在具有强烈欲望的时候才去过性生活，不要勉强。性功能恢复正常后也要注意房事有度。

二　女性性功能障碍的催眠疗法

女性性功能障碍一般包括以下几种：性交不适、性交疼痛、阴道痉挛、性欲缺失等。下面着重介绍阴道痉挛和性欲缺失这两种情况。

阴道痉挛是指女性在性交前或性交时阴道外端及会阴部的肌肉发生不自主的剧烈、持续的收缩现象。阴道痉挛发作时常伴有外阴部、大腿内侧甚至下腹部的感觉过敏。阴道痉挛的程度表现为轻重不等。较轻者仅仅感到性交不适，严重者除感到局部区域疼痛外，还会致使阴道紧闭以致不能进行正常的性生活。

经分析，造成阴道痉挛的原因，大部分是属于心因性的，即由于心理因素所造成的。具体原因包括以下几种：在违背女性意愿的情况下进行性交活动，如强奸，或虽是夫妻但女性在某一时间不愿过性生活；环境条件恶劣，如因住房紧张，一家几代人同居一室，怕被家人看到、听到；对性生活缺乏正确的观念，认为这是见不得人的丑事，对之厌恶、反感甚至害怕；过去的精神创伤，如曾被人强奸、诱奸过；性生活时男方动作粗野；新婚时因处女膜比较坚韧，在破膜时过于疼痛以致引起防御性、反射性的反应；害怕性交后怀孕，精神高度紧张；等等。

性欲缺失是指女性虽有性冲动，也不拒绝性交，但在性交过程中无性高潮或性快感很不明显。这是一个相当普遍的现象，在东方社会中更是如此。据有关资料报道，性欲缺失占女性性功能障碍的 18% 左右。还有人统计，有半数以上的妇女并非每次性交都能达到高潮，只有少数妇女几乎每次性交都能达到高潮。一般说来，这种情况不应归之于生理上的病变。因为在结婚很长一段时间之后，一直未能体验过性快感的女性极为鲜见。大部分人只是本身性欲不强，或只是勉强尽做妻子的义务等。总之，主要是社会、心理、环境因素导致了性欲缺失现象的出现。至于具体原因，朱永新先生等人在《咨询心理学》一书中将之归结为以下两点。

第一，由于幼年时期教育和环境的影响或心理上的创伤，患者认为性行为是不正当的行为，是一种罪恶，因此在思想上已形成根深蒂固的偏见，以致妨碍性的正常发展。这种心理定式在婚后未能改变，甚至进一步发展，对性生活就自然产生了厌恶和憎恨的心理，更谈不上有性欲要求了。

第二，结婚前，夫妻双方缺乏必要的性知识，他们在进行性生活时，不仅缺乏思想上的准备，也缺乏技巧方面的准备。有的新婚夫妇，对男女性器官毫无所知，新婚之夜，狼狈不堪。有的夫妇忽视男女性欲的区别，性交前准备工作不够，往往男方很快就达到性兴奋，很快射精，或过早结束，女方不但未从性交中得到快感，反而感到疼痛和不愉快。时间长了，女方对性生活也越来越冷淡，感到性生活是负担。有的女性是在新婚之夜，处女膜破裂时引起疼痛，产生阴道痉挛，以致引起性交疼痛和不适。还有的是由于居住条件限制或怕怀孕，或采取不恰当的体外排精，使正常的性生活长期受到抑制。

下面具体谈谈女性性功能障碍的催眠疗法。

1. 直接暗示法

对于存在错误性观念的女性，首先应通过直接暗示法以矫正其错误观念。关于直接暗示法，在讲述男性性功能障碍的催眠疗法时已有介绍，这里只需针对女性患者的错误观念，在具体暗示语上作些调整即可。

2. 情欲强调法

由于某种原因，有些心理疾病的患者无法发觉自身心理世界上的情欲。有些人甚至可以说是呈“感情恐惧症”的状态。换言之，“冷漠”是其心理面貌的主要特征，在冷漠这一主旋律的控制之下，各种心理疾病、各种心因性的生理疾病便找到了滋生、发展最适宜的土壤。女性性欲缺失，就是其中的表现形式之一。情欲强调法就是针对上述情况，在催眠状态中，培养、激发受术者潜意识中的情欲，并使之在清醒的意识状态中，以承认自身情欲的存在，并促使其正常流露。一言以蔽之，使患者从冷漠的低谷中走出来，成为一个有正常欲念，并能正常表达的人。很明显，这一疗法对女性性欲缺失问题有很大的帮助。具体操作方法如下。先将受术者导入中度催眠状态。经测查表明已出现了幻觉心象。此时，情欲强调法便可以正式实施：“现在，隐藏在你潜意识中的各种情欲，无论是属于哪一种，都渐渐地膨胀起来了，你会愈来愈明显地感觉到了。你会愈来愈清楚地感觉到、愈来愈强烈地体验到……不仅仅是感觉到了，而且能够愉快地、深刻地、真诚地接受这种情欲……你体验，体验到了以后，脸上就会露出笑容……好的，你体验到了，因为你脸上露出了笑容……”

接着，催眠师针对患者的具体问题进行暗示诱导：“好的，你已经体验到并能愉快地接受各种情欲了。现在，你想象你和你丈夫久别重逢，正在过性生活。你正感觉到全身的性兴奋和性冲动，出现了各种适应性的姿势和动作。你正感受到一种从未有过的快感……”

在催眠暗示的进行过程之中，不仅要反复暗示受术者当时感受到愉快的性兴奋的情欲，同时还要暗示受术者，在今后的日常生活当中，在与配偶过性生活时，还会体验到这种性兴奋，还能到达像催眠状态中体验到的这种“性高潮”。这样，对于性欲缺失的女性才会有实际意义。

在催眠过程中实施情欲强调法，需要有经过专门训练的专业人员来执行。这是因为在情欲强调法的实施过程中，有时受术者会出现紧张、不安、排斥、抗拒的倾向，甚至会出现自杀的欲念。如何使这种情欲强调法出现正效应，而有效地消除或最大限度地减少它的负效应，则不是非专业人员所能胜任的。在施术过程中，需要催眠师能够清晰地认识上述倾向与欲念，采取有效的方法使之宣泄、使之升华，从而成为疾病治愈中的积极因素。

三　性变态的催眠疗法

1. 什么是性变态

什么是性变态？美国心理学家埃里克·伯恩对比有一段精当的描述：“正常发育情况下自然变化的法则指导个体去接近异性成人，这是他性力真实的目标。仅仅在某些东西出了毛病时，他才会选择别的目标作为爱的对象，例如同性伙伴、孩子、老年人或动物等。与此同理，自然变化法则指导他去进行性生活，这是他所追求的目标，因此，性力可以完成其生物学目的，使精子和卵子结合创造出新的后代。但是如果某些东西不正常，他就会采纳一种特殊的方法来达到最大的满足。这样，某些人为了满足性欲选择非寻常的对象，另一些人则两者兼用。这些人认为，社会、他们自己的超我，或者他们的自然规律变化法则受到阻挠，均将引起个人的不快。这种非寻常的偏爱称之为变态性行为。”

他又说：“变态性行为通常并不是由于发育偏离了童年期获得性快感的方式。儿童通常从同性或动物那里看到性行为，我们也看到婴儿从吸吮乳头、排大便或玩弄自己的生殖器得到乐趣。一个没有偏离这种发育的人，在成年性生活中将用类似的方法来缓解性紧张。人类实质上都是实验者，我们应该懂得，仅仅实验非寻常的性活动并不能看作性变态。只是非寻常的性活动经常胜过习俗的性活动时才能称为性变态。”

综上所论，可以将性变态的特征归纳为以下几点：

其一，以非异性作为性满足对象的属于性变态；

其二，以非成年人作为性满足对象的属于性变态；

其三，以非性器官作为性满足对象的属于性变态；

其四，判定某一行为是否属于性变态与时代、社会习俗、社会文化有很大的关系。

2. 性变态种类简介

异装癖　异装癖通常是指男性以穿异性的服装（常为内衣）

来得到心理上的性满足。为什么说这种性变态行为通常是指男性而把女性排除在外呢？这是因为，在大部分社会文化中，尤其是文明程度较高的文化中，社会对女性穿上男性服装不予以非难。另一方面，如果男性戴胸罩、穿连衣裙为社会行为规范所不允许，甚至要受到法律的制裁。心理学家们发现，异装癖往往又和恋物癖联系在一起。他们往往以非法手段窃取异性穿戴过的胸罩、内裤，并视若珍宝，反复把玩。有些人还把它们穿戴在自己身上。

异性转化　异性转化已成为近年来社会上的一个热门话题，多见于男性。这些男性十分憎恶自己的性别角色和性器官，希望将自己的男性性器官切除，并获得雌性激素，以减少胡须、增大乳房，改变音调，成为名副其实的女性。从心理学的角度来看，异性转化症是由于心理身份或性别意识的严重倒错所致，是一种典型的病态性心理。不过，这种异性转化症与同性恋有着鲜明的区别。那就是，他们决不想以同性的身份与形体与同性相接触，而是想作为一个“实实在在”的异性与同性交往、结合。目前，无论是国外还是国内，都具备施行这种变性手术的能力。但出于伦理道德上的缘故，也慑于社会舆论的压力，医学界对这种手术的实施十分审慎。

其他性变态类型　除了以上介绍的3种性变态行为外，还有许多种性变态行为。例如，施虐狂——即通过以各种残忍的手段虐待异性以引起自身的性兴奋并获得性满足。受虐狂——即期望或强烈要求异性以各种残酷的、古怪的方式虐待自己以引起自身的性兴奋并获得性满足。裸露癖——即指在不相识的异性面前，甚至是在大庭广众之下裸露自己的生殖器以获得自身的性满足。窥阴癖——指以偷看异性的性器官（并不要求与之发生性行为）而获得自身的性满足。

3. 催眠疗法在性变态治疗中的运用

有关性变态问题的研究表明，尽管有些学者坚持认为或找出某些证据，认为性变态之所以如此有其深刻的生物学基础，换言之，是由于生理结构或生化机制方面的原因所致。但是，大部分学者坚信，性变态行为之所以产生，是在社会、环境、家庭诸因素的作用之下，所产生的心理上的病变。有鉴于此，大部分性变态患者的治疗，不是依靠手术或药物，而是通过心理疗法来进行的。其中，以行为疗法的使用居多。而以催眠术与行为疗法结合使用效果尤好，并且更为人道。下面，我们将具体介绍催眠疗法在性变态治疗中的运用。

暗示厌恶法 在行为疗法中，有一种厌恶疗法。这种疗法对于矫正有机体的偏常行为，治愈人类的各种怪癖具有十分显著的效果。这里，我们试以异装癖的治疗过程为例，来谈厌恶疗法的实施过程。

行为治疗学家先让异装癖患者观看穿着异性服装的照片或幻灯片，在其正在津津有味地观赏时，突然给予一次电击，令其产生极其不愉快的体验。然后，再令其观看图片或幻灯片，再给予电击。另一种变式是：在让患者观看图片或幻灯片时，给其服用能使之立刻产生强烈呕吐的药物（患者不知道这是致吐药而被告知是服用了维生素片），患者在观看图片或幻灯片的过程中发生了强烈的、令人厌恶的呕吐。一言以蔽之，把患者的种种怪癖和患者感到痛苦、令人难忍的情境联系起来，并形成较为牢固的暂时神经联系，从而使得患者的怪癖日趋消退。这就是典型的行为主义的厌恶疗法的基本过程。

长期以来，这一疗法的效果一直为人们所称道。但它的具体实施方法却不够人道。所以，在发达国家，这种电击疗法正在被逐渐取消。那么，有什么样的方法既能够使治疗达到上述效果，而具体实施程序又能为人们所接受呢？如前所述，心理学中的各个流派目前正出现融合的趋势，大家尽弃前嫌，博采众长，从而更好地发挥心理学“描述、解释、预测、干预”人类心理与行为的作用。基于这种良好的趋势，行为治疗学家把催眠术和厌恶疗法有机地结合起来，创造出暗示厌恶疗法。

根据我们的研究，在催眠状态中，受术者的意识状态发生了显著的变化。他们既不是处于意识状态，也不是处于无意识状态。而是处于一种兼有意识状态和无意识状态特征的第三意识状态。当人们处于第三意识状态中时，有一系列独特的表现。这些表现中的一个是，出现了新型的身心关系。也就是说，在第三意识状态中，通过心理暗示的作用，可使生理上产生一系列的变化。这些变化可以使身体焕发出平时无法企及的巨大力量。如在催眠师令受术者全身肌肉强直后，将受术者的肩部和腿部各放在一张凳子上，身体悬空，但腹部仍可站人。也可以是产生无中生有的生理效应；如经由催眠师的暗示后，喝白开水会感到“甜”，不仅是主观感觉是这样，当时对他的血液进行化验，发现血液中的血糖含量也有所升高。或将一枚硬币放在受术者的手臂上，告诉他放在他手臂上的是一块烧红了的烙铁，受术者即刻就会“烫伤”，出现的水疱与一般的烫伤别无二致。我们说，催眠术这一神奇的效应作用正是与行为疗法相结合，取其所长，补其所短的契机。由于催眠术的这一效应作用，在厌恶疗法中，则不需要实物（电击、致吐药物）的帮助，只需通过暗示指导，便可实现预定的目的。下面，我们仍以异装癖为例，来看看暗示厌恶疗法的实施过程。

在将受术者导入中度催眠状态，出现了幻视、幻听之后，暗示厌恶疗法就可以开始实施了。首先是让受术者产生幻觉，令其“看”到男性穿戴异性典型服饰（如胸罩、裙子）的景象，并要求其产生愉快的体验。暗示语是这样的：“你正在看到一种你平时最喜欢看到的、也最喜欢穿戴的服装，你感到很愉快、很舒服，就像你平时的所作、所为、所体验的一样。你继续体验，体验这种愉快感……”一段时间以后，再作如下暗示：“现在，你仍然在看异装的画面，不过，你感到心理有点不大舒服了……看到这些画面，你有点恶心的感觉……愈看愈感到恶心……再看，再继续看这些异装的画面，你已经有点不想看了，但我要求你继续凝视这些画面……愈来愈感到恶心了，你已经不想看这些画面了。瞧！你要呕吐了……哦，原来你实质上对异装并不感兴趣，一点也不感兴趣……今后，你一看到异装的画面，尤其是自己的异装马上就感到恶心，就要呕吐。一旦卸去异装，马上就会舒服起来，心情就感到愉快。肯定是这样，不会错的……”

催眠状态下的暗示厌恶疗法与一般行为主义的厌恶疗法相比较，有以下两点好处。

其一，它不必采用对人的身心有不良影响的实物（电击或致吐药），只需通过幻觉和想象就可以达到同样的效果。

其二，一般行为主义的厌恶疗法是在意识状态中建立起暂时神经联系，形成条件反射；暗示厌恶疗法是在潜意识中建立起暂时神经联系，形成条件反射。二者相比较，在后一种情况下，条件反射的建立更容易、更难消退，对实际行为影响也更大。它既可以使治疗所花费的时间与次数减少，同时也可以使效果提高。因此而备受临床治疗学家的青睐。

以上是以异装癖为例具体阐述了暗示厌恶疗法，其实，大部分性变态行为都可以运用这种行之有效的治疗方法。过程与步骤大致相仿，只是在具体的暗示语上有所不同而已。

角色转换法 大部分性变态患者都存在严重的角色混乱问题。换言之，他们未能很好地扮演自己的性别角色，而发生倒错，期望并以行动表明自己希图扮演异性的角色。对于这种情况，转换其偏常的角色，釜底抽薪，才是解决问题的根本办法。角色理论认为，决定人的行为、从而决定行为效果的不是单一的心理因素，而是由内外两方面因素构成的整个行为动力系统。性变态所反映的问题，实际上是一种整个行为动力系统的角色偏常。性变态患者整个行为动力系统中的各个环节，其所受到的外部对待、评价、角色期望，其内在的自我概念系统、动机机制、行为模式以及作为行为效果的成就，都偏离了社会所规定的性别角色。因此，单一心理因素的改变虽有一些效果，但不能从根本上解决问题。唯有改变其角色，即改变他的整个行为动力系统才能收到良好的、长久的效果，才能使得他们的整个行为动力系统的各个环节在积极的变化上相互适应，并呈良性循环状态运动。

人是一种高度非线性的复杂的系统，欲改变其惯常的角色即行为模式是一项相当艰巨而复杂的工作。所谓行为模式，就是对类似情境的一种基本固定的反应。通俗地说，就是习惯。用心理学的术语来解释，习惯就是人在一定的情况下，自然而然地或自动地去进行某些动作的倾向。一个人之所以会表现出各种特殊的习惯，乃是由于一定的情景刺激和他的某些有关动作在其大脑两半球内形成了巩固的暂时神经联系，自然而然地或自动地会去进行这些有关的动作。俄国生理学家巴甫洛夫指出:“显然，我们的任何方式的教育、学习、训练，各种各样的习惯都是长系列的条件反射。谁都知道，已知的条件，也就是一定的刺激作用，与我们的行动所建立的、所获得的联系往往纵然受到我们的故意的抗拒，也会倔强地、自然而然地表现出来。”由此可知，改变人的角色以及该角色的行为模式，是一项十分艰巨的工作。

在催眠状态下的角色行为模式的改变，要比在清醒的意识状态下所遇到的抗拒要小得多，因而改变起来就容易得多。此

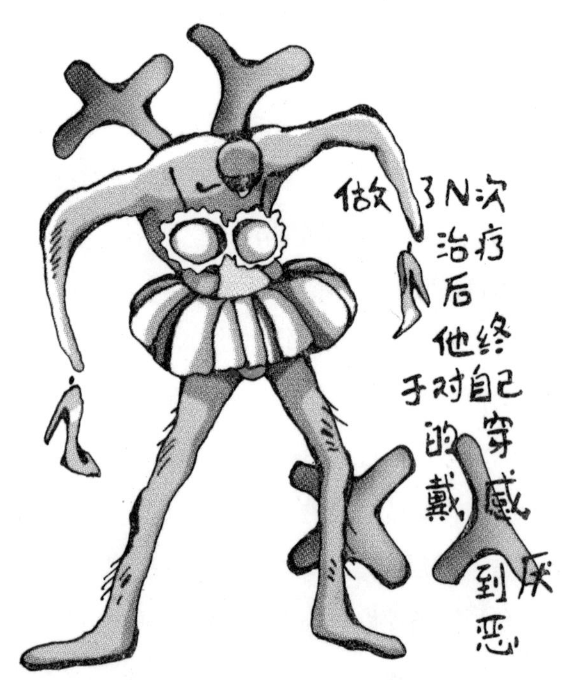
做了N次治疗后他终于对自己的穿戴感到厌恶

外，在催眠师的暗示诱导之下，在催眠施术的一个疗程结束以后，在催眠状态中的角色变化会迁移到日常实际生活当中，从而达到治疗的真正目的——改变患者偏常的角色行为。对于性变态患者来说，就是改变偏常的性角色行为。

第十一章　人格障碍的催眠疗法

一　人格障碍的种类

人格障碍是指不伴随精神症状的人格适应缺陷，这些行为倾向组成对自己、对社会都不被允许的、不得体的行为形式。在我们这个星球上，有许多人为人格障碍所深深地困惑着，对社会、对他人、对自己都构成了严重的威胁。究其原因，人格障碍可能是由于生物、心理、社会环境等各方面的因素共同造成的，其中家庭和社会因素则是主导的。人格障碍的产生被看作人格发展过程中的不成熟和畸变的产生，它是人格在发展和结构上的明显偏离正常，这就导致个体以适应不良的方式持久地对待四周事物作出极度的情感反应，从而产生明显的心理社会功能异变。

下面，我们拟介绍我国心理学家陈仲庚、张雨新所著《人格心理学》一书中有关人格障碍类型的描述。

1. 偏执型人格障碍

极度的感觉过敏、思想、行为固执死板，坚持毫无根据的怀疑。对别人特别嫉妒，而又非常羡慕。对自己过分关心，而又无端夸张自我的重要性。把由于自己的错误或不慎产生的后果归咎于他人，不停地责备和加罪于人。他总是过多、过高地要求他人，但从来不信任别人的动机和意愿，认为别人存心不良。这种性格的人在家不能与家人和睦相处，在外不能与朋友、同事相处融洽，别人只好对他敬而远之。

2. 分裂型人格障碍

行为怪僻而偏执，为人孤独而隐退。对人对事缺乏起码的温和与亲切。明显的社会化障碍，几乎没有朋友、没有社会性往来，对于别人对他的批评或鼓励毫无感觉。强烈的自我向性思维，但一般还能认知现实；繁多的白日梦幻想，但一般与现实不脱节。他们在表达攻击和仇恨上显得无力；在面对紧张和遇到灾难时，又是超然的、满不在乎的。

3. 分裂病型人格的障碍

虽然不属于精神分裂症病人，但其家属常有患慢性精神分裂症者。主要特点是：观念、思考、知觉、言谈和行为多有各种奇异的表现。他们的观念离奇，具有魔术性思考，众多的迷信禁忌，玄幻的想象，荒唐的推理，意料不到的异端层出不穷。由于这些特点，他们有时会被人看作现世“奇人”。

4. 戏剧化型人格障碍

这种人具有浓厚而强烈的情绪反应，行为特点是自吹自擂、装腔作势，喜欢引起他人的注意和关心。爱虚荣、爱兴奋的事情时有发生，常把自己的感觉和情感加以夸张，从而加深他人对自己的印象。善变、爱挑逗。要求于人多，内心真情少。自我为中心，依赖性大，常需别人的保护与支持。有时也善于玩弄或威胁他人。

5. 自爱恋型人格障碍

过分地自我关心、自我中心和自夸自尊。常幻想自己了不起、有才学、有美貌。期待别人的欣赏，总希望有人特别对待自己，不能接受别人的建议和批评。以极端的眼光看人，不是说得很好，就是一无是处。很难理解别人的苦处和难处。

6. 反社会型人格障碍

又称精神病态或社会病态。主要特征是时常做出不符合社会要求的行为。妨碍公众，不负责任。经常违法乱纪。行为冲动，缺乏羞耻心和罪责感。犯错误后，没有后悔感觉，也不能从中吸取经验教训，常把一切责任归罪他人。这是文献报告中最多的一种人格障碍类型。

7. 边缘型人格障碍

以反复无常的心境变更和行为不稳定为主要特点。他们的挫折阈限很低，时而生气，大发脾气，或忧闷而感到空虚，时而恢复正常。他们常做出一些冲动性的、无法预料的破坏行为，如偷窃、赌博、施行暴力、乱花钱、乱搞男女关系等。他们的不少行为犹如精神病急性发作状态下的行为，边缘型名称也由此而来。

8. 回避型人格障碍

心理自卑，行为退缩。面对挑战，采取逃避态度或无能应付。想与人来往，又怕被人拒绝、嫌弃；想得到别人的关心与体贴，又害羞不敢接近。与分裂型人格障碍不同，他们并不安于或欣赏自己的孤独，不与人来往并非出于自己的心愿。他们被迫应用众多的防御机制。

9. 依赖型人格障碍

极度依赖他人。他们虽有较好的工作能力，但由于缺乏自信，自我认为难以独立，不时需要别人的帮助。他们不果断，也缺乏判断力，总是依靠别人为自己作出决策或指出方向。

10. 强迫型人格障碍

主要特征是强烈的自制心和自我束缚。他们过分注意自己的行为是否正确、举止是否适当，因此表现死板，缺乏任何灵活性。过多的清规戒律，极度地墨守成规，他们对任何事情都谨小慎微，顾虑多端，怕犯错误。他们还要求别人根据自己的思想方式和习惯行事，妨碍他人的自由。

11. 被动攻击型人格障碍

主要特征是以被动的方式表现其强烈的攻击倾向。表面上唯唯诺诺，背地里不与人合作。例如，故意晚到，故意不回电话或回信，故意拆台使工作无法进行。顽固执拗，不听调动，拖延时间，暗地破坏或阻挠。他们仇视情感，攻击倾向十分强烈，但又不敢直接表露于外。他们虽然牢骚满腹，但心里又很依赖权威。

二　人格障碍的催眠剧疗法

在催眠状态下，用即兴进行的心理剧治病的方法，就是“催眠剧疗法”。心理剧疗法的创始人是莫雷诺。莫雷诺曾经诱导一位年轻妇女进入心理剧，以期解除她每夜梦见恶魔而无法入睡的偏激妄想症的烦恼，但是没有成功。他又利用患者所选择的自我志向的方法去进行，还是没有成功。后来，他尝试运用强烈暗示的方法进行诱导，想不到患者很快进入催眠状态。因此，他请两位男性做助手，进行心理剧疗法。这次，患者扮演了与恶魔面对面的场面。这表明，催眠效应会对心理剧产生一种引发作用，促进患者尽快进入剧中，进入角色。

催眠剧疗法的具体实施方法，通常是根据清醒状态时所进行的心理剧同样的原则来进行的。由于运用了催眠手段，能使患者在催眠师的暗示下很快进入剧中，而不需经过大量的训练与诱导。另一方面，虽然根据心理剧的原则来进行，它又有别于一般的催眠施术，尤其是不同于一般催眠实施中的直接暗示疗法。其中关键的区别在于，催眠师与受术者在催眠剧中的相互关系大大不同于在一般催眠过程中的相互关系。

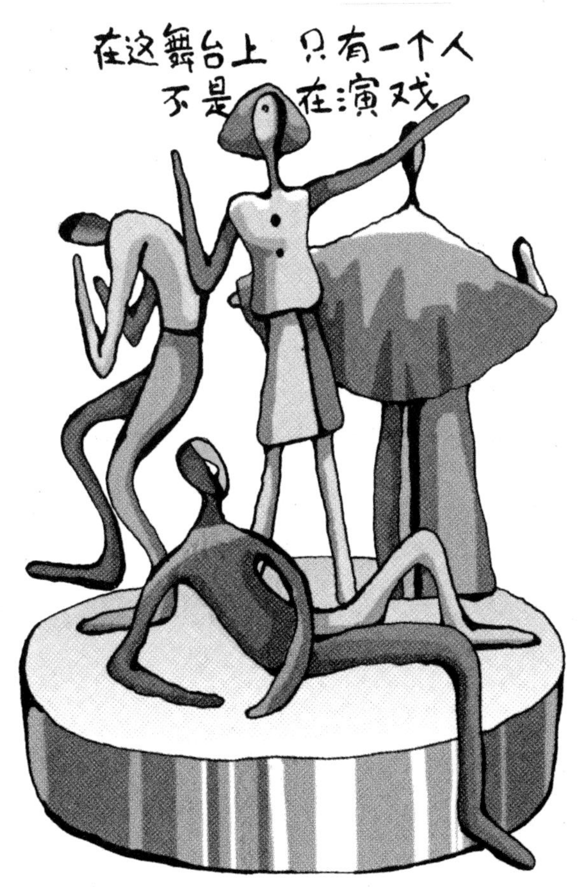
在这舞台上 只有一个人
不是 在演戏

在一般的催眠过程中，催眠师占据绝对的支配地位，受术者犹如牵线木偶，完全听从催眠师的摆布，按催眠师的指令去行事。在催眠剧疗法中（也就是将受术者导入催眠状态之后的治疗中），催眠师则要以被动的角色身份出现，暗示受术者生活中的某一个重要场面，描绘剧中的背景及部分情节，让受术者积极地去担任剧中的一个角色，并帮助受术者深入角色，并逐步为该角色所同化。或者是让受术者以这一角色的身份自由地、毫无顾忌地去宣泄、去认知、去处理人际关系、去执行与该角色行为规范相符的行为、去看待自己原先在清醒状态中所扮演的现实生活中的角色的是与非，对与错，适当与否……还可以在催眠结束以后，受术者恢复到清醒状态之时，和他们一起讨论剧中的情节，分析其隐含的寓意以及和现实生活的关系。对于心理疾病的患者来说，催眠剧疗法不失为一种行之有效的治疗方法。特别是对于一些严重的心理痼结、情结和作为个体的特质而存在的人格方面的障碍，其他心理疗法往往无可奈何、望洋兴叹，而催眠剧疗法却可以一显身手，使患者康复如初。

下面让我们看一个反社会型人格障碍的病例及催眠剧疗法在这一病例上的应用：

自小学起，N就是一个经常给父母和学校不断制造麻烦的人。且不说上课时制造的种种恶作剧，也不谈学业成绩如何差而自己全无内疚感，就是自己的亲妹妹也难逃劫难。每当他不顺心的时候，或者在外面打架斗殴吃了亏，回到家里，妹妹便成了他的发泄对象。最为可怕的一次是他用小刀猛戳妹妹的胳膊，致使妹妹鲜血淋漓。父母对其恨之入骨，却又无可奈何。为保持家族的声誉，不惜花重金将N送进一家以管理严格著称的私立学校，但结果同样令人沮丧，严格的管理成了促使他逃跑并干更大、更多坏事的催化剂。不久，N便辍学了，在社会上游荡。

后来，因为抢劫和聚众斗殴，N两次进入少年犯管教所，出来后仍然如故。年龄稍长，进入青春期以后，更是五毒俱全，强奸、行骗、抢劫样样在行。在任何情境下，即使对自己无益，只是对别人、对社会有损，都要想方设法去做，以满足自己的心理需要。

……

如此之多的不端行为当然使得N成为监狱的常客。在一次坐牢过程中，一位参加监狱罪犯感化教育工作的心理学家发现，N具有反社会型病态人格的一些主要特征。例如，不管他的错误行为给别人造成多大损失，他自己并不认为有过失。因此，可以认为他好像没有“超我”。这样的人可以做出一些严重败坏道德的行为，而毫无内疚感、犯罪感，甚至感到这完全是正义的行为。此外，他对他人的任何忠告、劝诫与帮助，即使是对自己是有利的，也是如此。

这位心理学家认为，N的犯罪行为和其他偏常行为的发生，不能仅从道德方面去找原因，更为深刻且占支配地位的因素可能来自心理方面，是一种典型的、顽固的反社会型人格障碍在左右着他的思想、观念与行为。惩罚（包括父母的打骂、学校老师的训斥、法律部门的制裁）非但不能改变他的行为模式，反而进一步强化了原先就存在着的反社会型人格障碍。唯一的办法是矫正其病态人格。

后来，临床心理医生利用催眠疗法对N的反社会型人格进行了治疗。整个治疗过程是这样进行的。

经过5次的催眠暗示，临床治疗学家把N导入了深度催眠状态。由于N心理上天然的对抗，整个暗示诱导过程颇费周折，但最终还是催眠师的意志战胜了N的意志。在进入深度催眠状态以后，就利用催眠剧疗法进行具体治疗了。

催眠剧的第一幕是经催眠师的暗示，N回到了童年时代，背景是N的家庭生活场面。进入角色后，N的表现出乎人们的意料，他竟然完全是一个被动的、受攻击的形象。原来，N的生母在生下他不久以后，便随他人私奔。继母对他很不好，他常常是父亲和继母吵架斗气后的牺牲品。他憎恨遗弃他的生母，憎恨虐待他的继母，也憎恨对他从来不亲近、尽管物质上能给予他满足的父亲。在他幼小的心灵里，便蒙眬地感受到人间没有亲情、只有仇恨。于是当在家受到攻击而又无力反抗时，便迁怒于他人，攻击比自己更弱小的对象，种种不端之举，便由此而来。通过第一幕，治疗学家清晰地把握住了导致N反社会型人格障碍形成的最深层的、最根本的原因。

催眠剧的第二幕除有催眠师和N参加外，治疗学家还请了一男二女作为助手，让他们分别扮演N的父亲、生母和继母。在催眠师的暗示诱导下，N开始对“父亲”“母亲”进行谴责，并最大限度地予以宣泄。

催眠剧的第三幕是让N扮演某个恶性案件无辜受害者的角色，让他充分地感受受害者的心情，让他品尝无辜受害的味道。这一幕的目的是帮助N建立“超我”，使他的良心机制能正常运行。

催眠剧的第四幕是让N扮演自身在现实生活中的角色，让他能以想象的方式回顾自己的种种反社会行为，并由剧中的受害者对他进行严厉的谴责，让他体验犯罪感和内疚感，让他感受自己惯常的行为模式与社会规范、与良心是多么格格不入。最后，再暗示他出现人格转换，痛改前非。并且，只有通过改变原先的人格特质、行为模式，才能消除内心的不安感、愧疚感。

通过以上催眠疗法，N的人格特质发生了很大的转变。虽然在以后还出现了几次越轨行为，但程度都不那么严重，而且在咨询心理学家的帮助下，事后体验到内疚感，并逐渐能够遵从社会所认可的行为规范，并过上了遵纪守法、安居乐业的生活。

三　人格障碍的系统脱敏疗法

这里所谈的系统脱敏疗法与传统的系统脱敏疗法有所不同，区别之处在于，我们这里所介绍的系统脱敏疗法是在催眠状态下进行的，而不是像严格的行为主义的系统脱敏疗法，是在清醒状态下进行的。目前，心理学中的学派纷争已不像以前那样壁垒森严、互不相容。各种理论、各种方法、各种技术开始出现相互取长补短、融合的趋势。临床实践证明，综合了催眠术和行为主义疗法的催眠状态下的系统脱敏疗法，对于许多心理疾病（当然也包括人格障碍）的治疗，具有奇特的甚至是立竿见影的功效。

系统脱敏是行为疗法的一种治疗程序，即当反应处于抑制状态时，连续对患者施以逐渐加强的刺激，使其不适反应最终被消除。通俗地说，当一个人的心理上的痼结过于强烈之时，一次性的暗示或者行为指导往往难以奏效。此时，只有渐次地消除其不良的反应，渐次地建立其良性反应，才能逐步改变其不良行为，建立起良好的、恰当的行为模式。在清醒的意识状态中，通过各种手段也能达到一定的目的，如果和催眠术结合起来使用，效果将更快、更好。因为催眠暗示具有良好的累加性的特征，更易诱发并巩固系统脱敏的作用。下面，我们将以人格障碍的具体个案为例，来谈谈催眠状态下系统脱敏疗法在这一方面的应用。

这里，我们试说人格障碍的典型表现之一——社交恐惧的系统脱敏疗法。

社交恐惧的深层原因在于人格中存在着严重的自卑情结。具有此类人格障碍的人，一方面渴望与他人交往，另一方面又恐惧、讨厌、回避社会活动。他们在街上遇到熟人时，心里便不知不觉地感到有压力，并避免与对方正式碰面，甚至连搭乘公共汽车，都感到不安与烦躁。患者如果是女性的话，有时对自己的容貌也感到自卑，因此不想交友。如果看见别人交头接耳，自己走过去时他们就停止交谈的话，心里一定会认为，他们是在讲自己的坏话。因而在心灵深处对“自我的形象”产生不正确的观念，对自己缺乏自信心，同时对一切变得过于敏感。

社交恐惧并不是由什么外部因素引起的，而是个体因缺乏必要的安全感而不能正确地肯定自己。由于社交恐惧而招致的对人际交往的拒绝，把自己局限在自我狭窄的天地中，而这种“自囿”行为又会促使社交恐惧的进一步发展。平心而论，具有这类人格障碍的人在理性上也想克服自卑情结、战胜社交恐惧。但由于这种人格障碍已深植于其潜意识中，因而在外在的行为表现中无法摆脱这种阴影。如果这种心理上的痼结过深的话，甚至在潜意识全面开放的深度催眠状态中，一两次暗示诱导也无法全面、彻底地解决问题，只有催眠状态下的系统脱敏疗法才能奏效。

具体实施过程是这样的。施术前先列出社交恐惧的系统表格，列表的顺序是从患者最害怕见到的人或社交场面，到害怕程度最低的所见到的人或社交场面。并和患者充分讨论、交换意见以对所怕见到的人和场面的细节有充分的了解。总之，尽可能多地占有第一手资料是施术取得良好效果的重要保证。

如果患者的心理癥结较深，即自卑情结顽固、社交恐惧严重的话，在头几次的催眠治疗中，不应急于对病症予以治疗。明智的做法是：先要求受术者在催眠状态中身心高度放松，反复体验放松后的快感。这是因为，社交恐惧往往和高度的神经紧张紧密联系在一起，不消除紧张感，身心不能高度放松，其恐惧心理亦无法解除。除了在催眠状态中令受术者高度放松外，还需要在清醒的意识状态中教患者学习自律训练法。这样，可让他们自己进行练习，以增强催眠放松的效果。

在放松达到预期的效果，即患者的紧张感基本消失以后，催眠治疗便可转入第二步工作——消除社交恐惧症的心理根源——自卑情绪。可以运用直接暗示的方法；也可以运用角色转换的方法，也可以运用后催眠暗示的方法。一言以蔽之，彻底打消自卑情绪、恢复和增强自信心，改变其原有的人格模式。这一步，对整个治疗的成败起着举足轻重的作用。

治疗的第三步就是运用催眠状态下的系统脱敏疗法来逐个消除其症状了。具体做法是将放松反应同患者想象中的各等级水平的焦虑诱发刺激依次进行匹配。最初，先让患者想象微弱的刺激，即表格所列感到最低程度害怕的听到的人或社交场合。如果患者仍能保持放松，则可以想象下一等级水平的刺激，以此类推，一直进行到最恐惧等级水平的刺激。如果某一等级水平的刺激引起了患者的焦虑与恐惧，则重复这一步骤，直至患者在想象这一刺激时能保持完全放松为止。最后，到所有的等级水平的刺激都进行完之后，患者就已经学会了以放松取代焦虑，来对先前使其产生焦虑与恐惧的所有刺激情境进行反应。

由于这种系统脱敏的方法是在催眠状态下进行的，因此，它有如下几个特点。

其一，由于催眠状态中经催眠师的暗示诱导，受术者很容易出现幻觉。所以，它比清醒状态下的想象更加逼真，也更容易实现。这就为治疗的顺利进行创造了优越的条件。

其二，催眠状态中，患者对自身的“肯定”更容易实现。因为，在这种状态下，自卑情结已经不再能够支配受术者的所有心理活动以及对外界的反应了。

其三，在催眠状态中，伴随着受术者对每一刺激情境反应过程，催眠师将进行一系列的言语暗示诱导。例如，当社交恐惧症患者在幻觉中乘坐公共汽车，汽车上有许多人（原先患者对与其他人目光相接触感到恐惧和焦虑），大家有意无意地相互看上一眼。此刻一边让患者在幻觉中体验，一边催眠师进行暗示诱导：“现在，你坐在公共汽车上，汽车开动时的振动感传到了你的全身，使得你的心情变得很舒畅，情绪很稳定。由于汽车上人很多、很挤，人们面对面站着时不免目光相接触，有意无意地看上一眼。以前，你可能对这种情境感到害怕，今天可不是这样！今天你感到很正常、很自然，一点也不焦虑，今后也是这样，更也不会对人与人之间的目光接触有恐惧感了……好的，你对这一刺激情境已经完全适应了，今后在清醒的日常生活中也是如此。让我们继续进行下一个刺激情境的训练吧！”

四　人格障碍的年龄倒退疗法

自我心理学的创始人埃里克森认为，人类的整个心理发展过程可分为八个阶段。这八个阶段分别是：①学习与信任阶段（出生 ~18 个月左右），信任与不信任的矛盾；②成为自主者的阶段（18 个月 ~4 岁），自主与羞耻、怀疑的矛盾；③发展主动性阶段（4~5 岁），主动性与内疚的矛盾；④变得勤奋的阶段（6~11 岁），勤奋与自卑的矛盾；⑤建立个人同一性阶段（12~18 岁），同一性与角色混乱的矛盾；⑥承担社会义务阶段（18~30 岁左右），亲密与孤独的矛盾；⑦显示创造力感的阶段（中年期和壮年期），创造力感与自我专注的矛盾；⑧达到完善的阶段（从成就到晚年），完美与绝望、厌弃的矛盾。

这八个阶段的顺序取决于遗传，但每一个阶段能否顺利地度过却是由社会环境决定的，因而这种阶段理论也称之为“心理社会”阶段理论。

在心理发展的每一阶段上都存在一种“危机”，危机的解决标志着前一阶段向后一阶段的转折。顺利地度过危机是一种积极的解决，反之是一种消极的解决。积极的解决有助于自我力量的增强，有利于个人适应环境；消极的解决则会削弱自我力量，阻碍个人适应环境。并且，前一阶段危机的积极解决会扩大后一阶段危机积极解决的可能性，消极的解决则相反，会减小后一阶段危机积极解决的可能性。埃里克森还指出，每一阶段都有至关重要的、相应的影响人物；第一阶段是母亲；第二阶段是父亲；第三阶段是家庭；第四阶段是邻居、学校和师生；第五阶段是伙伴和小团体；第六阶段是友人、异性、一起合作及互相竞争的同伴；第七阶段是一起工作及分担家务的人们；第八阶段是人类。

从埃里克森的人格理论，可以窥见以下事实。其一，人格的发展在生命的早期就初露端倪，并贯穿于人的整个一生。其二，任何一个发展阶段所面临的任务，如果未能完成，并不因时间的推移而自动补偿并完成。它会作为问题、作为心理上的癥结遗留下来，并在生命历程的其他阶段中表现出来。其三，人格能否正常发展，与每一阶段和至关重要的有影响的人物之间的关系有极为密切的联系。并且，在错过这个阶段以后，与那些人物之间的关系即使获得重新补偿往往也无济于事。

如果我们将上述事实和人格障碍问题联系起来考虑的话，就可以很自然地得出一个结论：成年期的人格障碍表现，往往只是问题的表象，其根源很可能是童年期心理创伤或心理癥结的显现。有鉴于此，弗洛伊德在对病人的精神分析治疗中，总是追溯其疾病的早期根源，并通过自由联想技术让其将早年的压抑、愤懑、欲求不足统统宣泄出来，从而使困惑患者的心理疾病消失。诚然，精神分析疗法的效果无可非议，但它耗时之长，收费之高，令一般患者望而却步。能不能找到能达到同样效果，而耗时又比较短的技术呢？经过一番寻求和探索以后，心理治疗学家把注意力集中到催眠状态下的年龄倒退疗法身上。尤其是在那些问题出在童年期的人格障碍的治疗中，更是频频使用这种方法。

什么是年龄倒退疗法？年龄倒退疗法就是在深度催眠状态中，经由催眠师的暗示诱导，使受术者回到过去的某一年龄，从而治愈疾病的方法。在实施这种方法时，受术者将表现出与这一年龄阶段相契合的心理特征和行为特征。譬如，将 1 名 40 岁的受术者诱导退到 5 岁，他就会像 5 岁的小孩那样玩耍、思考、行动，出现 5 岁这一年龄阶段所具有的种种欲念、情感、需求。这里需要强调指出的是，年龄倒退并不意味着受术者的记忆恢复到所暗示的年龄阶段，也不是让受术者重返童年时期，重温当年的生活，而是使受术者在心理行为和角色身份上与所暗示的年龄阶段相吻合。这一点，许多人往往容易对之产生误解。

下面，我们结合人格障碍的治疗，来谈谈催眠状态下的年龄倒退疗法的使用。在前面所列举的人格障碍的分类及典型特点中不难发现，好几种人格障碍的类型都有这样一些共同的特征，即心理自卑、行为退缩、自我封闭。在对成年人的这样一些特征进行分理分析和干扰治疗时，大部分以精神分析理论作为其理论基础的心理治疗学家就会很自然地考虑到患者的早期环境因素以及早年的心理创伤。他们往往也会产生这样的共识——解除成年期人格障碍种种表现的根本途径是帮助患者宣泄其早期的愤懑、满足其早期的欲求。有鉴于此，年龄倒退疗法便大有用武之地了。具体施术过程是这样的。

在受术者到达深度催眠状态之后，首先要做的事是催眠师通过暗示诱导使受术者忘掉今天的日期、自己的年龄，目前所在的地点、自己是什么人；也应诱导受术者忘记一些深层心理世界的东西，如现有的人格特质、行为模式、郁结于内心的情绪、情感等。然后，再进行暗示："请你注意时间，时光正在倒流，正在回到过去，你现在绝对服从我的指令，你会回到我所说过的某个时期的……好的，现在我问你，你昨天中午做了哪些事？吃了什么？昨天早晨你吃了什么？（如受术者能正确回答，再继续暗示）现在，时光继续倒流，已经回到了我和你第一次见面的那一天。你能够回想起我们在那一天的谈话内容吗？你能够回想起那一天你穿的什么衣服吗？你能够回想起那一天谈话结束后你心理上的感受吗？"

"好的，你做得很好，我们配合得很默契。现在，我来数数，从 20 倒数到 1，我每数一个数，你的年龄就减去 1 岁……好的，现在你已经回到了青年时代，你的容貌、你的体形都像一个 20 岁左右的小伙子了……你已经感觉到了这种变化，你感到很自然，很舒服。现在，让我来继续数数，帮你回到更小的年龄去……"

"现在，你已经回到了童年时期，脸上充满了稚气，体形也像一个小孩子。你被一个人抱着，抱你的人是你的妈妈，你看到她的脸了吗？她穿着什么样的衣服？她在和你说什么？你听到了吗？请你把这一切如实地告诉我。”

如果以上暗示全部实现，那就证明年龄倒退法已经初步成功。接下来要做的事则是根据患者的具体问题进行治疗了。如前所述，成年期表现出的心理自卑、行为退缩、自我封闭等人格障碍是由于早年的心理创伤、欲求不满所致。那么，可以通过宣泄法使郁结在心头多年的心理能量得以释放，也可能通过解释指导来理顺早年心理上的纠葛，可以通过角色游戏来获得应有的童年经验，也可以通过心理剧法来解除当年的误解或恐惧。总之，年龄倒退法为早年体验的补偿、早年情结的消除提供了一个绝佳的机会。因其效果之好，见效速度之快而受到临床心理治疗学家的高度重视。

在实施催眠状态下的年龄倒退法时，有几个技术性问题是需要引起注意的。

其一，在患者于角色游戏、心理剧等形式之中进行宣泄、补偿之时，催眠师可以根据当时的具体情况参加进去，扮演受术者的父亲、母亲、兄弟、姐妹等对患者的生活与心理状态有重要影响的人物。这样一来，受术者由于情境的作用，就更容易表现出受压抑的冲动。不言而喻，被压抑的冲动能够充分表现出来，对于心理治疗学家来说是莫大的幸事。如果通过这种途径，患者还是无法表现出被压抑的冲动，或者是虽然表现出来，但对催眠师的解释、指导仍然无法全部接受的话，还可以通过后暗示催眠法，让其在当晚的梦境中表现出来，并予以接受。

其二，有时，催眠师无法确定导致或影响成年期人格障碍形成的早期的压抑与冲动究竟倒退到哪个年龄，对这个技术性问题的处理方法是，如果不知道应该倒退到某个年龄的话，催眠师则不必说出具体的年龄。而当催眠师暗示患者产生某种体验或情感时，受术者会自然而然地倒退到所必需的年龄。

其三，毫无疑问，年龄倒退当然仅仅是心理上的年龄倒退。一位 40 岁的人绝不可能在体形上倒退到婴儿期或童年期。但是，治疗学家在进行暗示诱导时，往往在心理和生理两个方面都暗示受术者发生年龄倒退。他们为什么要这样做呢？究其原因，人的身、心是一个互相联系密切且处于平衡状态的系统。倘若催眠师只暗示受术者心理方面发生年龄倒退，而对其生理方面置之不理，可能会导致受术者的身、心失衡，产生各种不利的消极影响。

第十二章　情绪、情感障碍的催眠疗法

一　情绪、情感障碍及其类别

要给情绪、情感障碍下一个准确的定义是困难的，因为任何变态行为都能被看作一种情绪、情感障碍，至少包含了刺激和情绪反应之间不寻常的或不适当的联系。正因为情绪、情感障碍的外延如此广阔，所以给它们下一个准确、精当的定义是一项相当棘手的工作。若从现象学的角度来看，情绪、情感障碍乃是情绪反应失当（或是过于强烈，或是过于冷漠）、情绪活动与其他心理活动不相匹配，正常的情绪活动规律遭到破坏或产生紊乱现象，情绪、情感活动引起其他心理活动产生障碍。

有关情绪、情感障碍的详细分类，在朱永新等人所著的

《咨询心理学》一书中有所论述。他们把情绪、情感障碍归纳为以下 3 个方面。

1. 激越的情感情绪异常

主要表现为以下 7 个方面。

（1）情感高涨。指情感活动显著增强，表情生动得意、沾沾自喜、兴奋、乐观、易激怒，易与周围环境发生冲突。这类人是以过度欢乐轻松的状态对周围环境给予反应，其心理活动仍然保持完整。属病理现象，多见于躁狂症。

（2）情感欣快。表现为异常轻松、诙谐、滑稽，讲话时眉飞色舞，爱取乐于人，这类人从外表上看与情感高涨者颇有类似之处。

（3）焦虑。表现为惶恐不安，如大祸临头，坐立不安，难以专心工作，并常伴有心慌、出汗或躯体不适感。这类人中，有的与童年时形成的性格缺陷有关；有的属于更年期忧郁症。

（4）情感爆发。表现为哭笑无常，叫喊吵骂，打人毁物，常伴有做作、幼稚和戏剧性动作。多见于癔症。

（5）恐惧性情感。指对某些境遇所产生的特殊畏惧和恐慌。常见有死亡恐怖、广场恐怖、动物恐怖、对人恐怖等。多见于强迫性神经官能症和精神分裂症早期。

（6）病理性激情。表现为有短暂的情感爆发，自己难以控制，常伴有不同程度的意识障碍和暴虐行为。

（7）易激怒。表现为遇到轻微刺激即可引起强烈的情感反应，易怒，甚至怒不可遏。

2. 低弱的情感情绪异常

主要表现为以下4个方面。

（1）情感淡漠。表现为对外界的任何刺激都无动于衷，对悲、欢、离、合、爱、憎均漠然视之。如对亲人亡故，无任何表示。

（2）情感低落。表现为对任何事物都悲观失望、抑郁愁苦。与情绪高涨相反。常有寻思自杀或自我惩罚行为。

（3）情感衰退。表现为患者对周围环境发生的任何事物都引不起情绪反应，丧失自己相应的态度和内心体验。呆滞、行动缓慢、生活不能自理。

（4）情感脆弱。表现为常为小事而伤感，严重时情感失禁，即其情感活动的自制能力完全丧失。

3. 情感和情绪错乱

主要表现为以下3个方面。

（1）情感倒错。表现为情感反应与内心体验不一致。这是由于认识过程和情感过程的协调性丧失而引起的脱节现象。如对亲人的死亡不仅不悲哀，反而表现出喜悦的情感。多见于精神分裂症。

（2）矛盾情绪。表现为对同一事物同时产生两种相反的感情，如既爱又恨。多见于精神分裂症。

（3）表情倒错。表现为在不感到悲伤时而号啕痛哭。这是内心体验与表情动作之间不相协调而导致的。多见于精神分裂症。

二 恐惧症的催眠疗法

所谓恐惧症，就是对某些事物怀有强烈而异常的恐惧情绪。恐惧症与恐惧感有鲜明的区别。恐惧感人皆有之，比如说人们看到蛇，特别是毒蛇都有恐惧感。但恐惧症是对一切蛇，不论是有毒的还是无毒的，甚至不论是真实的蛇还是模型或照片，都会产生强烈的恐惧情感。这种不合理的恐惧感就是恐惧症的表现。恐惧症的表现形态有高空恐惧症、幽闭恐惧症、广场恐惧症、动物恐惧症、江河恐惧症、社交恐惧症等。

人类为什么会产生这些光怪陆离的恐惧症呢？细加分析，不外有这么几种情况。

其一，绝大多数情况是由于过去经验中有某种可怕的经历，这些可怕的经历形成了强烈而稳固的条件反射。如果这些经历是在早期发生的，则更可能如此。

其二，有时，过去经验中并没有类似的恐怖经历，而是由于对其他客体的恐惧“迁移”到这类客体上。这类客体作为先前恐怖事件或事物的替代物而出现。

其三，神经类型属于“弱”型，对正常情境或客体的反应过敏。这种过敏情绪的常年积累导致了恐惧症的产生。

下面，我们来谈谈恐惧症的催眠疗法。

1. 运用描绘法揭示病症的根本原因

有些恐惧症的表现是已经“迁移”了的现象；有些恐惧症产生的原因是患者意识不到的或已经“遗忘”了的。鉴于此，治疗工作的第一步是要把导致恐惧症产生的根本原因充分揭示出来。对此，可以运用描绘法来进行。描绘法是一种表现人的内心愿望或问题、恐惧的手段。通过这种方法，可以获得类似自由联想般的深度主题。这种方法与自动书写法十分相似，不过，描绘法具有梦想的特征，对象征性地表现无意识冲动有极大的帮助。

具体做法如下。在深度催眠状态中给受术者一支铅笔或蜡笔，要求其尽可能详细地描绘让他感到最恐惧的情境、事件、人或动物。在描绘中和描绘结束后，催眠师向受术者询问图画的意义。由于在催眠状态中受术者意识的抵抗力量已经消失，受术者便不会因罪恶感而感到困扰。因此，可以以绘画投影的方式将其内在的冲动、压抑或恐惧和盘托出。一般说来，在催眠状态中所进行的描绘，大部分可以直接翻译其象征性的意义。同时，有关该问题的意义也可自由地加以联想。特别是在催眠状态下给予暗示，使用绘画编织成一个故事之后，得到重要线索的例子为数不少。

有位患者在深度催眠状态中描绘了这么一幅图画：图画的上半部分画了一个小孩的头部和一对手拉着手的少年男女；成年男性、女性、老人各一位；一个心脏等等。这是表示某位儿童（其实就是患者本身）的成长过程。也就是说在生命的早期，这位儿童过着十分幸福、愉快的生活。人生犹如一本被翻开的书（意味着非常舒适、纯真）。他期待着喜悦和欢乐的生活。在图画的下半部，描绘着由线条不完整的圆周所围起来的一本大书。圆周之外则描绘着短剑、斧头、指着某个物体的人物、球、铁链、蛇、恶魔、枪支、长矛、箭。

根据患者的说明显示，这些物体即代表那位人物所指的不幸。中央的缺陷部分所围起的一本书，则表示被歪曲的法律和社会。箭表示烦恼的出发点，而斧头、枪、指着某个物体的人物、球、铁链、蛇、恶魔等，则表示不幸的生活。这些不幸阻挡在他的面前，并企图杀害、陷害他，使他顺从。

在让患者对这幅图画进行联想时，可发现患者说出了使他形成压抑心理的对象，以及与紧张、不安原因有关的前天晚上的梦。这个梦表现患者在公众面前出现自慰行为，且被人们指责为过度偏激、性情古怪。虽然患者对自己的自慰行为感到困惑，可却无法使之停止。因此，情绪便由漠然转变为恐惧，久而久之，便转化为广场恐惧症和对人的恐惧症，以后又因联想到无意识的阉割而陷于极度的恐惧和不安之中。

从上例可知，通过描绘法可使心理问题的根源，当然也包括恐惧症的根源昭然若揭。

2. 运用年龄倒退法让受术者重新体验当时的恐怖情境

治疗工作的第二步是运用年龄倒退法让受术者重新回到受惊吓的年月，再次或多次体验当时的情境及其自身的情绪反应。通过这样的体验，可使受术者对恐惧症的根源有充分的认识。同时，催眠师还可以对受术者进行必要的解释和指导。“好的，你又回到了当年受惊吓的情境……你又体验到了当年受惊吓的情绪……这种情境、这种情绪多年来一直就困扰着你，使得你的心理世界躁动不安。今天我要求你再次体验这样的情绪，并要求你对这个情境再次客观地认识……好的，现在你清楚了，你当年所遭遇的情境确实没有什么可怕的，只是一起突发事件……你没必要因此而耿耿于怀，更没有必要时时萦绕于心间。既然你今天已对这一情境有了充分的认识，当然它今天也不会再困扰你了。说得更清楚一些，你的恐惧症也就会自动消失了……肯定是这样的，不会错的……”

3. 运用系统脱敏法使恐惧症状逐步缓解

对于有些症状比较严重的恐惧症患者而言，一两次直接的体验可能达不到预期的效果。还有一种更坏的可能性是，那种爆炸式的、当时受惊吓情境的再度体验可能会因为患者在心理上承受不了而进一步加剧患者的恐惧症。对于这类患者，则需使用催眠状态下的系统脱敏疗法，使其对情境的不良反应渐次消退，这样才既稳妥又有效。系统脱敏疗法的具体操作方法在前面的章节中已有介绍，在此不赘述。我们这里只想再度强调两点：其一，对于恐惧症进行的系统脱敏疗法，前进的步子愈小愈好。其二，在每一步骤中，催眠师都不应忘记，要时时对受术者进行鼓励性的、肯定性的暗示诱导。

下面以一则学校恐惧症为例，来看催眠状态下的系统脱敏疗法。

所谓学校恐惧症是指儿童异常害怕上学，经常以呕吐、腹痛为理由而请假不上学。即使勉强来到学校，也是沉默寡言，学业成绩不佳，做任何事情都缺乏主动性，与老师、同学不能进行正常的交往，被老师和同学视为“怪孩子”。据统计，1000 名儿童中约有 17 名由于过度恐惧而不能上学。这种儿童往往不愿意离开亲人或离开家。因为老师和同学不能随时满足他的要求，或以他为中心给予特殊的照顾，甚至对他的缺点经常给予严厉的批评，这就引起他们强烈的焦虑与恐惧，致使出现某种躯体症状。对于这种学校恐惧症，一般性的思想教育难以收到很好的效果，过于迁就既是不可能的，同时也无补于他们的心理疾病。利用催眠术的方法，可以使他们的症状及精神面貌得到较大的改观。

W 是一名初中二年级的男生，据他的老师介绍，W 的特点是孤独、不讲话、学业成绩不佳。老师从来没有听他说过一句话，所以也不知道他到底有什么想法或困难。

在催眠师与 W 的第一次面谈中，催眠师还请来了与 W 相对较亲近的两位同学 X 和 Y。以三人为一组，事前没有告诉他们面谈的真正目的，只是说：“我想了解学生的情况，所以请你们来谈谈。”一开始三个人都很紧张，催眠师便与他们闲聊几句，接着说：“既然大家到了图书室（面谈地点是在图书室），不如让我们先来翻翻书吧。”这么做的目的，是为了消除 W 的紧张感。

W犹豫了片刻，看到他的同学已采取行动，便模仿他们，从书架上拿下一本《汤姆·索亚历险记》。虽然动作慢慢吞吞，却十分有耐心，看得出来，他并不是不喜欢读书。这种和谐的气氛持续了20分钟以后，接下来就进行谈话。

谈话不是以单刀直入的方式进行，而是从比较琐碎、愉快的事情开始，逐渐引出核心话题。催眠师问道："你们现在开设哪些课程？新生训练时对学校生活有什么感想？现在又有什么感想？你们班级的情况怎么样，有哪些优点和缺点？与班上的同学相处如何？目前班上流行什么样的游戏？你也参加吗？你喜欢从事哪些活动——读书、游戏、品尝美食、其他，情形各如何？你认为自己怎么样？对将来的前途有什么打算？回家后都做些什么？家庭与家族的情况如何？住宅附近的环境如何？……"由于X踊跃发言，Y也开始积极地讲话，这使得气氛变得十分热烈。一开始W只是偶尔点点头，表示附和。后来，在谈话进入自由聊天阶段时，催眠师间或用目光来鼓励W开口发言。于是，W也开口讲话了，并露出了笑容。由此可见，W并不是真正一言不发的人，只是对环境、气氛的要求比较高而已。W的讲话内容可归纳为以下几点：功课方面虽然缺乏自信，但并非不喜欢。刚入学的时候害怕高年级同学，现在仍然有一些害怕，同时也害怕几位老师。在班上没有什么特别亲近的同学，但觉得这并没有什么不好。最厌恶粗暴的行为，喜欢棒球运动。从来没有考虑过自己的前途。

回家后和弟弟以及邻居的孩子玩，所以，在家里不会感到寂寞。住宅附近的环境不错。

第一次面谈结束后，催眠师告诉X、Y和W："三个人一起来，可能妨碍个人的行动，所以下一次希望和你们个别面谈，这样谈话的时间可以长一些。反正只是看看书、随便聊聊。可能的话，不妨将平常所做的消遣的事，也和我谈谈。"经观察，他们三人都没有呈现紧张不安的趋向。

第二次面谈只有W一人。催眠师让他自由地翻翻书，然后对他说："现在我们一起来做做操，松弛松弛身心，你会感到十分舒畅，精神也很愉快……好的，现在再让我们做深呼吸，你会感到更加舒服……"在做操和做深呼吸时，采用适当的语言，将其导入较浅的催眠状态。接着，要求W读一段书，开始的时候，W只能低声诵读，但经催眠师的鼓励、诱导，声音逐渐变大，大大方方地读完一章。读完后，催眠师再进行一系列的暗示："你读得很好，原来你的潜能很大，以后在课堂上，你不需要再畏缩，可以积极要求起来读书。相信你今后独处时，也能像现在这样充满自信。你可以轻松地和老师自由交谈，也能够大胆地回答问题。以后你在课堂上不会再胆怯了，能够充分理解老师的授课内容。即使有不懂的，也会去问。你也不再孤独了，而会去主动结交朋友。"

像这样一次30分钟的朗读与交流之后，按照上一次所约定的，让W谈谈在家里玩耍的情况，结果他滔滔不绝、无所不谈。第二天老师和催眠师见面时，惊喜地说："W 已有了很大的改变，今天早上他面带微笑和我谈了好一阵子话。"

第三次面谈一开始，催眠师就用呼吸法把 W 导入浅度催眠状态。先让他朗读 10 分钟，然后与其他人一起座谈。这次 W 显得很放松，能与其他人自由交谈，没有任何抵抗或害羞的表现。在解除催眠状态以后，也是如此。

三次面谈，治愈了 W 的学校恐惧症。后来，他上课时能积极发言，甚至自告奋勇要当小老师，课外也能和同学一起活动、交往。W 的精神面貌大大改变。

三　焦虑症的催眠疗法

焦虑是一种伴随着某种不祥的事情即将发生的预感而产生的模糊的、令人不愉快的情感。这种情感与恐惧的情绪密切相关。要在这二者之间划出一个明确的界限十分困难。仅有的不同是：恐惧是对一个特定刺激的反应，并有"现时"的性质。焦虑通常没有显而易见的原因，它对于将来的不愉快的关注更甚于对目前情境的担忧。换言之，它是一种包含着对危险、威胁和需要特别努力但对此又无能为力的苦恼的强烈预期。在身体反应上，则表现为自主神经系统活动增加，肾上腺素输出量提高，血压和心率增强，皮肤出汗，脸色苍白，嘴唇发干，呼吸加快，肌肉失去弹性，大便和小便率增加。如果这种状态持续相当长时间，那么坐立不安的行为就要开始出现，而且会使消化和睡眠受到影响。

临床心理咨询和心理治疗发现，焦虑症是一种相当普遍的情绪障碍。同时又是诱发其他类型情绪障碍和心理障碍的一个主要源泉。另外，如同前面所说的有恐惧感不代表患有恐惧症一样，有焦虑的表现和患有焦虑症也不是一回事。当然，要在这二者之间作出明确的划分是很困难的。一般说来，正常的焦虑是预感到客观上有威胁自尊的危险所引起的。而神经过敏性焦虑症则是由已经受到伤害的自尊心本身所诱发的。焦虑症患者主观上还有夸大自己的失败、忧虑、紧张和恐惧的倾向。时时会出现对恐惧的预期、紧张和坐立不安，以及不安定的、刻板的运动。睡眠和注意力的集中是断续的和贫乏的，并且变得易激怒、脾气暴躁、灰心丧气和不耐烦。

下面，我们就来具体谈谈焦虑症的催眠疗法。

1. 他人催眠的方法

在以各种学说为理论基础的焦虑症的心理治疗技术中，放松都是首要的，必不可少的一个步骤。这是因为，在放松状态下，各种心理治疗技术的施展才有可能。对于焦虑症来说，放松也是与焦虑症表现相对立的一种心理状态。可以毫不夸张地说，如果在焦虑症的治疗中，患者没有达到放松状态，他们的疾病不可能得到根本的治愈，甚至连症状缓解的可能性也没有。然而，在治疗实践中遇到的具体问题是，在清醒的意识状态下，有些患者要想达到真正的、完全的放松的境界。因为，不能放松正是其焦虑的典型表现。这样一来，治疗学家就陷入一个“怪圈”——治疗焦虑症需要放松，不能放松又是焦虑症的典型表现。如何走出这一窘境？有人试用镇静剂和肌肉放松剂来帮助患者放松。但显而易见的是，镇静剂和肌肉放松剂都存在副作用，即使要使用也必须在有经验的医生监督下进行。

于是，治疗学家就把目光转向催眠术，利用催眠术的效应作用来帮助患者进入放松状态。例如，行为疗法的大师沃尔普就经常这么做。特别是在经放松训练仍无法达到放松状态的患者身上，更是如此。确实，受术者能进入催眠状态这一事实本身，就说明了他们已经进入了放松状态。在催眠状态中放松的效果又是在清醒的意识状态中所不能企及的。特别需要强调的是，在催眠状态中，不仅全身的肌肉能达到高度放松，而且心理上也能达到高度的放松，这是在清醒的意识状态中很难做到的事情。

在催眠状态中放松的程序是，先进行全身的肌肉放松。受术者全身的肌肉放松顺序按照催眠师的暗示指导语依次进行。

“现在我要求你面部肌肉放松……颈部肌肉放松……腿部肌肉放松……”这与将受术者导入催眠状态的躯体放松法相似。不过，这里所进行的放松的顺序最好是由上部到下部，这对放松效果有帮助。最为重要的是，要求受术者反复体验放松后的舒适感、愉悦感，并反复暗示受术者在恢复清醒状态以后，仍有此感受。肌肉放松完毕之后，便可进行心理上的放松。心理上的放松方法是向受术者描绘或由受术者在想象中描述一些场景，如静寂的大森林、宁静的湖泊、小桥流水、田园风光、渔歌晚唱等远离大都市的喧嚣、人世间的纷争的景象。先令其专心致志地赏玩，之后再要求与之融为一体，最后再诱导受术者产生宁静、空灵、如羽化而登仙的感受。一旦受术者能获得这样的感受，就证明他的心理上已达到完全放松的境界。在这一程序中催眠师要做的工作是，帮助受术者描绘宁静的气氛；称赞受术者心理放松状态的出现，并要求他们反复体验这种心理放松状态的愉悦感。

在受术者进入中度催眠状态、幻觉出现以后，可要求焦虑症患者进行想象。要求受术者进行想象的目的有两个。

其一，有时，导致患者产生焦虑的认知因素一时难以发现。如前所述，认知因素在情绪、情感障碍的产生中占有决定性的地位，对认知因素弄不清楚或解决不了，整个治疗活动将毫无效果。因此，欲解除情绪、情感障碍，必先探明认知因素。而想象处于某一情境之中，产生最坏的情绪反应，这样就可以进一步探察他们的想法，从而得到其不合理的认知因素究竟是什么。

其二，让受术者想象最令其焦灼不安、最不能忍受的事情发生了。这样，可使患者产生极端的负情绪反应。然后，再经由催眠师的暗示诱导，要求他们在想象中把这种极端的负情绪反应转变为适度的情绪反应（譬如，对考试的极度焦虑转变为对考试泰然处之的态度，甚至抱有跃跃欲试的态度）；患者在这种想象中体验到了情绪的变化之后，可进一步让他们报告后来是怎么想的，使其认识到正是不同的信念系统使他们产生了不同的情绪反应。如此做法，一方面可使其对某些特定的、原先曾多次诱发其焦虑的情境产生适度的情绪反应。另一方面可根除患者错误的认知因素，以从根本上治愈焦虑症。如同放松法一样，想象法也为各种心理治疗技术所倚重。但正如沃尔普所言，在整个治疗过程中都必须得到患者的合作。如果患者不愿意去注意或想象治疗学家所要求他们去注意或想象的情节，那么，整个治疗程序都将无所作为。事实上，许多焦虑症的患者一方面有意识地、积极地寻找治疗；另一方面又于无意识之中竭力地回避治疗。特别是让他们想象诱发其焦虑的情境，正如同揭他们的伤疤一样，更是他们所十分不愿意做的事。这样，理性中的积极要求治疗与非理性中的竭力回避治疗，就构成一对矛盾。这对矛盾使治疗学家与患者同时进入令人窘迫的境地。正如我们所多次说过的那样，在催眠状态下受术者的意识一片空白，潜意识也完全或基本上为催眠师所操纵。所以，在催眠状态下让患者进行各种想象活动易如反掌，受术者可以轻易、迅捷、高效地从事催眠师所要求进行的想象活动，而不会出现任何有意识和无意识的反抗。

2. 自我催眠的方法

对于不太严重的焦虑症，自我催眠就能够解决问题。下面以社交焦虑为例来谈谈自我催眠技术的运用。

社交焦虑是一种对暴露在陌生人面前或在社交场合产生持续、显著的畏惧。以演讲、销售、管理等与人打交道的职业人群或者是具备完美倾向的人容易陷入此类怪圈。主要表现在他们害怕自己在别人面前出洋相，害怕被别人观察，对社交活动有强烈的抵触感。他们在应对社交场景时采取一种警惕——回避的态度，刻意去回避社会交往的场合，如果不得已为之，便会产生脸红、心悸、出汗或颤抖，举止笨拙、惊慌失措。

首先把自己导入自我催眠状态，然后作如下暗示：

（以演讲焦虑为例）现在我处于惬意的状态中，潜意识大门在向我打开……

每次讲话，我都很焦虑，我感觉到大家似乎都在用异样的眼光看着我，这让我很不自在，很紧张。我现在几乎讲不出话来，我害怕我一开口就出错，害怕下面的观众笑话我，害怕自己出洋相，我现在很紧张，很焦虑，很不安……

但是，在这件事情上我的焦虑有用吗？事实证明是没用的，越焦虑，我就越不自信，就越慌张……

我深呼吸几下，吐出心中的焦虑……事实上，现实中的一切好像也不是我想的那么恐怖，我最害怕的情景并没有出现……其实我知道，我焦虑的核心就是我害怕失败。其实，只要稍微回想一下就可发现，许多在别人的眼里很困难的事情，我每次都完成得相当出色……

我知道我的期望和目标是什么。我就是希望自己变得更优秀，我总是以为一个优秀的人是具有演讲家的风度的……但是，成功的人有很多，演讲家又有几个呢？

以后，我每天花些时间写下我焦虑的问题，然后放在一边，这样我就不会整天都闷闷不乐。这样做我会逐渐厌倦自己焦虑……

现在我处于愉悦的自我催眠中，深呼吸……感受身体的放松带来的内心最深刻的安静……感受面颊和身体的肌肉一寸寸地放松，想象自己最轻松时刻的感受，想象一下自己做过的成功的事情，体会当时自信的感觉……

在脑海里，我把自己的演讲焦虑程度按照高低分为四个等级。

1级——独自在家作一番讲话；

2级——在熟悉的环境里对朋友说一段感想；

3级——在陌生的环境中对熟人演说；

4级——在陌生的环境向陌生的人群发表演讲。

现在想象自己来到第1级情境中——家里，面对空无一人的房间，做一番激情澎湃的演讲。深呼吸，躯体不断放松，带来了精神上的放松，我觉得我能够从容自如地表现自己，这是很容易做到的……

接下来，我来到了设想的第2级情境中——在熟悉的环境里对朋友说一段感想……当我觉得紧张不安时，我便把意识集中在体验肌肉的放松上，体会心理的平静，慢慢地，我不再紧张不安……

想象自己到达第3级情境中——在陌生的环境里对熟人演说……我感觉到有一点不安全，但是还好，都是熟人，他们都认识我……慢慢地，我渐渐地放松下来……

带着放松的心情来到了第4级情境——在陌生的环境对陌生的人作演讲。我看到周围的一切都不是我熟悉的，我感到很不安全……我很紧张，我一个字都说不出来。这时，我想象自己退回刚才的第3级情境中，我慢慢地深呼吸……感觉身体肌肉的放松……想象自己正在做一些增强自信的附加动作，如挺胸，放大说话的声音，眼神坚定有力，想象自己精神奕奕，信心倍增……不断地暗示自己"想怎么说就怎么说，想说什么就说什么，不要顾虑别人的想法"。慢慢地，我觉得一切都很正常，没有什么是我害怕的……于是，我又回到第4级情境，我带着放松的心情来想象自己的表现，发现自己跟平时一样，没什么大不了的……

四 抑郁症的催眠疗法

抑郁症是一种常见的也是极为复杂的情绪障碍。它具有许多种形式，有时它属于神经症类，有时它又属于精神病类。它可以是正常人们以温和的方式、作为日常生活的一部分内容而体验到，也会因许多情况和疑病症和焦虑而加重并时刻困扰着人们。通常它具有以下五个特征：①一种悲哀的、冷漠的心境；

②一种消极的自我概念，含有自我谴责，自我责备等；③一种回避他人的期望；④一种睡眠、食欲和性欲的丧失；⑤一种活动水平上的变化，它经常具有激动的形式，但更经常的是包含着嗜睡症。

抑郁会给我们带来了什么？

- 胃口不及以前，食欲减退，体重明显下降。
- 睡眠质量下降，容易惊醒。
- 感觉精力不如从前，身体疲惫，四肢酸软。
- 情绪低落，闷闷不乐，无精打采。脾气变坏，容易生气发怒。
- 对大部分事情失去了兴趣，懒得做事。
- 记忆力也变得很差，容易遗忘。回忆起来的事情，多半是消极和令人不快的。
- 感到生活变得空虚，生活中没有什么快乐的事情。
- 过去比较容易应付的事情，现在可能会产生莫名其妙的恐惧。
- 活动减少，常常发呆。
- 懒得说话，即使开口也是有气无力，说话声音小。
- 快乐感明显减少，对不快乐的感受与日俱增。
- 不信任他人对自己的积极态度。
- 对未来的看法变得悲观、消极。
- 会变得脆弱，面对逆境或挫折变得不堪一击。

● 缺乏价值感，感觉不到自己的价值所在。

● 会因为一些无关紧要的事情而内疚、自责。

● 会有无助感，即无能为力的感觉。

● 对待他人的方式发生了变化，与他人正向的交往减少，而冲突却不断增多。

● 会发现自己无法集中精力去做任何事情，包括看书和看电视。

● 想做点什么，却不知道该做什么，四处走动，紧张不安，难以放松。

……

临床实践表明，催眠术对抑郁症的治疗效果非常显著。这主要是由患者的心理特点所决定的。一般说来，抑郁症患者的智商都达正常或偏高的水平。这就决定了他们对催眠师的暗示指令的领悟力比较强。又由于抑郁症患者常有感受细腻、内心体验深刻的特点，所以他们的暗示性也比较高。以上两个特点，决定了抑郁症患者既有可能较快进入催眠状态，又有可能在催眠状态中很好地接受治疗。

下面介绍几种对抑郁症有较好疗效、比较常用的催眠方法。

1. 宣泄法

笔者曾接触过一位女青年。她才思敏捷、格调高雅，不屑与世俗为伍，因而招来了一些人际关系上的麻烦。她的气质类型属于抑郁质，情绪压抑、低沉，故而将忧伤与痛苦郁结在心头，所以心境一直处于消极状态，精神不振。在对她的心理问题有了一个大致的了解之后，我们将她导入催眠状态。经检查已达到中度催眠状态后，便暗示她："现在，你放声哭吧，把平时的忧伤、焦虑、不满、委屈统统发泄出来。"在大约一刻钟的时间里，不断地暗示她放声地哭、尽情地哭，要求她尽情宣泄。然后，再诱导："通过尽情地宣泄，你现在已经感到舒服多了，现在你的心情渐渐转好，不想哭了，已经完全停止了。"通过一番调整情绪的暗示后，受术者恢复了平静。此时，再针对她的问题作一些针对性指导。醒来以后，她果然感到心情舒畅，有一种豁然开朗之感。

一般说来，对于有抑郁型心理问题的患者，对于经常处于高度紧张和焦虑状态的人，对于那些蒙受挫折（如失恋等）而心境不好的人，宣泄法都具有良好的效果。鉴于此，在心理疾病的临床治疗中，经常运用这种方法。

2. 电影法

如前所述，引起抑郁症的因素有许多。治疗学家当然想知道作为个体的患者，他的疾病的根源或是起主导作用的因素到底是什么？因为，这对治疗来说至关重要。催眠状态下的电影法在这一点上可以给治疗学家一些帮助。

电影法与催眠梦颇具相似之处。即，当受术者处于中度催眠状态以后，一面令其想象所暗示的情景，一面给予如下暗示："你现在想象自己在电影院里……大约坐在第十排，你能看到白色的银幕吗？……场内现在灯光很强，所以银幕上没有什么图像……这一切你都看清楚了吗……好的，下面我开始数数，从1数到5，当我数到5的时候，电影院里面的灯光将全部熄灭，银幕上将出现图像。现在我开始数数：1、2、3、4、5！好的，现在灯光全部熄灭，画面出现在你的眼前，而且愈来愈清楚……好的，现在我要求你将注意力集中在××情境上，注意力高度集中！很好，你现在在银幕上看到了这个情境……看得非常清楚，你告诉我你看到了什么？你在这个情境中扮演着一个什么样的角色？别人怎样看待你？你怎样看待你自己？你在想些什么？你在做些什么？把这一切统统详细地、毫无保留地告诉我。"

很清楚，这里所给予的情境当然是经常诱发其产生抑郁情绪的情境。他们在银幕上所"看到"的自然是自我的心象。上述一系列的问话就可以真切地揭示出产生抑郁症的原因了。

3. 观念矫正

我们知道，认知因素在情绪、情感障碍的产生中起着决定性的作用。前面也曾介绍，抑郁症患者由于自身认知上的偏差，从而用自我贬低和自我责备的图式去解释所有的事件。有鉴于此，矫正其错误的观念和信念，是治疗抑郁症的关键问题之一。观念矫正可从两个方面来进行。其一，在受术者的心理防卫机制和先前的心理定式不起作用的催眠状态下，催眠师以坚定果断的语气、简洁凝练的语言、有理有据的论证，铲除深深地根植于患者潜意识中的错误信念。还可以用抹去记忆的遗忘法来清除其错误信念。这一系列工作的意义在于"破"——破除其原先的观念。其二，运用一系列的肯定暗示，把新的、正确的观念输入到患者的潜意识中，并要求受术者深入地琢磨这些肯定暗示的内涵，并要求他们将这些肯定暗示予以内化，直至成为其人格的一部分。自然，这些肯定暗示指导语应根据患者具体症状而定。这里想以举例的形式列几条：

我能够做到 ×× 事；

我正在达到我的目标；

我的情绪很高涨（或很平稳）；

我现在极其镇静；

对人、对事，我已有了全新的观念；

我的情绪活动与其他心理活动非常协调。

4. 自我催眠法（以职场抑郁为例）

当前社会生活节奏快，很多人不适应；职场竞争激烈，工作任务重，由此带来工作紧张；老板苛刻，难以沟通；发展空间小，没有前途等因素困扰着上班族。另外，职场上的复杂人际关系也让上班族身心俱疲，这些都是典型的“职场抑郁”表现。感到抑郁的职员在公司内不积极，但在公司外却很活跃；在下班后和休息日精神都格外抖擞，而一到公司就提不起一点儿精神。归根结底，职场压力太大是抑郁产生的原因，即使不是根本原因也应该算是导火索。

首先把自己导入自我催眠状态，然后作如下自我暗示。

我现在正在彻底地放松，我已经进入催眠状态，我所有的注意力都在我的内心，我能够完全控制自己……

我正走在一条田间小路上，我已经完全被周围的自然风光所吸引，道路两旁的树木郁郁葱葱，星星点点的野花点缀着绿茵茵的草地；天空湛蓝，万里无云，阳光明媚，我脚步轻盈地走着，心情愉悦极了……我沿着小路继续往前走，边走边唱，我的声音非常美妙和动听，在这里我感到非常放松和自由自在，似乎已完全忽略了他人的存在……

我继续往前走，在小路的前方有许多的石头，几乎挡住了我的路，石头有大有小。我停了下来，看着这些石头，我发现每块石头似乎是我工作中的一个个压力或阻碍物，妨碍我实现事业上的目标。我可能叫不出它们的名字，但无所谓，我知道它们正在妨碍我前进……

这时，地上出现一把铁铲子。现在，我身上出现了一股超人的力量。我看了看周围的石头，之后就像超人那样拿起铲子在路边很快地挖出了一个大洞。这个洞大得足以将所有的石头都放进去。我低下头往洞里看，看不到底部……

我开始搬石头，一块一块地把它们搬起来扔进大洞里。虽然石头很重，但没有关系。我有超人般的力量，能够很容易地就把它们全部扔到大洞里……

好了，我把所有的石头都搬完了。我拿起铁铲子，铲起周围的泥土，这样就可以填满这个大洞。填满后，我用脚用力地踩踩泥土。现在，我的道路被我清扫干净了，所有的压力和烦恼都被埋葬了……我做了一下深呼吸，感到一身轻松。因为所有的紧张、压力和烦恼都从我心里消失了，我感到了前所未有的放松……

我继续在小路上走下去。我感到非常愉快。我真的好开心，又边走边唱起来。我相信这种幸福的感觉会一直伴随着我的工作……

还有其他一些催眠疗法，如症状排除法、年龄倒退法、心象减感法、思考·预演法等，对抑郁症的治疗都有所助益，这里就不一一阐述了。

第十三章　自我改善的催眠方法

一　现代社会与人的自我改善

与传统社会相比较，现代社会具有以下五大特点：

（1）高速度 、快节奏、机会众多、竞争激烈；

（2）由于社会变迁而导致了政治、经济、文化、生活方式、人际关系的剧烈变革；

（3）随着工业的发达、分工的加深、城市的扩大、高层建筑的兴起，人与人之间的心理距离日益加大，思想、情感的交流减少；

（4）异质文化的输入引起政治观、伦理观、道德观、哲学观和价值观的演变与冲突；

（5）大众传播媒介的迅速发展使得环境刺激量猛增。

虽然现代社会的这些特点导致了许多心理疾病的产生，但这是历史发展的必然，是任何人都无法阻挡的潮流。历史潮流很“霸道”，它所遵循的法则是“顺我者昌，逆我者亡”。这股历史潮流对个体提出了新的要求，也使个体产生了新的欲望。这种要求和欲望是一致的，可以把它们归结为四个字——改善自我！个体必须以全新的面貌来适应现代社会的挑战，来进一步改造社会以使之向更加美好的方向发展。

很清楚，自我改善既包括生理方面，也包括心理方面。因为人本来就是身心的统一体。此外，改善如果仅仅停留在口号和欲望阶段，那就只是一句空话。改善需要个体具备强烈的动机，全身心地投入，孜孜不倦地再学习以获得各种技术性的帮助。这是因为，心理上的变迁是一项艰巨复杂的工程，上述诸多条件若不同时具备是很难实现的。在我们从事心理咨询工作时深切地感受到，有强烈的自我改善欲念而未获成功者比比皆是。毋庸讳言，一个极简单的事实摆在我们面前：欲改善自我而未获成功者，必将陷于更大程度的心理冲突之中，他们所体验到的痛苦与焦灼，恐怕是局外人难以想象的。在本章的论述中，我们将向读者提供一种技术性帮助，即借助于催眠疗法来改善自我的身心状态。我们坚信，而且事实也已经证明并将继续证明，这种帮助是富有成效的。

二 减肥的自我催眠方法

体态苗条已成为当代少男少女们（也包括其他年龄阶段的人）所狂热追求的一种时尚。这种时尚也折射出当代人要求自我改善、以树立自我良好外部形象的强烈动机。于是，减肥茶、苗条霜、各种减肥运动应运而生，颇受青睐。许多人为自己臃肿的身躯而忧心忡忡，还有些人因求“苗条”心切，过度节食，而导致神经性厌食症的产生。这种结果与初衷正好相反的现象是任何人都不愿意看到的。

肥胖到底是由什么原因引起的？据研究，因腺体病变所致的肥胖只占肥胖者比例的 2%。而且腺体病变多数是继发性原因，而非原发性原因。更多的研究表明，肥胖往往是动机性、情绪原因所诱发的症状。因此，解决心理因素，才是真正的釜底抽薪的做法。

一般说来，肥胖与饮食过量呈正比例关系。人们为什么会吃得过多呢？心理学家分析，童年时期肚子饿的时候，往往也是心情不好的时候。如果这时给他吃东西，便得到慰藉，并心情转好。于是，在潜意识中便将食物的摄入与欢快的情绪联系起来。久而久之，就形成了一种无意识的心理定式。另外，人在童年时期常得到父母这样一些明确的指令和无意识的暗示：“一定要把碗里的饭菜都吃完，吃得多的是好宝宝，吃完饭将

给你 ×× 东西……”所有这些都诱发了儿童过量摄食的动机。此外，成年期其他欲求的不满足（如正常的性欲得不到满足），也有可能以食欲的满足来予以替代。

谁都知道，减肥必须限制食物量和某些食物品种的摄入，对于肥胖者来说，这是一件非常痛苦的事情。因为限制食物的观念与方法会引起当事人内心深处的敌意，这种敌意又会转化为潜意识中的抗拒。有些人在限制食物量并使体重减轻了几公斤后便放弃了，结果又是故态复萌。经由催眠疗法，可以解决这一问题，既可限制食物量及其品种，又不至于使心理上产生敌意和抗拒。

具体做法是这样的。

通过自我催眠自律训练法的练习，以获得放松感、安静感、四肢的沉重感、四肢的温暖感、腹部的温暖感、额部的凉爽感。上述诸种感觉的获得，便证明自己已进入自我催眠状态。在此状态中，对自己作如下暗示。

1. 动机强化暗示

想要保持恰当体重的动机对减肥工作来说是非常重要的。在自我催眠状态中，对这种动机予以强化并使其渗透到潜意识中，对减肥目标的实现有很大帮助。具体暗示指导语大致是这样的："科学家的研究已经证明，人愈是肥胖，寿命愈短。另外，过于肥胖，会给身体各器官造成过重的负担、行动不便，也很难得到异性的认可。所以，我要减肥。医生已经说了，我的肥胖并不是腺体病变，只要不再吃得过多，只要少吃一点脂肪类的食物，我的体重一定能够很快地减轻。不会错的，肯定是这样的……”

2. 饮食习惯改变的暗示

动机强化暗示完毕后，则可进行饮食习惯改变的暗示。具体暗示指导语是这样的：“今后，我将减少饮食的量，并少吃那些高脂肪的食品。不过，这绝不是什么人强迫我这么做，而是我自己心甘情愿地这么做。而且，这么做并不是限制自己，仅仅是改变一下饮食习惯而已。人们不是经常想到要改变自己的某种习惯吗？这非常正常，不会产生什么情绪上的苦恼，更不会产生敌意。不良习惯改变后，人会变得更加完善，这相当令人兴奋、令人愉悦。好的，从现在起，我就改变过多地摄入碳水化合物、动物性脂肪和甜食的习惯。这不会产生任何苦恼，而会使我体态健美、心情舒畅。肯定是这样的，我也完全能够做到这一点。”

3. 红色指示标志的暗示

体重剧增的一个重要原因是，有些人在一日三餐之间，喜欢吃一些点心和甜食。对于肥胖者来说，这是一个很不好的习惯。但他们往往又克服不了。对于这种情况，可采用红色指示标志的暗示方法。具体做法是，在冰箱和食品橱上贴上一个红色标志，然后，在自我催眠状态中对自己进行反复暗示：“除了一日三餐，看到这个红色标志心里就不舒服。”

对于非生理病变引起的肥胖，若能将上述做法坚持实施一个月，每天两次，每次 10 分钟左右，必能使体重有所下降，而且也不会产生心理上的痛苦和其他生理上的病变。

三　戒烟的催眠方法

人们都知道吸烟有害于身体健康，但世界上却有许多人“不可一日无此君”。一方面，政府及卫生部门反复宣传吸烟的危害性，另一方面，香烟市场继续繁荣，烟民队伍继续扩大。平心而论，在吸烟者的队伍中，想戒掉烟瘾的人为数实在不少，但成功地戒烟的人却不多见，美国幽默大师马克·吐温说过这么一句话：“戒烟最容易了，我已经戒过一百次了。”由此可见，想戒掉香烟是多么困难。市场上确实有戒烟药出售，但其效果恐怕很难恭维。我们认为，与过量进食相比较，吸烟更是属于由心理因素所引起的一种替代性行为。对此，心理疗法的效果可能更好一些。

戒烟的催眠方法可分为自我催眠法和他人催眠法。先说自我催眠法。

首先通过自律训练法和其他自我催眠的方法，使自己进入催眠状态。进入催眠状态以后，对自己作如下暗示：“现在，我的心情非常平静，非常镇静。所有的紧张感与不安感都完全消失。每天的工作使我产生成就感和充实感。我的身体状况也很好，没有任何不适的情况。我一直有吸烟的习惯，不过现在我感到吸烟没有意思，也没有必要，吸烟有百害而无一利。而且，香烟的味道苦涩、呛人。不仅有害于自身的身心健康，而且也惹人讨厌，尤其是妻子十分反感。既然如此，为什么还要继续吸烟呢？我再也不想手持香烟了，再也不想闻烟味了。绝对是这样的！不会错的！”

如果是烟瘾比较重的人，恐怕自我催眠法就难以收到良好的效果了。这种情况，就必须求助于他人催眠法。他人催眠法是在催眠师将受术者导入中度催眠状态之后，受术者的幻觉出现之时开始实施的。

首先，催眠师发出暗示指导语，告诉受术者：“现在，你已进入中度催眠状态，你的身心已完全放松，你的感觉也十分灵敏，为此，你感到特别的轻松和愉悦……”

其次，让受术者在头脑中想象正点上一支香烟，或者实际上就让受术者抽一支香烟，然后对受术者进行暗示：“现在，你正抽一支烟，和往常一样你感到香烟的味道很好，你体验、体验这种香烟的好味道，如果体验到了，你的脸上就会露出笑容……”

再次，再让受术者在头脑中想象正点上一支香烟，或者实际上就让受术者抽一支香烟。然后，对受术者进行暗示：“现在，你正在抽另一支香烟。不过，这一次和刚才不一样，和以往也不一样，香烟的味道很苦、很涩、很呛，非常不好受……好的，现在你继续吸烟，这次味道更苦涩了，更令人难受了，你体验，体验这种苦涩、难受的感觉。好的，现在你口腔里的味道令人不堪忍受，这全是抽香烟的恶果。现在你肯定已经不想抽烟了，自己实在不想抽的话，你把烟扔掉吧……现在你扔掉了烟，所以心情特别好。今后，你也不想吸烟了，并且一想到吸烟这么回事，口腔里便产生苦涩感，心理上也会出现厌恶感……”

最后，再对受术者进行一些有关吸烟危害健康的指导。这些指导中最好多加入一些数据和实例的说明。这么做的目的无非是想将有关吸烟有害健康的信念根植于其潜意识中，使其在清醒的日常生活中发挥其效应作用。

一般说来，他人催眠法对戒烟还是行之有效的。不过，在戒烟后的3个月和1年左右的两个时间阶段中，可能会再度萌发吸烟的念头。这时，如果主观意志力比较强，能够克制一下，戒烟就可顺利成功。如果思想上一松懈，再度拿起香烟，烟瘾将变得更大。再度进行矫正性治疗成功的可能性就更小。这一点是必须引起我们足够重视的。

四　戒酒的催眠方法

如果说吸烟是一种慢性的有害身体健康的行为的话，那么过量饮酒可能会直接影响并且是快速影响人的身心健康。况且，酗酒还成为一种社会问题，对社会产生这样或那样的危害。戒酒的自我催眠方法是这样的。

先将自己导入催眠状态，然后进行自我暗示：“经过自律训练法的练习之后，我心中的紧张、不安感一扫而光。每天的生活都过得很愉快、很充实，充满无穷的活力，意志力也变得很坚强。以前，我有贪杯的习惯。不过，现在我不想喝酒了，不仅现在不喝酒，以后也绝对不喝酒。以后如果经过烟酒店，看到酒瓶，只会觉得酒味很恶心、很讨厌……”

戒酒的他人催眠法与戒烟的他人催眠法大同小异，都是运用厌恶想象法来戒除其不良习惯，只是具体暗示语不同而已。

五 戒赌的催眠方法

赌博是一种自古以来就有的社会现象，也是一种屡禁不止的社会现象。如今，各种各样、千奇百怪的赌博形式吸引了世界各地的人们，至于中国的国粹——“麻将牌”更是惹得人们如痴如醉。七天七夜不下牌桌的有之；断一指以明不赌之志，但不久又重上赌场的有之；身为警察却赌瘾极大，开枪打死劝诫自己的妻子者有之；因赌博而去偷、抢、骗、贪污、受贿、卖淫的更是比比皆是。人们为什么要赌博？是什么力量使赌博者陷于这种迷狂状态？在精神分析学派心理学家看来，强迫性赌博行为的心理基础乃是空虚感、自卑感与攻击性的混合体。就其表现而言，乃是一种非常有害的强迫性神经症。乍看上去，赌博者的目的是想赢钱。其实，老于此道的惯赌者都有深切的体会，赌博只会输，不会赢，赢的只是赌场。既然如此，为什么他们还是乐此不疲呢？精神分析学家解释道：有赌博恶习的人，大体上在无意识中都有想输钱的欲求，但当事人决不会意识到这种欲念，而且会在意识状态中表现出相反的愿望。无意识中为做到确实输钱而造成失败，即使幸运地赢了钱，但是你会继续下赌注，其结果终将还是输钱。这种在无意识中想输钱的欲望，乃是一种强烈的自我惩罚倾向的自然流露。

根据不同的理论学派，对戒赌的催眠疗法有着不同的形式，一种是行为主义的疗法，着重点在于矫正作为恶癖而存在的习惯。一种是精神分析的疗法，着重点是挖出滥赌的深层心理根源。下面将分别予以介绍。

1. 行为主义的交互抑制疗法

所谓交互抑制，是指设法让引起不适反应的刺激能够引发出与不适反应不相容的适应性反应，以便削弱该刺激与不适反应间的联系。这对某些不良习惯的消退具有良好的效应作用。这一疗法若在催眠的高度放松状态中行使，效果则格外显著。

我们知道，赌徒们一旦走进赌场或看到赌友便会情不自禁，心动手痒，这已成为一种条件反射，即赌博的环境与气氛诱发了赌徒们的赌博欲望。在催眠状态中，催眠师通过直接暗示法、厌恶法、负强化等手段，使得赌博的环境、赌博的欲念、赌博的气氛引发受术者的不适反应，使之产生不愉快的体验。

具体暗示语如下：

现在，你仔细地回想一下，赌博浪费了你多少时光、多少精力，它使得你的家庭关系不睦，事业不能发展，体能上也有众多无谓消耗。以前，你没有认真地考虑过这些问题，今天你考虑了。经过深思熟虑，答案是显而易见的，赌博有百害而无一利，它浪费光阴、浪费精力、浪费钱财，这种行为再也不能继续下去了……好的，现在你想象，想象自己又来到了赌场、又遇到了赌友。不过，你今天的心情与以往大不一样，你感到这种把戏是多么的无聊！你感到这样浪费时间是多么的可惜！你从心底大喊一声，我再也不赌了！我再也受不了这种赌博的气氛了！……现在，我要求你想象用手摸麻将牌（或其他赌具），请将注意力高度集中，一旦你的手触摸到麻将牌（或其他赌具），就要遭受一次电击，你的手一下子缩了回去（要求受术者在想象中做出这一动作，或进行实际的摸赌具的动作）。你体验到了吧，体验到触摸赌具后所遭受的电击了吧。好的，你今后再也不会摸赌具了，只要一触摸到赌具，马上就有这种受电击的感觉，不会错的，肯定是这样的！

2. 精神分析的补偿疗法

在精神分析学派的学者看来，强迫性赌博行为的心理基础乃是空虚感、自卑感与攻击性的混合体。要使个体戒除赌博行为，必须把潜藏在他们潜意识中的空虚感、自卑感、攻击性揭示出来，使当事人对之有明确的认识。然后，再进行补偿。如此做法，方能收到显著效果。具体做法是这样的。

先将受术者导入深度催眠状态，在深度催眠状态中，采用年龄倒退法来挖掘在早期经历中发生的导致其自卑感产生的事件。当受术者将这些事件描述出来以后，催眠师对这些事件进行分析与解释，使受术者能做到“顿释前嫌”。此后，催眠师再对受术者说：“你的空虚感是由这种自卑感所派生，你的攻击性也由这种自卑感所诱发……现在，经过我的治疗，你已明确知悉了自卑感产生的根本原因，并且在潜意识中自卑感已经完全消失。所以，你的空虚感也随之而不复存在了。随着空虚感和自卑感的消失，你的攻击性本能也不再会以赌博的形式予以宣泄了。取而代之的是将这种巨大的心理能量转移到你的事业上……今后，你会发奋图强、孜孜不倦地干事业，具有很高的进取精神，对赌博行为将会不屑一顾，嗤之以鼻，肯定是这样的，不会错的……”

六　解除心理阴影的催眠方法

由于某种环境因素，或某个事件的刺激，或某种暗示作用人们往往会背上沉重的十字架，巨大的阴影时时笼罩在他们心灵的上空。这对他们的整个心理状态、精神面貌产生消极的影响。这种情况在生活中是经常可以看到的。一位治疗学家在其著述中记录了这样一个生动、典型的案例：

他（指患者）是一位著名的男歌星，他的歌声得到了广大歌迷们的喜爱，因此他也得到了很高的报酬。但是他现在陷入极端恐惧中。他说话的声音沙哑，但是，他的经纪人说他仍然唱得很好，能够参加演唱会。可是，他却相信自己的声音是“令人讨厌”的。他非常担心这种情况，他说这种情况已经持续三年了。这一点引发了我的灵感，而假定他是现在才渐渐恶化的，但是他为什么不早一点去治疗呢?

这位歌星叫查理，是个很优秀的受术者，在催眠中所得到的回答，所获得的信息，显示他在三年前因病必须割除扁桃腺。当时，他很担心手术是否会影响他的歌喉。但是听说他的医生曾经保证绝对不会有问题的，所以问题必是出在手术时，以麻醉药使他丧失意识时发生的。也许是由于某一句话形成暗示，引起他的声音沙哑。

在催眠状态下，他倒退到手术时，他说他被戴上口罩，丧失了意识。他记不起当时发生的事情了。外科医生在结束手术后，对护士说:“好！这位歌星这样就结束了。”其实，这句话可能是说手术结束了。但是，查理的潜意识却不这么解释，他一直在担心手术影响他的歌声。结果医生的话似乎证实了他的不安感。“手术必定对我的歌声有严重的损害！”他自己这样解释。他的声音就开始沙哑直到现在。

这次催眠面谈过后，他沙哑的声音就消失了。觉醒以后，他感到很喜悦，安心地回家去。我和他约好必须再做一次详细的检查。一星期之后，他再度来到我的诊所，但是声音又恢复了沙哑。他非常沮丧，看来情绪很低落。

再次发生声音沙哑的理由很轻易就找出来了。因为他在开车到演唱会场途中，他的妻子对他说：“奇怪，你沙哑的声音怎么这么快就好了？”接着她又说：“我不相信你沙哑的声音真的好了，一定还会变回以前那样！”事实正是如此，他又变回来了。

可以看出，查理是一个很容易接受暗示的人。当他再次接受治疗后，将近一个月都没有任何音讯。他的经纪人告诉我，几天后查理的声音又沙哑了，所以查理认为接受治疗也没有用。

检讨情况之后，我想他的声音再度沙哑必定有其他的原因。由于他知道症状至少能暂时排除，而且知道这是心理因素所引起的，那么还会复发，可能是有什么动机或需要。因此，他的潜意识不想使症状排除，所以才认为再治疗也没有用。这就是他为什么停止治疗或换治疗医师的原因。他的意识渴望症状能排除，但是无意识却希望能够维持其症状。

从以上个案，我们至少可以得到以下几点启示：

其一，心理阴影是由主体状态折射的环境刺激所引起；

其二，这种环境刺激是经由非理性的暗示通道进入主体深处心理世界的；

其三，以暗示为基本机理的催眠疗法对心理阴影的消除确有很大帮助。

基于上述认识，用催眠疗法解除心理阴影的具体程序是这样的：

首先将受术者导入催眠状态，然后用时空倒退法令其回忆，描述产生心理阴影的事件，使“真相”大白。接着，治疗学家对这些事件进行解释、说明。也可以运用另外一种方式，即让受术者再度体验、经历当时的事件，在催眠师的暗示诱导下，使受术者产生与前不同的、恰当的反应。通过这种“实践”的方法（尽管是用催眠状态下进行想象的方式进行的）来驱散心理上的阴影。这里还需考虑到另外一种情况，有时，催眠师运用种种手段，也不能使受术者回忆起或描绘出产生心理阴影的刺激。这可能是由于个体差异的缘故，也可能是产生心理阴影的不是某一特定的事件，而是整个生活环境背景的长期压抑所致。对于这种情况，有些治疗学家采用的方法是编造一个合情合理的、与受术者的生活经历有关的故事，把这个故事告诉受术者，说这就是你亲身经历的、导致心理阴影产生的、已经遗忘了的早期经验。然后，治疗学家再对这个故事中的事件进行分析、解释，对受术者进行指导。一般说来，只要受术者能“确认”该故事实为亲身经历并导致心理阴影的产生，此法也能收到良好的效果。不过这种方法的使用应当相当慎重，如果受术者的潜意识察觉到催眠师的“欺骗”行为，便会对催眠师的催眠暗示全面抵抗，治疗获得成功的可能性就会小得多。

七　解除自卑感的催眠方法

在本书的许多章节中都提到了自卑感的问题，这是因为自卑感往往是许多心理障碍的构成因素。同时，自卑感本身也是一个令人头痛的心理问题。这里，我们就来谈谈如何运用催眠疗法来帮助解除人们的自卑感。

有自卑感的人极多，有人认为世界上几乎没有完全无自卑感的人。世界上确实有些人乍看上去地位显赫、气壮如牛、刚愎自用、盛气凌人，似乎他们与自卑感无缘。然而，在对他们进行深层次的心理分析后便知，这些人往往具有强烈的自卑心理，外在表现只不过是一种掩饰罢了。

引发自卑感的原因大致包括以下几个方面。

其一，生理方面的缺陷。引起自卑感的生理方面的缺陷有许多，诸如相貌畸形、身材矮小、肥胖、四肢残缺、听觉和视觉机能丧失、高度近视、语言障碍、缺乏性能力等。应当说明的是，生理方面的缺陷并不直接导致自卑感的产生。有些具有生理缺陷的人倒反而没有多少自卑感，另一方面，还可能因其人格的力量创造出巨大的成就。例如，因小儿麻痹症而残疾的美国总统富兰克林·罗斯福，成为世界历史上的一代天骄；生来双目失明而又聋哑的海伦·凯勒成为举世瞩目的著名作家，她脍炙人口的名篇《假如给我三天光明》不仅文采飞扬，而且极具感召力；早年严重口吃的迪莫斯弗思最终竟成为一位伟大的演说家。总之，在生理缺陷与自卑感之间，主体状态及评价起着关键性的作用。如果主体对这些缺陷特点看重，且自怨自艾或怨天尤人，自卑感便从心底萌发。如果不是这样，而是持与之相反的态度，自卑感就不会产生或者即使产生了，也能予以超越。

其二，幼年期的经验。自卑感通常在孩提时代就已经生成了。通常情况是，父母对子女有着太高的期望水平。孩子一旦在某个问题上失败，父母便可能责骂孩子无能、愚蠢。因此，孩子为逃避失败而不敢进行尝试，遇事踯躅不前、畏难退缩，久而久之，便形成自卑感。

其三，观念上的错误。作为群体的人类，其能力是无限的；但作为个体的人，其能力是有限的。每个人的能力都有其特色，又都有其弱项。譬如，陈景润的数学天才无可置疑，但他的教学能力恐怕在中人之下；琼瑶的小说为众多青少年所倾倒，但她的数学成绩一直不甚理想。如果个体在发现自己的某个弱点之后，顿生矮人三分之感，而又未考虑到自己也有他人所不及的长处，自卑感就会油然而生了。

综上所述，自卑感乃是消极的自我暗示的产物。心理治疗学家设想，既然自卑感是消极的自我暗示的产物，那么，如果我们反其道而行之，通过积极的暗示，不就可以克服自卑、增加自信了吗？遵循这一基本指导思想，治疗学家创造了不同的治疗方法。

有些治疗学家在将受术者导入催眠状态以后，采用沙尔达博士提出的“条件反射疗法”对患者进行训练，从而达到强化自我、克服自卑感的目的。训练程序如下：

（1）将感觉都说出来。自然涌上的感情，全部以发声语言来表达。如果是生气，就把生气的情感恰当地转化为语言。感情受伤的话，不要保持沉默，要表达出来，无论是什么样的感情都要表达出来。顺便说一句，这种状态只有在催眠状态下才最容易获得。

（2）要辩驳。当你的意见与别人的意见不同时，不要静默不语，也不要勉强表达苟同。在不伤害对方的情况下，说出你的意见。这表明你自己也能够坦诚地表达感觉。

（3）要常常使用“我”字，而且要加强语气。如“我这么认为”，这时候以“我”这个字的语气为最强。

（4）被人赞美时，要坦然地接受。不必谦虚地说：“没什么”，应该承认自己的确不错。

（5）想到什么，立刻去做。为了好好运用时间，不要将未来的事在事先就计划得过于周密。

一般说来，在催眠状态中经过这五个阶段数次训练之后，会在很大程度上解除掉自卑感。

还有些治疗学家运用“思考 · 预演法”来解除受术者的自卑感。所谓“思考 · 预演法”是指让受术者在催眠状态中经过思考和预演，来适应某种以往会令其感到不安的场面，以减少他们的不安、恐惧和自卑。通过催眠师暗示诱导下的思考和预演，患者可感受到能顺利完成因自卑和不安而无法积极行动场合的心象，使其产生自信心，克服自卑感和紧张不安感。请看下面一则案例：

催眠师将一位受到口吃困扰的初二学生导入催眠状态。经分析得知，他的口吃与他的自卑感，尤其是学习英语时流露出的自卑感有很大关系。因为，最近一段时间以来，他的口吃毛病已有了很大改善。但在上英语课时仍显示有严重的口吃反应。进入催眠状态以后，催眠师便施予思考·预演法对他进行治疗。下面所引的是他们在治疗过程的对话：

催眠师：现在你正在上课，你能不能告诉我，你正在上什么课呢？（催眠师期望受术者能回答是英语课）

受术者：嗯……语文课！

催眠师：好！现在已换成英语课了，你知道这是英语课的时间吗？

受术者：不！这不是英语课，还是语文课！

催眠师：现在，语文课下课了，应该是英语课了，你现在正在上英语课呀！（催眠师开始用半强迫的语气）

受术者：喔，是的！……是英语课。（受术者犹豫了一会，终于接受了暗示）

催眠师：你能看到讲台上的老师吗？

受术者：是的，那是教我们英语的老师。

催眠师：现在，有一位同学被老师叫起来回答问题了，你能告诉我，那是谁吗？

受术者：是 ××× 同学，他的英语很好，所以回答得很正确。

催眠师：现在老师又指定了另一位同学是不是你呀？

受术者：不！不是我，这次是 ×× 同学，他已经回答完毕，回到座位上去了。

催眠师：现在轮到你了！（语气坚决而强硬）你的回答会比往常顺利吗？

受术者：是的……现在我被指定了……但……我太紧张了，所以，还是和以前一样……会口吃。

催眠师：好！现在，你又被老师指定回答问题了。这次，你是第二次被选中回答老师的问题。这次你显得非常镇定，肩部非常松弛，不再那么僵硬了，而且，你也知道该怎么正确地回答，所以，你可以轻松地上台回答问题。你的声音清晰洪亮，不再口吃，也不会再犹豫，而且说得十分流利顺畅。

受术者：是的，现在我已经不会再口吃了，但我的声音还很小。因为，我还是会担心，不知道我的口吃还会不会再发作。

催眠师：可是，下一次你一定会回答得更好！好，现在你又被老师指定了。你不用再担心回答时会口吃了，当然，你也不再会有不安感了。你会连自己也觉得惊讶地镇定下来，很顺畅地回答老师的问题。而且，这次你是以充满自信的洪亮声音来回答的！你觉得如何？

受术者：是的，我感到很快乐，因为我发现我不会再口吃了，所以逐渐恢复了自信，再也不会紧张了。

催眠师：很好，我想，下一次你回答问题时，一定会比这一次更镇定。而且，你的回答也会更流畅、更理想。好！现在你已经不用担心自己会口吃了，肩部和头部的僵硬感和紧张感也会逐渐消失。所以，你全身感到很舒畅。好，现在又是英语课的时间了，你大声地回答老师的问题吧！

以上这个案例，充分显示了思考·预演法在治疗自卑感以及由自卑感派生的心理障碍方面的独特的魅力。之所以能产生这样的效果，是由于产生自卑感的核心因素是缺乏对自我以及自我能力的肯定，以恐惧、紧张、胆怯的心态去应付当前的情境。这样应付的结果当然是不理想的。这种不理想的结果作为反馈信息又加剧个体的自卑感，从而以更为恐惧、紧张、胆怯的心态去应付现实，结果就更为令人沮丧。通过催眠状态中的思考和预演，受术者会产生成功的体验。成功的体验便使个体的自信心得以增强，恐惧、紧张、胆怯心态的力度降低，由此而能更好地应付现实情境。一言以蔽之，从恶性循环走向良性循环，自卑感当然可以逐步解除。

根据导致自卑感产生的主导原因不同，治疗学家还采取不同的方法，有所侧重地予以治疗。例如，对于因生理因素为主而诱发的自卑感，则采用直接暗示法改变其错误观念，采用注意转移法使其心理活动指向于外部世界，再用激励法鼓励其升华。对于因幼年期的体验而引发的自卑感，则采用宣泄法使之释放，用抹去记忆的方法使之不再为之困扰。在此，不再一一列举。

八　改变考试怯场的催眠方法

对于参加重要考试的人们来说，最为可悲的事情不是题目太难而不会做，而是因怯场未能将本来会做的题目做出来，或是把简单的题目做错了。在我们看来，每年的高考不仅是对考生知识、能力水平的检测，也是对其心理品质的检测。不难想象，那些因怯场而名落孙山的考生心情有多么沮丧，对其心理上的打击是多么巨大。这里，我们想专门介绍一下如何运用催眠的方法，来帮助考生清除怯场心理。

怯场并不是什么生来就有的东西，也不是不可以改变的。尽人皆知的世界级影星梦露，令亿万观众如痴如醉。这不仅是由于她有倾城倾国之色，还因为她的表演真切、自然、潇洒、充满了自由感。然而，鲜为人知的是，在她成名前的几年，她有好几次参加电影拍摄的机会。但她却发挥不好。每当她开始念台词，或面对摄影机的时候，她就感到恐惧，浑身发抖，无法自然地说出台词和做出动作。梦露很具魅力，又有很好的表演素质。但是，任何一位导演都无法让这位怯场的演员好好地演出。

后来，一位医生把梦露介绍到催眠师那里。这是一位富有经验的催眠师，他认为这种怯场的表现是由于缺乏自信和自卑感严重所产生的。很可能与小时候在学校演话剧时或参加联欢会表演时忘了台词或怯场的经验有关。经分析，梦露的情况也与之相类似。于是，催眠师对她进行了催眠治疗。经过八次治疗以后，梦露的怯场表现消失殆尽，后来在一部影片中担任重要角色，一举成名。催眠术对怯场心理的疗效，由此可见一斑。

在对中学生进行的心理健康调查中发现，其紧张、不安的倾向，在一年之中有好几次急剧上升和下降的趋势。峰值状态的时间是在期中考试和期末考试的时候。对于即将面临高考的学生，这种倾向表现得更为严峻。诚然，怯场是在考场上出现的问题，但是，与升学考试有关的心理问题，并不是到考场上才产生的。只不过是在考场上表现得最为突出，危害最大罢了。

当考生为准备考试而开始用功的时候，会因强烈意识到考试对自己的意义，担心、害怕失败而产生不安感。尤其是期望水平较高，更使得考生产生强烈的紧张感和焦躁不安的心情，以致无法将注意力集中在学习活动上。理解力、记忆力也随之减退，自信心丧失，学习效率也在不知不觉中下降。自信心和效率的下降更增添了他们的紧张与不安。倘若老师和家长的期望水平和要求也很高的话，紧张与不安就更为剧烈。随之而产生一系列生理上的变化，如头昏脑涨、嗜睡、恶心、呕吐、痢疾等病态现象。此外，在消化系统、循环系统以及身体的其他机能方面，也会出现不适应的感觉。到了临考前的几天，这些现象会愈演愈烈。有些考生，在考试前的几天，精神就崩溃了，一上考场，如堕五里雾中，不知东南西北。在迷迷糊糊的状态中，勉强应付完考卷。产生怯场的另外一个外部因素是，由于有些人缺乏科学知识，许多老师和家长在送考生的路上总是喋喋不休地对考生说:“不要紧张！不要紧张！”事实上，这种消极的暗示格外加剧了考生的紧张心理，进一步诱发了怯场的可能性。

如何消除怯场心理？我们认为，这需要从两个方面着手。其一，意识到这一问题的存在及其危害性。要采用科学的、合理的学习方法，做到有张有弛。利用休息、娱乐、运动、音乐以及心理学家的咨询指导，防止紧张与不安感的产生，或消除已产生的紧张不安感和自信丧失，从平时就做起，这样效果就比较好。也许有人认为，高考前那么紧张，哪有闲工夫做这些事，这就大错特错了。上述调节只会更有利于学习效率的提高。正所谓一石二鸟，何乐而不为呢？

其二，运用催眠暗示疗法来帮助消除怯场心理。如果怯场的症状较轻，可以采用自我催眠的方法。这需要在平时就曾进行过自律训练法的练习，并能进入自我催眠状态。当进入考场，坐在椅子上后，一般离考试开始还有几分钟的时间，就可以闭目或半睁半闭地实施自律训练，逐步获得沉重感、安静感特别是额部的凉爽感。然后，再进行自我暗示:“我现在心情很平静、非常镇定……考试马上就要开始了，我一定能够处于最佳状态……一定能够发挥出最高的水平……思路很清晰，记忆力也十分高涨……肯定是这样的、不会错的……”暗示完毕，睁开眼睛以后，便目不斜视，全身心地投入到考试之中。

如果怯场心理比较严重，在考前就出现了严重的紧张与不安感，同时伴有虚脱、焦躁、失眠、白日梦以及其他身心失调症状。光靠自我催眠法可能无济于事。此时，便要请催眠师实施他人催眠法了。针对怯场心理的特点，在将受术者导入催眠状态之后，最为适宜的方法可能就是松弛法了。

为了保证日常生活中工作、学习等活动的顺利进行，人们需要维持一定的紧张度。但由于外在的物理刺激、社会环境刺激和内部生理刺激的影响，人们往往陷于过度紧张的状态。为了解除这种过度紧张状态，而保持恰当的紧张水平，我们必须使整个身心处于松弛状态。身心松弛以后，就会产生一种不需要对周围刺激或心理压力直接起反应的分离状态。能够基本脱离被环境或事物影响到的状态，而能以客观、坚决的态度，冷静地观察周围的事物。此外，对自己本身所处的状态或对自己内心的感受性也会增高。不言而喻，进入这种状态后，怯场现象便会自行消失了。

无论是在什么样的场合下实施松弛法，首先要让受术者采用最舒适的姿势。有些人喜欢仰卧，有些人喜欢坐在椅子上，有些人则是站立着比较好。接着，要求受术者将全身各个关节部分，尤其是将颈部、肩部、肘部、手腕、手指、脚踝、腰、足、足趾等关节为中心的肌肉活动一两次，以取得基本的放松感。然后，将受术者导入催眠状态。受术者进入催眠状态后，遂进行各种方法的松弛训练。

1. 呼吸法

要求受术者将呼吸的时间尽量放慢与拉长，并将注意力高度集中于呼吸活动上，渐渐可进入放松状态。

2. 沉重感的暗示

要求受术者的四肢、眼皮、肩部部位放松，然后给予沉重感的暗示，并要求受术者反复体验这种沉重感。当受术者真切地体验沉重感时，也就进入放松状态了。

3. 想象法

暗示受术者“你的身体现在飘浮在半空中，好像踏在软绵绵的云端上一样”或是“你全身好像被溶解、消失掉一样，脑海里一片空白，什么也不去想……”要求受术者去想象这样的情境，也会促进受术者全身松弛状态的出现。

4. 信仰法

如果受术者是有宗教信仰的人，则可暗示他们面对着佛像或十字架，然后让他想象进入西方极乐世界或天堂的轻松快乐情境，这也十分有利于受术者身心松弛。

在通过一种或数种方式使受术者的身心松弛下来之后，就可以用思考·预演法将其带入“考场”，预演他在考场上精力集中、精神振奋、思路敏捷、心无旁骛的情景。最后再作催眠后暗示，告诉他们今后只要跨进考场就能够如何如何，而决不

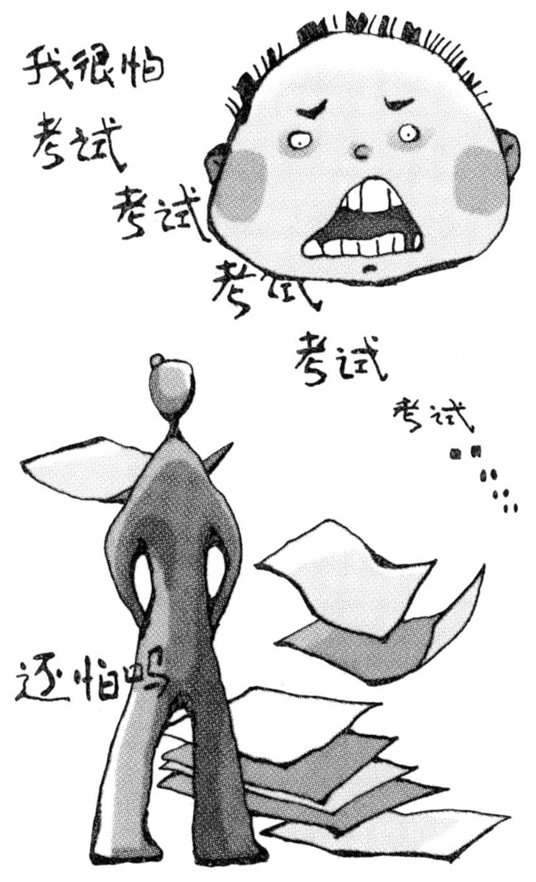
我很怕
考试
考试
考试
考试
考试
还怕吗

会如何如何。一般说来，经过数次催眠治疗之后，怯场心理完全能够予以消除。

九 排遣孤独的催眠方法

孤独，是一种以孤单、寂寞、远离人群为特征的消极心态。客观上与他人缺乏接触，或处于社交孤立状态而没表现出心理痛苦的人，不能将其视为孤独。独处不意味着孤独。独处是一种避开他人而独自一人时的处境，它是一种客观状态而非主观体验。有些人独处时，并不感到自己缺乏与人接触或非要与人交往，感情上与自我保持交流，内心充满令人满足的自我滋补体验，这种独处是有益的。最可怕的孤独则是人群中的孤独，即身处茫茫人海之中，却找不着一个可以与之交流尤其是深入交流思想与情感的人。由于这种情况更多地表现在大都市中，所以又称之为“都市孤独症”。

著名未来学家阿尔温·托夫勒在《第三次浪潮》一书中写道：“蒙受孤单的苦楚，当然很难说是始自今天，但是现在孤独是如此的普遍，竟然荒谬地变成人皆有之的经验了。”他还指出，孤独是一种世界性现象，孤独感像一场瘟疫蔓延开了。他形象地说道：“从洛杉矶到列宁格勒，十几岁的青少年，不愉快的配偶，单身的父母，普通的职工，以及上了年纪的人，都抱怨社会孤立了他们，父母亲认为子女忙得没有时间来看望他们，甚至没有时间打一个电话。在酒吧间和自动洗衣店中，寂寞的异乡客倾诉心里话，一位社会学家称之为‘凄然寡欢，心乱如麻’。那些独身俱乐部和唱片夜总会，成了绝望的离异者的肉欲市场。”

孤独会给我们带来什么？

● 孤独感可以增加人体压力激素皮质醇的分泌，皮质醇分泌增多会削弱人体免疫系统，使人更容易生病。

● 使人体血压上升、压力增大，患心脏病和中风的可能性远远高于正常人。

● 对于年老而且孤独的人来说，越是孤独，身体的机能衰老就越快。

● 身体健康但精神孤独的人在十年之中的死亡数量要比那些身体健康而合群的人死亡数多一倍。因精神孤独所引起的死亡率与吸烟、肥胖症、高血压引起的死亡率一样高。

● 更少运动，且容易放弃。

● 习惯于把想说的话藏在心里，在很多场合表现矜持。

● 有寂寞、孤立、无助、郁闷等不良情绪反应。

● 难耐的精神空落感。

● 一系列的消极体验，如沮丧、抑郁、烦躁、自卑、绝望等。

● 莫名的烦恼，时有“茕茕孑立，形影相吊”之感。

● 为了排遣孤独，有时会自我毁灭性地大量吸烟、酗酒，甚至行为出格或做出冒险的举动，严重的还会导致自杀。

● 削弱人的意志力和决心，不利于保持健康的生活方式。

● 与入睡困难、阿尔茨海默病病情加剧等现象有关。

● 造成抑郁症的危险。

● 孤独也不全然是坏事，但凡有高度创造性的人多为孤独者。同时孤独之时也是反省自我的最佳时刻。

……

以下介绍排遣孤独的自我催眠方法。还是先将自己导入自我催眠状态，然后针对不同情况造成的孤独进行自我暗示。

1. 由独处造成的孤独

有些孤独是由于独处造成的，或者是由于工作环境在人迹罕至之处，或者是由于初到一个陌生的工作环境、生活环境，比如说出国留学的初期。这种孤独称之为境遇性孤独。它不是一种心理问题，但也使人备受煎熬。此时此刻，心态的调整主要在于对独处以及孤独的认知上。

独处是一种境界……整天为世间的得失而忙忙碌碌的人，根本不会体验到人生还会有一种东西叫孤独……沉湎于浮躁和焦虑中的人，是无法体会到独处时所拥有的那独特的滋味……只有平和而心静的人，才能体会到那种孤独是一种难得的心境……具备独处的能力，才能拥有真正的自我……灵感在独处中产生，创造在独处中萌发，思想在独处中闪烁……有了独处时的那份孤独，才会有一些意想不到的收获……

在繁闹拥挤的尘世中，有一份孤独已经成了一份奢侈。有太多的名家因为得不到独处的机会而痛苦：只要一出名，各路人马不期而至，扰得他们不得安宁，作家不能安心写作，科学家不能投入研究。他们不愿抛头露面，只为了一份宁静与孤独……所以独处是一种乐趣，一种不同于朋友一起谈笑的乐趣，一种无法解释清楚的乐趣……

独处时，我可以随心所欲，可以不必顾虑他人的眼神……这样的一份自在，足以令我身心彻底地放松……我确定我很喜欢这种放松的感觉……

独处时，孤独是个完全忠实于我的朋友……我可以和它分享一切，不必怀疑它……我的思想就是它的思想，无论我想什么、做什么，它都会陪着我，寸步不离……

我喜欢独处，喜欢独处的感觉，喜欢在独处中独自享受……每当一个人独处的时候，我会用我自己的方式去迎接它……冲一杯浓浓的咖啡，细细地品味自己的心境，缓缓地敲打着自己心底那份淡淡的思念……沐浴着月色，欣赏诗境中的圆月，皎洁的月光如轻纱般披在我身上……

在这样静静的夜晚，时间过得飞快，我的生活需要这样的一种宁静，在那份宁静的时间中，不必为生活中的尔虞我诈而烦恼，不再为日常生活中的压抑而苦闷，让心情在独处中拥有一份独特的享受……

独处是一种幸福……是一种享受……是一种绝美的心境……

2. 由个性悲观造成的孤独

个性悲观的人消极，总是预设困难、假想灾难、凡事往坏处想、为那些根本不会发生的事烦恼。与他人交往时不能坦诚相对，不能说出自己的真实想法，所以无法取得他人的信任与理解，他人也无法做出有效的回应。久而久之，心理的负面情绪积累多了，无法排解，孤独便随之而来。

我要尽可能地愉快，培养自己的积极心态，我的心态是我能掌控的东西……相信自己是唯一可以随时依靠的人……

有些人似乎在任何时候都能够充分使用积极心态，有些人开始时使用，然后就停止使用了，那怎么办呢？我能否像学习别的技巧那样学习使用积极心态呢？可以的，只要我天天坚持，我相信水滴石穿……

乐观是一种对未来充满信心的生活态度，乐观使人积极、进取，做起事来精神抖擞，事半功倍……乐观使人随时随地在生活中看到希望，并且兴高采烈地去追求希望的实现。乐观的人即使处于逆境，也能怀抱希望而奋斗不懈……乐观是一种心态，是一种活法，愁是过一天，乐也是过一天，何不开心过每一天呢？……

个性悲观有时来源于自卑的心理，这种心理导致他无法正常地和外界接触，无法正常地与人交流，所以常常感到孤独。交际圈的狭窄会使人变得没有人关心，只能在自己的世界里孤芳自赏，久而久之就更加封闭了。消除自卑心理，建立自信心，才会吸引朋友，当拥有了好人缘，孤独自然就渐行渐远。

我现在已经彻底放松，进入自我催眠状态，所有注意力都集中在自信心的建立上……我能够接收所有信息，我能够完全控制自己……

自信是一个人对自己能够达到某种目标的乐观估计，自信对一个人是很重要的……拥有充分自信心的人不屈不挠、奋发向上，因而比一般人更容易获得各方面的成功。可以说，自信意味着已成功了一半……

我要做一个有自信的人……每个人都有自己的优点和缺点，我没有必要总想着缺点，这样只会越来越没有信心，没有必要灭自己的威风，我需要长自己的志气……我知道自己的优点，热情，大方，乐于助人，对人坦诚，我喜欢自己的这些优点，并引以为豪……

我将会每天照三遍镜子……清晨出门之前，对着镜子修饰仪表，整理着装，使自己的外表处于最佳状态……午饭后，再照一遍镜子，修饰一下自己，保持整洁……晚上睡觉之前洗脸的时候再照照镜子，消除对自己的仪表不必要的担心……这样将会更有利于我将注意力集中到与人交往的过程中，我也更加有自信……我说话时的语气也是自信满满的……

近朱者赤，近墨者黑。若常和悲观失望的人在一起，我也将会萎靡不振。所以，我要经常与胸怀宽广、自信心强的人接触，我一定也会成为这样的人。多与有志向、有信心的人交朋友吧……

碰到困难时，一定不要放弃，坚持对自己说“我能行！”“我很棒！”“我能做得更好！”……自信了，会有越来越多的人喜欢我……

3. 由缺乏社交技巧造成的孤独

人的自我评价与孤独状态是互为因果关系的，自我评价低的人不敢进行正常的社交活动，他们怕遭到拒绝，从而陷入了孤独。而孤独反过来又导致了更低的自我评价，因为在一个重视社会交往的现代社会里，自认为缺乏这种能力的人往往会贬低自己。所以要想摆脱孤独，首先必须正确地评价自我。

我想要摆脱孤独，要从进行正确的自我评价开始……自我评价能够促进自我发展、自我完善、自我实现，还会影响我与他人之间的交往方式……

尺有所短，寸有所长，每个人都有自己的长处和短处……有的人也许不解数字之谜，但却心灵手巧，长于工艺；有的人或许记不住许多外语单词，但有一副动人的歌喉，擅长文艺……

天生我材必有用，我知道我是很棒的，我有自己独立的见解……虽然在现在的工作中，我还没有做到尽善尽美，但是相比起初入职场的毛手毛脚，我已经好了很多，我能够看到自己的进步，的确是进步了，我为自己的进步而高兴……

每天上班的时候，我都保持工作热情，这一点不是所有人都能做到的，所以我也有值得别人学习的地方，发现了自己的这一优点，我感到很高兴……

对别人，我富有同情心，经常关心别人，看到别人不开心了，都会上前问问，然后积极地和别人一起想办法。我真是乐于助人……所以我是一个可爱的人，有些人没有发现我的好，那是因为他们还不太了解我，时间久了，他们自然而然就会了解我的……我相信大家会喜欢我的……

具有孤独感的人不易信任别人，这种人不善于或懒于跟别人进行交流，或者觉得自己内心的感受别人无法体会。其实如果一个人能很好地和人交流，走进彼此的内心，是不会有强烈的孤独感的。

我要信任他人，勇敢地和他人交流。无论在生活中还是学习中，每个人总会遇到困难，需要帮助和保护，但要得到他人帮助的前提是要信任他人……

为什么现在人与人之间的信任感不强呢？因为我们从前经历的种种事情，导致我们和他人交往的时候往往想到的是保护自己不受伤害，而不是与他人袒露心扉，坦诚相待。家庭环境、周围的社会环境也在误导我们，让我们对外人不敢轻易相信。但是，我要相信，这个世界上还是有很多好人的，有很多热心人，有很多想改变这种环境的人，所以，不要因噎废食，要大胆地走出去，勇敢地和周围人交流……我相信，交流多了，信任感就会加强……

但有一句话是要谨记在心的，“害人之心不可有，防人之心不可无”……在社会交往中，信任是交往的必要条件，而一个身心健康的人绝不是时时刻刻都相信他人的人。那样的相信是轻信，那样的人是天真的、易受骗的人。所以，为了维护自己的利益，一定的怀疑是必要的，它可以使我免受居心不良者的伤害……

总之，我要相信别人，积极扩展社会交往，多参与社会活动，家人和朋友之间更要积极交流……我知道自己是能够做到的……

孤独者习惯于为自己社交不足和人际缺陷寻找合理的解释。他们更容易放弃，或者有可能的话尽量避免人际交往的情境。这种自我强加的隔离减少了孤独者发展社交技能的机会，导致更为消极的自我评价和更多的社交退缩。为了使孤独者在社交中体验到快乐，就必须改变错误的归因方式。

我知道归因方式影响着我与他人交往时的表现，因此我要建立积极的归因方式……

昨晚唱歌的时候我走调了，大家都哈哈大笑，我的一次小失误能把大家逗开心了，是一件值得的事……没什么大不了的，不用觉得丢脸，而且大家今天笑完，明天就忘了，一定是这样的……我喜欢和朋友们一起唱歌，它能使我开心，这就足够了……

下次在唱歌之前，我一定会勤加练习，多听听原唱，只要拥有基本的乐感，就会唱得得心应手，就是这样的，很简单……我能看到自己在练歌房，气定神闲的样子，一气呵成地唱完一首歌……唱完后，大家都发出了会心的一笑，哗哗的掌声响起，我的内心感到很满足，和朋友们一起唱歌就是一件愉快的事……

十　身心康复的催眠方法

身心康复问题已逐渐引起了全社会的高度关注。以我国而言，全国各地陆续建立了康复中心，康复研究已在大力开展，有关康复的书籍和报刊业已问世。总之，人们已经强烈地意识到，由于各类疾病和伤害性事件，导致患者身体机能上的缺陷和心理能力方面的受损。如何使他们的这些缺陷尽可能地有所补偿？如何使他们能够接纳并认可残疾的现实？显而易见，这需要心理学的帮助。自然，催眠术也可以在这一领域发挥自己独特的作用。

催眠康复法最初的研究对象是麻痹症患者，同时也用于机能训练方面。此后，对于脊髓麻醉或脑中风的后遗症、意外事故、手术及其他身体障碍的患者，长期疗养者的机能康复和回归社会问题，也进行了尝试，并收到一定的效果。

一般说来，在疾病、伤害、手术之后，由于意外事件的发生而受到强烈冲击的患者，往往会对人生感到非常绝望，变得十分沮丧、缺乏主动性、自我丧失。这个阶段的患者可以说是处于一种受激动的情绪所支配的、单纯的、未分化的时期。换言之，在有生命危险的时候，必须尽可能地维持患者的生命，而对其他则很少顾及。其后，因伤害或手术而使身体的运动机能受到限制或身体的感觉发生变化的患者，由于不知道如何对待现实，往往会陷于一种紧张状态。倘若患者失去了时间、空间方向的广大视野，则会以一种未分化的、原始的、无效的方法来进行自我挣扎。

患者在获得某种程度上的稳定之后，既会发现自己身体上的损伤或缺陷，同时也会产生某种反应，力图使自己恢复身体上、心理上、社会上、经济上的各种需要。这些欲念很容易演化为一种强烈的防御心理，由此会发生具有相当大的本能性、情绪性、反射性、非理性、反目的性的行为。这些心态与行为，无论对患者自己、对他人还是对社会都是很不利的。调整其心态，以及通过心态的调整不同程度地帮助其身体康复，是心理学家的任务，同时也是催眠师的任务。事实上，催眠师已经运用各种方法，如身心松弛法、系统脱敏法、年龄倒退法、思考·预演法、自我精神强化法等，对患者的康复予以帮助，并收到了良好的效果。实践证明，上述各种催眠疗法对于患者随意性动作的训练，目的性动作训练，由于咽喉的紧张感过于强烈而无法发音的排除，自卑感、无能感的解除，恐惧感、不安感的消除等都能提供富有成效的帮助。

第十四章　催眠术与潜能开发

如今，有一个观念几乎得到学术界的一致认可，那就是人类的潜能比人们已表现出来的能力要大得多。在这一问题上如果说有分歧的话，那只是量上的差异。有些学者认为人类的潜能大约释放出 5%，有些学者认为人类的潜能仅仅释放出 0.1%。总之，人类的潜能是一个远未被开发的、取之不竭、用之不尽的巨大宝藏。

世界人类心理学联合会主席琴恩·休士顿博士说："我们仅仅才开始发现，大脑的能力实际上是无限的……"

数学家乔尔斯·缪西斯博士说："意识的潜力是最后一个离人类最近而尚未被探索的领域，是一片尚未被开垦的处女地。"

法国杰出的大脑专家弗里德里克·梯尔尼博士说道："通过有意识地进行控制，我们可以逐步发展大脑中枢，这个中枢将给我们提供我们无法想象的能力。”

举一例说明之，科学家已经探明，人类的长时记忆能力几乎是无限的，它的储存量可达美国国会图书馆藏书量的50倍，约5亿本书的信息量。而人类现今头脑中储存的信息量与可能储存的信息相比较，用沧海一粟来形容，大约没有半点夸张的成分。

一 催眠术与学习潜能开发

据科学家们估计，从脑的存储量上来看，它是以记录每秒1000个新的信息单位而仍有富余。最近的实验指出，我们能记住发生于我们周围的每一件事。为了把这一令人惊讶的能力更为形象、直观地表示出来，有人作了这样的类比：一个人脑的网络系统比北美洲全部电话通信网络复杂。人脑记忆容量相当于世界上最大的美国国会图书馆藏书量的50倍，即可以掌握5亿本书的知识。这么说来，人类的记忆潜能大得惊人。可是，实际上我们现在能够记住的东西却少得可怜。譬如，中国著名文学大师茅盾先生能背诵出一部《红楼梦》，人们就惊奇不已了，但这和能记住5亿本书的潜能相比，简直是沧海一粟。如何将记忆的潜能转化为显能？如何大幅度地提高记忆能力？科学家对此进行了不懈的努力，并初步取得了一些成果。若对这些成果作分析的话，它们或者是在催眠状态下获得的，或者是在类催眠状态下获得的，总之，都和催眠与暗示有着千丝万缕、若明若暗的联系。

让我们先来看一个实例：

苏联科学院高级神经活动和神经生理学研究所的科学家C.基谢廖夫打开一间专用房间的沉重的金属门，让被试者一个人进去。在这个狭小的、墙面贴有吸音材料的房间里，让被试者坐在一个很深的“飞机”沙发椅上。他问道：“您学过哪种语言？”“德语！”被试者答道。基谢廖夫走出去了。响起了关门锁栓的撞击声，被试者处于一片沉寂之中。突然，从看不见的扩音器里响起了轻轻的音乐声——熟悉的《热情奏鸣曲》的和声。忽然一个人的说话声压倒了音乐声，这个人在慢慢地有感染力地劝说：“请您忘记时间……对您来说，外部世界已渐渐不复存在了……只有您一个人在这个世界上……甚至我的声音也好像是您的声音似的……您要信任这个声音，它会把您引入一个神秘、美好的世界。”被试者半躺在软软的沙发椅里，渐渐地他开始觉得，外部世界真的消失了，什么也不存在了，只有这轻轻的音乐声和平静的说话声。眼睛慢慢闭上了，全身处于舒适的半睡眠状态（即浅度催眠状态）。突然，音乐声好像急促起来，音乐的节奏变得明朗而有鞭策性。接着在室内深处展现出了一个电影银幕。在银幕上以不可思议的速度闪过一连串的词。从左边的扩音器里发出响亮的

> 声音，快读着：sleep,drink……同时从右边的扩音器里读出译文："睡、饮、跳舞、做、说话、吃、学习……"银幕上出现的词汇，扩音器里读出来。同时伴随着明朗的音乐节奏，室内出现各种各样的色阶。看起来，在这种混乱之中，似乎不仅不可能记住什么，而且也不可能理解什么。这时，银幕突然消失，扩音器也无声了。在一片沉寂之中，他突然听到了似乎从他身上某处发出的一种惊人清晰的声音，sleep, drink……当被试者明白，他是多么清楚地知道这些词汇的意义时，他感到非常奇怪。要知道，就在一刻钟以前，被试者的英文程度还是零。

运用这种方法学习英语、德语和法语时，学生在 10~20 天的时间内可掌握三四千个单词，能用日常生活语汇进行阅读、翻译和对话，并初步掌握书写能力。对于传统教学方法来说，这简直近乎天方夜谭。

这种超级记忆法的创始人是保加利亚心理治疗学家洛扎诺夫。这位天才的科学家一直就认为，人类的学习和记忆能力是无限的。他也一直有一种愿望：人类能够进行无痛手术、无痛分娩，有什么方法能够解除人们学习的痛苦呢？后来，他的直觉得到了证实，他的愿望得到了实现。首先是 20 世纪 60 年代初出现的催眠教学法，它是把存在于催眠和放松状态下的超级记忆力运用于教学的一大突破。1965 年，洛扎诺夫领导的索菲亚暗示学研究所对 102 名 15~19 岁的学生进行俄文教学实

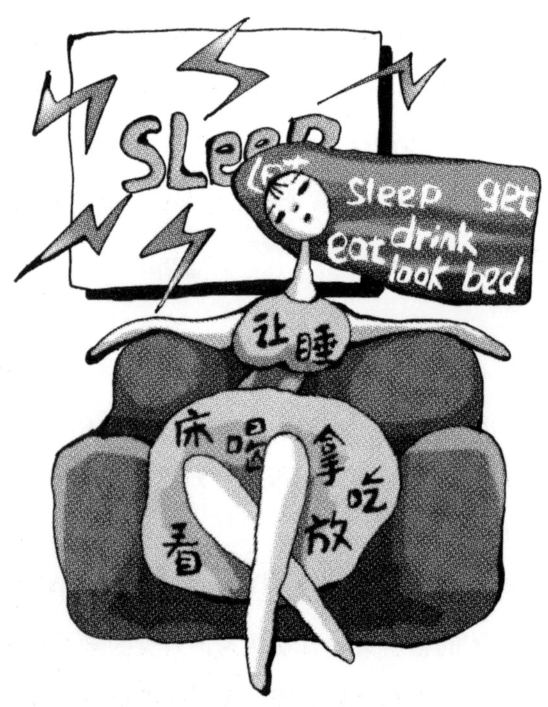
SLEEP
sleep get
eat drink
look bed
让 睡
床 喝 拿 吃
看 放

验。临睡前，把要学的课文让学生读一遍，然后从子夜至凌晨5点钟，放录音12次。次日的测验表明，课文的平均记忆率为85%。从这些学生中抽出15名，如法实验，但事先不告诉半夜要放录音，次日的记忆率为78%。这是催眠教学法最有名的一次实验。实验是成功的，但暴露出来的问题是推广有很大困难，主要是难于使每个人都进入放松状态。尽管如此，洛扎洛夫的实验和观察证明了一个事实：以暗示为机制的催眠现象，可以开启人类潜能的闸门，呼唤出惊人的记忆能力来。

为了克服催眠记忆的局限性，并使之更具有实用性，洛扎洛夫想使被试者不必进入催眠状态而是在清醒状态中得到同样的效果。沿着这条思路，经过长期的探索，发明了超级记忆法。这里需要指出的是，虽然洛扎诺夫强调是在“清醒”状态下进行的，但其中还是依稀看到催眠状态的影子。尤其是超级学习法的技术与催眠术在许多方面别无二致。

20世纪60年代中期，保加利亚的15个男女知识分子，年龄从22岁到60岁不等，被集合在暗示学研究所温暖明亮的教室里。他们被告知，有一种高效率学习法，可以记住大量信息，而且比其他方法省力得多。他们将参加这个他们并不喜欢的实验。

“肯定是毫无结果的。”当他们在柔软的椅子上坐下时，一个女医生对一个建筑师抱怨说。一个工程师、几个教师和一个法官也在议论，“我们还是趁早散伙吧，这完全是浪费时间。”总之，没有人抱多大希望。老师进来了，似乎连她本人也不相信会出现奇迹。

不管怎么说，实验开始了。学员们翻阅着面前的材料，老师开始用各种语调念法语词组，同时放送庄重的古典音乐。15个学员这时都仰靠在椅背上，闭上眼睛，使自己进入记忆增强状态或称为超级记忆状态。老师不断地重复着，有时她用公事公办的口吻，好像命令他们完成什么任务，有时用轻柔的耳语口吻，有时又突然大声用生硬的口吻。

太阳西下了，老师还在用特殊的节奏念着法文单词、习惯用语和课文。最后，她停下了。但是，还没有完，他们还得进行一次测验。学习过程中，学员们的焦躁心情平息下来，不那么紧张了，他们的肌肉也放松了。但是，对能否得到一个像样的分数，他们还是不抱多大希望。

最后，老师说话了："全班的平均分数是97分，你们今天学会了300个法文单词。”300个！在几个小时内就学会了一种语言1/10的常用词汇，而且是这么轻松，学员们兴高采烈地走出了教室，个个觉得自己比原来高大了许多，好像他们刚刚经历了一次不寻常的奇遇。

通常这种课程，人们每次可学会50~150个新的信息。对于这种方法的创始人洛扎诺夫来说，这次实验证实了一些他原来怀疑的事实：人的学习和记忆能力是无限的。洛扎诺夫和他的同事们把这种方法称为“开发大脑的储备”。对于那些参加试验的人来说，他们好像突然得到了一大笔遗产，他们现在开始用不同的眼光看待自己了，他们对自己和自己的能力有了一个全新的认识。

洛扎诺夫公开宣布，他可以用暗示法提高人的记忆力50%以上。不久，他又宣布，用这种无紧张学习法，学生们在一个月内能够学会一种外语，而且在一年以后仍然能记住大部分学过的东西。这种方法无论对老人或年轻人，聪明的人或迟钝的人，受过教育或没有受过教育的人都同样有效。这种方法还可以同时增进人体健康，治疗由于紧张造成的各种疾病。

是真？是假？是一场学习的革命，还是一个弥天大谎？

一个专门调查洛扎诺夫暗示学习法的委员会成立了。这个委员会的成员聚集在一家旅馆的大房间里，他们决定试一试这个听起来不可思议的学习方法。他们坐在舒适的椅子上，房间里光线柔和，播放着平缓的音乐。这里完全不像是一个进行严肃调查工作的场所。

一位教师告诉他们：“放松，什么也不要想。在我念材料时，请注意听音乐。”

第二天，尽管该委员会的成员认定他们什么也没有学到，他们还是惊奇地发现他们记住了许多东西。在测验中，他们可以自如地读、写昨天两个小时课程中学到的120多个生词。用同样的方法，他们又轻松地学完了语法。几个星期以后，这些原先坚决认为这种无紧张学习法不会有效的人，已经能够比较流利地讲一门他们原先不懂的外语了。

1966年，保加利亚教育部正式成立了洛扎诺夫学院作为研究暗示学习法的中心。这个学院拥有30多位教育、医学和工程方面的专家，他们用暗示法教普通班级学生，同时做各种生理和医学方面的研究，以图找出高速学习和超级记忆的原理。后来，在苏联、美国也有不少相类似的超级学习法的实验与实践，大都取得了良好的效果。

人们对洛扎诺夫崇拜不已，但他自己坚持认为并没有什么神奇之处，他仅仅是运用了一种科学的方法把人类本来就存在的潜能呼唤出来了而已。他说，超级学习法并不能给我们什么新东西，而是给我们一件我们本身已有的东西——我们自己。这正是它的力量所在。从某种意义上讲，超级学习法是用减法来做加法，其学习过程就是帮助消除恐惧，纠正自己扭曲的形象和建立学习能力的自信心。

正如洛扎诺夫所言，他并没有做什么点石成金的事，他只是把人们自己已有的东西部分地调动出来了而已。当然，这说起来很轻松，但真正实现却是经过了一番艰辛的历程。为创立超级学习法（暗示学习法），拉扎诺夫和他的同事们从许多学科中汲取营养。这些学科包括大脑瑜伽法、睡眠学习法、生理学、催眠术、自然发生学、心灵感应、戏剧学等。他把这些学科中可资利用的要素提取出来，加以整合，把他的发现总结成为一个统一协调的学习法。这种学习法由两部分组成：一部分是发展人们在完全清醒的状态下进行超级记忆的阶段；另一部分就是与前者相适应的新的教学方法。教学要包括各种心理疗法，诸如自我形象疗法和肯定疗法。这种学习法能够改善人的整个性格，它的特点是消除紧张的学习状况。这种学习法不给人带来疾病，相反会治疗疾病。这种学习法主要将转换了的意识状态用之于学习、治疗和发展人的直觉力。这种把大脑引向超级记忆和高速学习的技巧，也可以把人引向超感觉力和自我控制。

至于调动的方式，具体表现为以下几个方面。

其一，他把学习由痛苦的劳作转化为愉快的享受。

人们从刚刚懂事起，社会便会对他们进行这样的教育：人要学文化，不学文化就会是一个无用的人。与此同时，社会还告诉人们，学习是一种艰苦的劳动，不苦是学不到任何东西的。学习要“头悬梁，锥刺股”，要“三更灯火五更鸡”。你是不是苦了，就是你是不是高度投入了的标志，也可以预估出你的学习将会得到一个什么样的结果。一言以蔽之，学习与痛苦有着必然的联系。于是，当人们在学习中如果感到还不是那么苦的时候，就会萌生一种深深的自责，甚至是犯罪感。因为学习者意识到，这种状态不仅难以使自己功成名就，还会被打上懒惰的烙印。

多少年来，这种观念早已印刻在人们的脑海里，融化在人们的血液中，落实在人们的行为上。没有人想到是否还要对这一观念作一番检验，因为对它的怀疑本身就是一种亵渎，一种罪过。

奇怪的是，另一种与之相悖的观念，也是为世人所认可的，那就是在痛苦的状态下做事情，其效益与效率比在轻松愉快的状态下要差，而且要差许多。不过，很少有人把这两件事情联系在一起思考。

洛扎诺夫一直在思考一个问题，人类现在已经能够进行无痛苦手术、无痛分娩，是否有什么方法能够解除人们学习的痛苦呢？如果人们能够在愉快的氛围中学习，那将是一番什么样的景象呢？

另外，洛扎诺夫还发现，制约着人们学习效益与效率的另一个重要因素是普遍存在着的对自身学习能力的自惭形秽。

由于先前经验，特别是不断地遭到失败的经验，人在感情上会接受一种对自己学习能力过低的估计，从而缺乏信心。多年来，父母、兄弟姐妹、教师、朋友以及其他的权威人士的评论会把一个人束缚起来，使得他认为自己不够聪明，自己的能力只限于一个领域。例如，有些家长总是对孩子说，“你啊，在算术上确实毫无出息”，这个顺从的孩子也许会把这个否定的暗示接受下来，并且还会证明确实如此。从此，学数学就成了令他头疼的事情。另外，考试失败、职业能力测验成绩差、与同伴的智力存在差异，这一切都会加强人们害怕学习的心理。当然，这种自我责备的看法显然会进一步减少成功学习的机会。

有鉴于此，洛扎诺夫决心要寻求一种方法——让人们在愉快中学习，并让人们的学习效益与效率大幅度提高。

于是，重新感觉学习中固有的乐趣就成为超级学习法的重要宗旨。儿童自然地享有这种乐趣，假如他们不享有这种乐趣，他们就不会去学走路，学说话，学吃饭。超级学习法要达到知识的无痛分娩，消除紧张、忧虑和烦恼，使学习真正成为一种乐趣，而不是一种负担。洛扎诺夫说："我们教过的学生告诉我们，那一段学习时间是他们一生中最快乐的时间。"许多国家关于暗示学习法的大量报道中，"乐趣""解脱"和"毫不紧张"等字眼一直在不断出现。在采用超级学习法的课程中，你总会听到人们说学习是一种乐趣。那些参加过超级学习课程的人纷纷反映，学习一段时间以后，就开始感觉良好，包括对自己和对其他人的看法也有所改善。

另外，洛扎诺夫认为，历史和社会在不断地对我们的能力进行暗示，这些暗示从根本上低估了我们能够做到的事情。从我们生下来的那一刻起，我们就开始从周围得到种种暗示，我们应当怎样行动，我们应当是什么样子。洛扎诺夫把克服限制我们能力的这些先入之见的过程叫作"消除暗示"，他指出，在进行快速学习和开发大脑储备时，人们应该如何去克服各种心理障碍。

有时，缺乏信心是由环境的改变引起的。即使是那些看起来学习得比较轻松的人，也会遇到一些使他们伤脑筋的科目。而超级学习法有一些内在的东西，可以帮助战胜担心、紧张和焦躁。一旦紧张消除了，学习就会变得容易起来，因为他不再受束缚了。一次成功会带来更多的成功，不用多久，人们就会开始对自己的学习能力有信心了。超级学习法也经常使用肯定的态度作为其训练方法的一部分，自我建立积极的肯定，只要运用得当，就会有助于消除障碍和增加信心。

这里，请大家不要产生一个误解，认为超级学习法是一种懒汉学习法，在超级学习法中再也没有勤奋这两个字了。错！在运用超级学习法时，人不是不勤奋，而是更加勤奋了。但那是人在最经济合理地使用着身体里的能量。假如许多能量消耗在压抑、紧张和烦恼方面，留下来供学习的能量就不会多了。比如学习弹钢琴或跳水，如果人们逐渐去掉那些不必要的顾虑后，演奏或跳水就会显得毫不费力，因为他的每一个动作都是有效的。

其二，他让学习在放松状态下进行，从而使效率倍增。

根据我们的想象，当刘翔在雅典奥运会夺冠的那一瞬间，记者们已经在心里打腹稿了。刘翔一定是起得比别人早，睡得比别人晚，练得比别人多，然后“梅花香自苦寒来”。当他们采访了刘翔以后，不禁大跌眼镜。原来刘翔的训练并不苦，他每天用于放松的时间比用于训练的时间还要多。怎么办呢？只好把他归之于天才。其实，还有一种更合乎科学的解释，那就是正是这种放松的状态，使刘翔无论是训练还是比赛都是高效率的。心理学的理论推导与洛扎诺夫的实验研究都表明，如果人们能够在放松状态下进行学习，效率与效益将会倍增。

洛扎诺夫发现，当身体处于松弛状态时，人们有可能达到超级记忆状态，要比平常学习快好多倍。当身体的节奏平静时，大脑的效率就会提高。

超级学习法是整体教育的一种形式，它要求身体和大脑同时协调工作。它的理论基础是当身体处在一个更有效的水平时，大脑将更迅速和更轻松地学习。生理学家报告说，当人们使肌肉的紧张状态放松之后，他们将更牢靠地记住他们所学的东西。如果我们能够训练自己的心脏在我们思维时跳得慢一些，这将使大脑的工作大为轻松。巴博拉布朗博士在《新头脑，新身体》中说:“较慢的心跳会使大脑效率飞跃提高。”

总之，在进行学习活动时，学生的身心越放松，则效果越好。

在进行学习时，以下放松练习会对学习者有所帮助。尤其是为了增加记忆力或为了加快学习进度，这些放松练习就显得格外重要。所以，在开始进行记忆课程以前，花上一些时间至少一个星期来实践和掌握这些练习，对你进一步的学习将会起到很大的作用。

要使超级学习方法奏效，需要掌握的基本练习如下：

（1）放松练习；

（2）心理放松练习；

（3）肯定学习能力的暗示；

（4）使大脑镇静的想象练习；

（5）回味以往的学习乐趣；

（6）有节奏的呼吸练习。

其三，音乐是进入放松状态的技术路径。

在承认了放松对于学习活动的诸多好处之后，接踵而来的问题是，一个人怎样才能达到这种放松状态而不必处于似睡非睡的状态？一个人怎样才能在完全清醒的状态下做到这一点呢？经过不懈的努力，洛扎诺夫发现，适当的音乐可以作为帮助学习者进入放松状态，进而挖掘人的大脑潜力的有效路径。

洛扎诺夫用音乐帮助记忆的方法进行小规模的实验。他首先通过自我形象疗法，以消除学生们的心理障碍，树立学习的信心。他说，人一直在受到压抑，好像人们只能学这么多东西，只能学这么快，因此也就决定了人取得的成绩和能够做到的事情是非常有限的。他解释说，学习的第一步就是要冲破思想上的束缚，这样才能学得快，记得多，才能解放人的学习潜力。

洛扎诺夫教学生们做深度放松体操来消除紧张，然后教他们做呼吸体操来集中注意力。接着，由一位教师给这个班的学生讲授语言课。课堂上播放超级记忆音乐，并运用那些暗示的因素，诸如变换的大脑状态、音乐和节奏。学生们听着庄严的、专门用来放慢大脑和身体节奏的音乐，身体及大脑就全部放松了。在音乐声中他们听着用慢速和严格的节奏读出的词汇和短语。

第二天，对这些学生进行了测验，他们基本上记住了前一天所学的知识。在所有时间里他们的大脑都处于清醒状态，他们已成为自己记忆力的主人。他们已不必进入睡眠或催眠状态去学习这些知识。这是一个重大的突破，在此之前，人们在清醒状态下从来没有实现过超级记忆。

保加利亚人给他们的学生开设了不播放音乐的课程，在课堂上老师有节奏地念材料，学生们虽然也学到了很多的知识，不过他们诉苦说感到疲劳、紧张和压抑。所以，在超级学习法中音乐的作用就是给人一个“声波信息”，用以消除艰苦的大脑工作所带来的紧张，帮助人们集中内在的注意力。由于音乐的高度整体结构性质，使得大脑的冥想状态井然有序。在整个的听音乐阶段，学生始终有控制力，高度机敏、清醒，知道周围进行的一切，甚至能观察出所念材料的微小变化。

与音乐相关的另一个技术细节就是节奏。

美国的广告公司做了大量的研究，研究音乐和节奏是怎样影响人的。结果发现，说话、音乐和鼓点的节奏在每分钟 72 下时最容易使人受到影响。威尔森·基尼在他的《潜移默化的诱惑》一书中说，一个 72 拍的商业广告节目常常会把人“暗示”到产生头疼、心悸的症状，而那种正在宣扬的产品正好能治疗这些症状。

在超级学习法中，掌握好节奏是一个非常关键的问题。保加利亚人在念材料时，是每 8 秒钟 1 个词，为什么不是 10 秒？也许他们是想和音乐的节奏协调起来吧，因为音乐的节拍通常不会是 10 秒的。

这种方法的美国使用者们发现，每 8 秒钟和每 12 秒钟重读材料，都会获得较好的记忆效果。这些方法实际上是采用扩展时间感觉。在 20 世纪 50 年代，两位医学博士，古博和埃瑞克森探索了一种类似的节奏方法，他们采用每分钟 60 拍的节拍器和 10 秒钟的活动周期，这种节拍明显地降低了人身体和大脑的节奏。听这种节拍器的响声时，处于催眠状态的人主观上觉得它的节奏比实际的时间要慢得多，对他们来说，时间事实上已经扩展了。例如，为了使一位服装设计师能在很短的时间内设计一件服装，催眠专家告诉她，她可以用 1 个小时的时间来完成这项工作。结果她只用了几分钟的时间就做完了这件事，但她自我感觉用了 1 小时。从某种意义上说，她已经超脱了时间。用这种方法使她超脱了一件工作需要多少分钟或 1 小时才能完成的暗示。由于这种超脱，她竟然具有了如同那些奇异速算家一般的超级能力，洛扎诺夫的创举就在于把这种节奏法应用在人的清醒状态。

洛扎诺夫发现，节奏可以帮助记忆。但是，一个阻碍发展超级记忆力的绊脚石却出现了，有节奏的单调的重复使人们感到厌烦。重复帮助了记忆，却也阻碍了记忆。为解决这个问题，洛扎诺夫和他的同事们在有节奏地念材料时，使用了三种不同的语调：正常语调（陈述式的）；轻声耳语（平静，含糊，似是而非的语调）；大声命令（带有盛气凌人的口吻）。

读每一个单词的语调和单词本身的意义毫无联系，这种语调和内容奇怪的结合所造成的“惊诧”可以帮助打破节奏所造成的单调，这些语调还具有一定的心理治疗效果。

二 催眠术与创造潜能开发

先前，人们认为凡有创造性者都有特殊的天赋，一般人无法企及。现在，人们认为这一观点是错误的。创造性人皆有之（这里所说的人自然不包括智能低下的人，而是指具有中等程度智力水平以上的人）。问题在于，大部分人虽具有创造性的潜能，但并不意味着每个人的潜能都能转化为显能。这除了外部环境所提供的条件之外，主体内部的一系列心理因素有时在客观上也起着阻碍创造潜能发挥的作用。这些心理因素包括：意识对潜意识的压抑、心理定式的消极作用以及人格缺乏力量。

其一，意识对潜意识的压抑。精神分析大师弗洛伊德把意识与潜意识比作一座海上的冰山，海平面以上我们所能看到的部分是意识层，海平面以下我们所不能看到，然而却实际存在着的巨大的部分是潜意识层。人们平时所接受的知识、积累的经验、所形成的一些片断的想法、观点，往往于不知不觉之中沉淀到潜意识中去，并有可能在潜意识中进行优化组合。然而，在意识占有绝对优势的清醒状态中，尤其是在有意性、目的性、紧张度都比较高的情况下，蕴结于潜意识中的、带有创造性的新思想、新观念很难突破阈限而上升到意识水平，成为能够公开展示出来的创造性思想。

其二，心理定式的消极作用。定式是指在先前活动中形成的、影响当前问题解决的一种心理准备状态，也可称之为心向。在问题情境不变的条件下，定式能使人应用已掌握的方法迅速解决问题；在问题情境发生变化的情况下，定式会干扰人的发散性思维，妨碍人们尝试采用新的解决问题的方法。

其三，人格缺乏力量。新的观点、思想的产生，并不纯粹是知识与能力的作用。因为，创造意味着对现行规则的否定，这种否定是需要勇气的。人格特征中若缺乏独立性、果断性、自信心、不屈不挠的精神，则是无法做到这一点的。科学史上不乏真理碰到鼻尖上也不敢承认的懦夫。所以，那种人格缺乏力量的人即使具备足够的知识与能力，也很难尝到创造的喜悦。

在催眠状态中，这些阻碍很容易被突破。首先，在催眠状态中，人的创造力处于假消极而真积极的状态中，受术者的身心处于全面放松状态，这只是表面现象。事实上，经由催眠暗示，大量的生理过程和心理过程就是在这个时候展开的。精神振奋状态在形成，自由联想在浮现，观念、情绪在起伏，创造本能在活跃。但是，人们并不感到疲劳和紧张，因为这是创造力的假消极状态。洛扎诺夫认为，这是特别适宜于为开发人的潜能准备心理倾向的时刻。

其次，在催眠状态中，意识场被极度缩减。这就给蕴藏在潜意识中的各种新思想、新观念提供了上升到意识水平的机会与可能。

再次，由于在催眠状态中意识场的极度缩减，心理定式的两种基本表现形式——习惯定向和功能固着难以发挥作用。所以，一些突破框框的新见解能够脱颖而出。

最后，我们已经知道，在催眠状态中，可以进行人格转换。而且，这种转换经多次受术后，在清醒状态中原有的那些人格特质也会得到改变，向着更为良好的方向发展，向着具有强悍力量的方向发展。

事实上，催眠师已经进行了这方面的实验，我们也曾进行过这方面的尝试。确实感到催眠术能对人的创造潜能的开发有所助益。

三 催眠术与体力潜能开发

催眠术在体力潜能开发方面的应用大致包括三个方面，即消除疲劳、挖掘潜能和调整状态。

疲劳包括身体疲劳和心理疲劳。值得强调的是，在许多情况下，身体疲劳是由心理疲劳所引发或加重的。因此，经由心理暗示可以直接消除心理疲劳；经由心理暗示的调节作用，也可以消除身体上的疲劳。催眠师在催眠过程中发出暗示：“在催眠状态中，你已经美美地睡了一觉，醒来以后，你感到疲劳已完全消除，你感到精神特别振奋。”受术者醒来以后，果然有这样的感觉。这几乎没有什么例外的情况。借助于催眠的力量来消除疲劳的方法，在经常做自我催眠的人们当中，得到了最为广泛的运用。那些为紧张的工作折磨得疲惫不堪的人，经过十几分钟的自我催眠后，又变得精力充沛起来。他们不再感到茶饭不香、心力交瘁，以焕然一新的面貌，投入到新的工作和娱乐活动中。这种方法，近年来也被运用到因赛事频频，体力不支而影响运动水平发挥的运动员身上。在洛杉矶奥运会上，我们已经看到催眠师活跃在绿茵场上，为一场接着一场比赛的运动员们做以消除疲劳为目的的催眠治疗。

1971年在美国俄亥俄州哥伦布市举行的世界举重锦标赛上，有那么一分钟，全世界数百万人都屏住呼吸在电视屏幕前观看着。世界著名举重选手瓦西里·阿列克谢耶夫弯腰去举任何人都从未举起过的重量——500磅。当阿列克谢耶夫成功地站起来以后，胳膊伸直，把那千钧重量高举在头上时，人们才在雷鸣般的欢呼声中舒了一口气。在挺举比赛中，500磅的重量一直被认为是人类不可逾越的界限。阿列克谢耶夫以及其他人以前都举过离这个界限相差无几的重量，但从未超过它。有一次，教练告诉他，将要举的重量是一个新的世界纪录：499.5磅。他举了起来，教练称了重量，并指给他看，实际上他举起了501.5磅。1976年，阿列克谢耶夫在蒙特利尔奥运会上举起了564磅。

从这一实例可以看到，阿列克谢耶夫先前在心目中有一消极的自我暗示——500磅的重量是不可逾越的。教练用“欺骗”的手法打破了他这一消极自我暗示。紧接着又予以积极的肯定暗示，故而取得了成功。由此可知，暗示的力量可以挖掘出人类非凡的体力潜能。在高度暗示的催眠状态下，人类体力的潜能之大，更是始料所不及的。读者一定还记得在催眠状态下，身体强直以后，虽悬空但腹部仍可站人且毫无吃力之感的实例吧，这正是催眠状态下挖掘出人类体力潜能的最生动的证据。对此，任何对催眠术持怀疑态度的人都不得不折服。同时，也将惊叹经由催眠术的挖掘，人类所显示出的巨大潜能。

> 在瑞士的洛萨尼，一位年轻的姑娘在屋子里，看着各种颜色的光线在墙上飞舞。她做了个滑稽的动作，向前伸出自己的手臂，同时向各个方向转动自己的脑袋。她正想象着，感到一股清爽的微风吹拂着她的面颊，感到完全放松了。从屋里小电视荧光屏上传来医生悦耳的声音，她也跟着他重复那些肯定的句子："身体放松改善了我的滑雪竞技状态。我更具有挑战能力了。我对自己的滑雪技术充满了信心。一开始就能集中精力，完全不害怕人群、电视镜头、计时器或事故。"

文中医生用一种叫"协调意识学"的方法来训练运动员调节自身的状态。这门学问是由西班牙马德里大学医学系教授凯西多创立的。这位年轻的医生对催眠术有浓厚的兴趣，于是他开始研究各种能够改变意识状态、对身体或大脑产生影响的技术，进而创立了"协调意识学"。协调意识学的方法是什么呢？简言之，就是通过放松与呼吸训练使人入境，再经由想象和肯定暗示来调整心态。如果说，这种方法与催眠术有颇多相似之处，或者说它是催眠术的一种“变式”，恐怕并不牵强附会。况且，直接运用催眠术调整人的状态的做法也不是没有先例的。

图书在版编目(CIP)数据

催眠术：一种奇妙的心理疗法 / 邰启扬著. -- 3版
. -- 北京：社会科学文献出版社, 2018.1（2019.10重印）
（邰启扬催眠疗愈系列）
ISBN 978-7-5201-1749-4

Ⅰ. ①催… Ⅱ. ①邰… Ⅲ. ①催眠治疗 Ⅳ.
①R749.057

中国版本图书馆CIP数据核字（2017）第273322号

· 邰启扬催眠疗愈系列 ·
催眠术（第3版）
——一种奇妙的心理疗法

著　　者 / 邰启扬

出 版 人 / 谢寿光
项目统筹 / 王　绯　黄金平
责任编辑 / 黄金平
漫画作者 / 王家琪

出　　版 / 社会科学文献出版社 · 社会政法分社（010）59367156
地址：北京市北三环中路甲29号院华龙大厦　邮编：100029
网址：www.ssap.com.cn
发　　行 / 市场营销中心（010）59367081　59367083
印　　装 / 三河市尚艺印装有限公司

规　　格 / 开　本：880mm×1230mm　1/32
印　张：12.75　字　数：272千字
版　　次 / 2018年1月第3版　2019年10月第2次印刷
书　　号 / ISBN 978-7-5201-1749-4
定　　价 / 78.00元